바보의사 박인숙의

끝나지 않은 성장통 이야기

차례

의료윤리

의료일원화

의학용어

의학교육

독후감, 영화 평

선천성 심장병 어린이 부모님의 글

추천의 글

고려대학교 영어영문학과 교수 서지문

박인숙교수의 글 모음을 읽어 본 첫 소감은 정말 재미있는 책이라는 것이다. 문학적 기교라고는 거의 없는 글들이 이렇게 재미있을 수 있다는 사실이 놀랍다. 문학적 기교는 없지만 이 글들에는 유머와 아이러니, 풍부한 상식, 적절하고 효과적인 비유가 알맞은 양념 역할을 한다. 그리고 이 책의 힘과 재미는 무엇보다도 우리의 눈을 띄워주는 내용과 강력한 메시지에 기인하는 것이다. 우리가 막연히 알고 느껴왔던 바이지만 확실히 그리고 상세하게는 몰랐던 우리나라 의료체계의 여러 부조리와 모순, 그리고 의료인의 자질과 훈련의 문제 등 의술의 이용자인 모든 국민에게 큰 관심과 우려의 대상이 아닐 수 없는 사안에 대한 충격적인 발견과, 그에 대한 박교수의 분노에 공감하면서 박교수가 제시한 해결책, 대안에 찬성과 기대를 갖게 되는데서 오는 것이다.

박교수와 안면이 없는 독자는 물론이겠거니와 박교수를 어느 정도 아는 독자에게도 이 책을 통해 알게 되는 박교수는 참으로 놀랍고 흥미로운 여성이다. 우등생이 성장해서 명의가 된 것은 그리 놀랍지 않은 이야기일 수 있지만 그 명의가 고교시절 교내 콩쿠르에서 1등을 차지했을 정도로 뛰어난 피아니스트였다면 이미 비범한 천재에 속한다. 그런 사람이 환자들을 헌신적으로 돌보는 한 편 자신이 봉직하는 의대의 학장직에 도전해서 모든 예상을 깨고 당선되어 그 병원의 의료체계 합리화에 적극 힘썼고, 국제학회에서도 적극적으로 활동하면서 한국 의료계와 세계 의료계의 친선, 교류를 돕고 세계적인 학회를 유치하기도 하고, 해외 의료봉사, 저개발국 환자 초빙수술 등 국제적인 봉사활동에도 적극적이며, 또한 한국여의사회 부회장, 차기회장으로 한국 의료계의 여러 부조리, 폐단을 시정하기 위한 수많은 투쟁을 하고 업적을 이룩했다면 진실로 수퍼우먼이라 아니할 수 없을 것이다. 아니, '수퍼우먼'이라는 말은 너무 흔하고 속된 말이 되어서 박교수같은 투철한 도덕적 소신과 사심 없는 의욕과 실행의지의 여성을 묘사하는데 부적절한 말이라고 생각한다. 나는 박교수가 잔 다르크 같은 여전사가 아닌가 생각한다.

그런데 나에게 제일 놀라운 것은 이렇게 여러 개의 우승컵을 거머쥔 박인숙교수가 내가 이제껏 만난 사람 중에서 거의 유일하게 '내숭'이 전혀 없는 사람이라는 것이다. '내숭이 없다'는 것은 아마 어떤 말이나 일을 다른 효과를 위해서, 어떤 속셈을 가지고 하지 않고 순수하게 그 자체를 위해서 하는 사람이 주는 인상일 것이다. 이것이 특히 엘리트라는 사람에게 얼마나 드물고 귀한 자질인가는 구태여 설명할 필요 없이 모두 다 직관적으로, 경험적으로 아는 사실이다. '내숭'이 없기 때문에 박교수는 언제나 시원시원하다. 나는 박교수의 이 '내숭 없음'이 그의 많은 활동과 업적의 비결이라고 믿어마지 않는다. 자신이 해야 할 일이라고 생각되면 그냥 하고, 도와야 할 곳은 그냥 돕고, 싸워야 할 대상이면 누구든 그냥 싸우기 때문에 그 많은 일을 할 수 있었을 것이다. 박교수는 2010년 "2월의 캄보디아 의료봉사와 강의를 시작으로 3월 런던, 아트란타, 5월 토론토, 런던, 7월 도쿄, 독일, 네델란드, 9월 샹하이, 10월 뭄바이, 오사카, 11월 시카고에서의 최종 발표, 그리고 마지막으로 12월에 이집트 카이로에 다녀왔다. 1년 사이 12번 여행에 강의만 8번 하고 수많은 사람들을 만나면서 '세계 소아심장학회의' 서울 유치를 설득하고 다녔다." 그래도 친구들과 만나면 자신의 활약에 대한 자랑이나 불평보다는 영화나 책, 음악회 이야기를 즐겨한다.

우리나라의 의료계를 양분하고 있어서 서로의 치료를 돕고 효과를 상승시키는 대신 자주 서로의 진료에 걸림돌이 되는 현대의학과 한의학을 통합하려고 하기보다 한의학대학원을 설립해서 의료양분화를 심화하려는 정책에 대해, 부족한 군의관의 자질을 해결하기 위해서 국방의료원을 설립해서 전문 군의관을 양성하자는 너무도 근시안적이며 군인을 위한 의료의 질을 저하시키는 정책에 대해, 그리고 '거짓막잘록창자염'이니 '깔때기콩팥염'이니 하는, 아무도 들어서 이해할 수 없는 한글의학용어 사용을 의학도들에게 부과하는 '민족주의적' 정책 등에 대한 박교수의 개탄과 대안 제시는 정책입안자들 뿐 아니라 우리 의료계에 건강과 생명을 의탁하고 있는 우리 국민 모두가 귀 기울이고 적극 성원해야 할 일이다. 의료인의 통계가 없어서 환자들이 의사에 대한 정보를 알 수 없는 실정에 대해 의료인 면허갱신제를 주창하고, 이과반 학생들이 모두 의대로 쏠리는 이공계 동공현상은 우리나라 과학기술의 장래를 위해서 뿐 아니라 의학의 발전을 위해서도 시정되어야 하므로 낭비되는 국가재정을 이공계강화를 위해 사용하자는 박교수의 주장, 그리고 의사의 인성교육이 절대적으로 부족한 우리의 현실에서 의료인의 인성교육과 윤리교육을 필수로 하자는 제안, 입학성적은 우월하지만 출산과 육아의 애로와 의료계의 남성중심체제로 인해 중도포기가 많은 여성의료인의 육성과 발전을 위한 제안, 그리고 저개발국 의료봉사를 통해서 우리 의료진이 미래의 세계적 의료체계를 넓고 멀리 바라보는 안목을 육성할 필요 등 박교수의 지혜와 통찰과 국민건강을 위한 염원이 담긴 제안이 모두 의료계의 발전을 위해서 뿐 아니라 우리 사회의 사고방식과 관행에 중대한 시사점을 갖는 것으로 우리 모두 깊이 숙고하고 지원할 필요가 있는 것이다.

의료체계의 제반 부조리와 제 역할을 못하고 의사의 품격을 떨어뜨리는 의사협회의 제 문제점, 그리고 의료현실을 전혀 모르면서 전쟁터에 가본적도 없는 지휘관이 일선에서 싸우는 군인들에게 작전명령을 내리듯이 '한 건 주의'로 진료행정을 감시하고 제한하는 정책을 상정하는 국회의원들에 대한 분통은 박인숙교수가 왜 그렇게 의료개혁을 절체절명의 과제로 삼고 팔 걷고 나서는가를 잘 이해하게 해 준다. 그리고 박교수가 제시하는 해결책과 대안은, 정말 이렇게 명백하고 합리적이고 속시원한 해결책이 있는데 아직도 이런 부조리가 계속되고 있다는 데 대한 통탄을 금할 수 없게 한다.

박교수는 울산대 의대 학장에 출마할 때 '뒤에서 불평만 하다 은퇴하면 창피할 것 같아서' 당시에 당선가능성 제로였지만 출사표를 내걸고 방과 후에 연구실로 전화해서 전화를 받는 교수는 적대적이건 우호적이건 간에 모두 400명 가운데 350명을 만나서 고쳐야 할 병원의 여러 현안에 대해 의논을 해서 61.4%라는 압도적인 지지로 당선이 되었다. 박교수가 학장으로서 한 '울산의대 히포크라테스 선서식 축사'등은 정말 감동적이고 훌륭한 의료인의 전범을 보여주는 글이다. 또 박교수가 환자들을 고쳐주며, 병이 나은 환자들이 정상적 사회인으로 성장하기를 애타게 기원하며 쓴 글들 역시 절절한 감동을 준다. "죽음의 문턱까지 갔다 온 아기가 어느덧 건강한 청년이 되어 병사용 진단서를 써달라고 왔을 때, 온몸이 새파랗던 아이가 수술 후 아름다운 분홍빛으로 바뀐 것을 볼 때, 숨쉬기 조차 힘들어서 가슴을 팔락거리고 우유도 먹지 못하던 아이가 수술 후 토실토실해져서 왔을 때, 말로 표현하기 어려울 정도로 기쁨과 보람을 느끼게 된다. 그리고 이러한 뿌듯함 때문에 모든 어려운 상황을 견딜 수 있게 되는 것 같다." 이런 의사로서의 고백에서 박교수의 인간적인 면모를 가장 가깝게 느낄 수 있다.

박교수의 삶은 여러 면에서 축복받은 삶이었다. 그러나 박교수가 자전적 글에 썼듯이 고통과 상실이 없었던 삶은 아니고, 무엇보다도 박교수만큼 열심히 일하고 끊임없이 활동한 사람도 없지 않은가 한다. 어릴 적부터 익힌 피아노 실력은 이순의 나이를 넘긴 지금까지 인생의 벗이요 위안이 되었고 또 친선음악회, 자선음악회를 조직해서 환자들을 위로하고 돕는데 짬짤하게 활용하고 있다. 여러 국내, 국제 의학학회, 단체에서의 활동은 말할 것도 없지만 한국 음악협회 명예이사이기도 하고, 몽골의 바양노르솜 호수 복원사업 시민연대 공동대표이기도 하다. 책에 실린 여러 컷의 아름다운 사진은 박교수의 사진실력과 함께 자연에 대한 사랑을 잘 보여주고 있고, 그의 여러 자선단체 관여, 해외 의료봉사, 해외환자 초빙 수술, 그리고 아산병원의 소아심장 환자를 위한 홈페이지 운영 등은 박교수가 얼마나 몸을 아끼지 않고 자신이 할 수 있는 모든 일을 하는가를 보여준다. 그리고 박교수의 독후감과 영화감상기 역시 박교수의 수퍼우먼적인 에너지와 함께 평범한 문화애호가로서의 면모를 잘 보여준다.

박교수는 '병만 고치는 의사는 소의, 사람을 고치는 의사는 중의, 사회를 고치는 의사는 대의'라는 말을 정말 좋아하는 것 같다. 모쪼록 박교수가 그간의 여러 활동을 기초로 얻은 현장감과 통찰력, 그리고 지혜를 우리나라 의료계를 정화, 개혁하고 우리 국민건강을 위해 십분 활용, 발휘할 수 있는 활동 영역을 얻게되기 염원하고, 이 재미있고 알찬 내용의 책이 그의 희망과 구상을 온 국민에게 알려서 온 국민을 그의 앞으로의 활동을 위한 원군으로 끌어들이는 계기가 되기를 바라마지 않는다.

2011년 10월

추천의 글

화가, 서울대학교 미술대학 교수 김병종

소아과 의사에서 사회의사까지...

박인숙 선생님은 의사다. 아주 유능한 의사다. 그리고 씩씩하다. 임상이나 연구에서도 씩씩하고 일상의 삶에서도 씩씩하다. 걸음걸이마저 씩씩하다. 그 씩씩한 보폭으로 본업인 의학 분야 뿐 아니라 그 인접 혹은 방계영역 깊숙한 곳까지 힘차게 걷는다. 그런데 그이가 걷다가 멈춰 서서 응시하는 곳에는 필경 우리가 함께 보아야할 어떤 시선이나 상황이 도사리고 있다. 이런 상황이나 사건에 직면할 경우에 그이는 메스대신 펜을 든다. 아니 컴퓨터의 자판을 두들기는 거겠지. 그이의 필력은 미시적인데서 거시적인데 이르기까지 다양한 분야를 건드리고 있다. 어떤 부분에서는 여성적인 섬세함이 드러나기도 하지만 다른 어떤 부분에서는 일전불사의 장검을 휘두르기도 한다. 이럴 경우 그이의 자판이 요란하게 난타당할 것을 쉽게 상상할 수 있다. 서슬 퍼런 글발에서는 분노의 호흡이 그대로 느껴질 정도인 것이다. 그 고운 모습 어디에서 저토록 거센 에너지가 뿜어져 나올 수 있는 것인지, 글을 읽으며 속으로 감탄하곤 한다. 그런 면에서 그이는 참 의기(義氣)가 강한 의사이다. 나쁜 바이러스가 몸에 침투해 벌려놓은 짓거리들을 못견디고 찾아내 도려내듯이 우리 사회의 곪고 터진 환부마다 메스를 들고 싶어 하는 것이다. 어찌 보면 이런 의사라야 전인적 의사가 아닌가 싶다. 개인의 질병이나 미약 상태의 상당부분을 거슬러 올라가다보면 그 개인이 처한 사회의 한 구조적 어두움이나 악의 부분과 연결될 수 있기 때문이다. 루쉰 같은 의사가 사회를 고치는 혁명가의 길로 나섰던 것이나 의학박사 체게바라가 역시 의사의 길을 접고 혁명의 길을 걷게 된 것도 그런 연장선상에서 이해할 수 있을 것이다. 하지만 우리의 의사 박인숙은 대부분 사적 비전의 의기를 공적 논리화하고 있을 뿐이다. 그이가 멈춰서 응시 하는 부분도 사회전체의 구조적 거악과 같은 것이라기 보다는 인습과 폐단으로 굳어진 작은 부분들이 많다. 시인 김수영은 "왜 나는 작은 일에만 분노하는가" 라는 자탄 섞인 시를 썼지만 어찌 보면 큰일에 분노하는 사람은 많아도 작은 일의 불합리와 폐단에 대해 목소리를 높이는 사람은 의외로 적기 때문에 이 또한 소중하다 아니할 수 없다.

가끔 그이의 의기는 원고지 바깥으로 튕겨져 나오기도 하는데 이런 경우 나는 귀동냥으로나마 의학이나 의사동네 혹은 그와 관련된 국가체계의 한 부분에 대해 알 수 있게 된다. 예를 들면 식사를 하다가 어떤 사안에 대해 설명하고 의견을 묻는 경우, 그이는 문외한이라도 '아, 그렇구나' 하고 느낄 수 있도록 설명해준다. 이때 씩씩한 인숙씨는 어느새 친절한 소아와 의사 인숙씨로 돌아와 있다. 어떤 사안에 대한 토의나 의견조회가 끝나고 나면 곧바로 자상하고 섬세하며 거기다 수줍음 많은 여자로 돌아오는 것이다. 언젠가 식사자리에서 내가 "학교 때 줄창 수석만 한 것 아니에요? 공부만 파고드는 범생은 별론데..." 하고 농담을 했더니 "아니에요, 절대 그렇지 않아요 수석만 한 게 아니에요." 하고 금세 얼굴이 빨개지는 것이었다. 그 모습이 재미있어서 짐짓 "뭘 그러세요. 나 모범생, 나 수재 하고 얼굴에 써 있는데." 했더니 공부 잘했다는 혐의를 벗어나려는 듯 연신 손사래를 치며 "아니에요, 아니에요, 난 아니에요." 하는 모습이 우스워 그만 좌중이 파안하고 말았던 것이다. 과연 의사 박인숙은 세상과 담쌓고 연구와 임상에만 골몰하는 범생이가 아니었다. 불의한 곳에는 헛발질이라도 내지르고 싶어하는 강한의사였다. 하지만 마음이 여리기로 말하면 의사 박인숙 같은 이도 드물 것이다. 특히 그 '여림'의 의미가 소녀적 감성에서가 아닌 우리사회의 아프고 그늘진 곳을 향할 때 더 선명하게 드러나는 것이다. 바쁜 중에서도 나라 안팎의 불우 시설들이나 환자보호소 같은 곳을 빠지지 않고 돌아보는 것도 그런 맥락에서 일 것이다. 이 또한 전인적 의사가 갖추어야할 미덕의 하나가 아닐까싶다. 환자의 고통에 동참하고 싶은 마음, 특별히 불우한 환자의 아픔과 슬픔에 공명하고 싶어하는 마음이 없이도 좋은 의사가 되리라고는 믿고 싶지 않기 때문이다. 언젠가 박인숙 선생과 몇 사람이서 제법 긴 시간동안 함께 여행을 한 적이 있다. 영국의 콧츠월드 쪽 이라고 기억되는데 작고 예쁜 선물가게에서 물건을 고르는 박선생과 부딪치곤 했다. 그이는 물건을 고르고 나면 "김선생, 이건 어때요?"하고 내게 묻곤 했다. 명색이 화가이니 미적 안목에서 당신이 나 보다 낫지 않겠냐는 생각에서였을 것이다. "이게 예쁘네요."하고 골라드리면 "정말 이쁘네."하고 소녀처럼 좋아하는 것이었다. 그러다 한 가게에서 연두바탕에 하얀 양이 그려진 쇼핑백하나를 골라 버스에 올랐는데 뒷좌석의 내 아내가 보고 "어머 너무 예쁘다."를 연발하는 것이었다. 처음엔 "그래요?"하던 박선생도 "예쁘다, 너무 예쁘다."를 연발하는 아내 앞에 배겨내지를 못했다. 잠시 고민에 빠지던 박선생은 이내 "정선생 이거 정선생이 가져." 하는 것이었다. 아내는 "주셔도 되겠어요? 고맙습니다." 하고 얼른 그 쇼핑한 물건을 받는 것이 아닌가. 짧은 순간 이 두 여인의 주고 받는 손을 보면서 나는 벌린 입을 다물 수가 없었다. 몇 번이나 고르고 골랐던 물건을 선뜻 놓아버리는 손과 그 물건을 받아 챙기는 손이라니, 웃자고 하는 얘기지만, 이 짧은 소화(笑話)의 한 대목을 가지고서도 의사 박인숙의 담백한 성품과 따뜻한 마음새가 읽혀지는 것이다.

이번의 책은 그이가 세상을 향해 쏘아댄 글의 화살이다. 화살인 만큼 부드럽지 않다. 부드럽기는커녕 아프게 내리 꽂혀지는 대목들이 많다. 글의 성격상 어쩔 수 없는 것이지만 미문(美文)도 아니고 감각적인 재미가 있지도 않다. 하지만 읽는 중에 고개를 끄덕여지는 대목, 한숨을 내쉬게 되는 대목이 많다. 그이의 글을 읽으면서 나는 스스로 계몽되는 부분들이 생겨남을 느낄 수 있었다. 의학과 관련되어 계몽되어야할 나 같은 문외한들에게 특히 일독을 권하고 싶다.

2011년 10월

책을 시작하며

내가 쓴 글들을 모아 책으로 펴낸다는 것은 몇 년 전 까지만 해도 상상도 못할 일이었다. 학창 시절 국어는 내가 가장 못하는 과목으로 평균 점수를 까먹는 과목이었다. 고등학교 시절 같이 몰려다니던 친구들이 모이기만 하면 '좁은 문', '카라마조프의 형제들', '죄와 벌' 같은 어려운(?) 소설들을 읽고 와서 열띤 토론을 할 때면 이런 책들을 읽지 않은 나는 열등감을 느꼈고 궁금해서 나중에 슬그머니 읽어보곤 했다. 사실 그 시절 이런 책들을 읽을 것인지, 아니면 영어학원에 갈 지의 선택을 놓고 고민하곤 했다. 지금도 주말만 되면 논문을 쓸지, 영어교과서를 쓸지, 아니면 의료나 사회 문제에 대한 글을 쓸지, 소설책을 읽을지, 피아노 연습을 할지, 영화를 볼지, 친구를 만날지, 아니면 그냥 실 컷 낮잠을 잘지, 이 많은 선택 중 무엇을 할지를 놓고 매번 고민하는 것과도 같다(대개는 이런 고민은 잠깐이고 어영부영 하다가 '개콘' 을 보는 것을 끝으로 주말을 마무리하기 십상이다).

어릴 때 남과 다툴 일이 있으면 상대방 앞에서는 아무 말도 못하고 씩씩 대기만 하다가 밤에 잠들기 전에 하나하나 곱씹어보다가 멋있는 대꾸들이 생각나곤 하여 즉석에서 영리하게 대응하기 못했던 것에 대하여 속상해하곤 했다. 지금의 나의 글쓰기도 이와 같은 맥락으로 볼 수 있다. 모자라는 능력과 턱없이 부족한 시간에 오 만가지 세상 일들에 대한 나의 의견을 글로 써서 남들에게 알릴 필요는 전혀 없고 물론 누가 쓰라고 강요한 적도 없다. 그럼에도 불구하고 '못 말리는' 성격 탓에 세상 모든 비상식, 불의, 부정, 부패, '불쌍한 사람들의 억울한 사연'들을 알게 되면 울분을 참지 못해 어떤 방식으로든 이를 발산 해 버려야 마음이 편해진다. 게다가 좋은 영화나 책을 보거나 여행을 하고 나면 (물론 남들이 물어보지 않는데도) 꼭 이런 것들을 남들에게 알려주어야 한다는 이상한 강박관념도 나의 글쓰기에 한몫을 하고 있다. 그런데 말로 떠들다 보면 실언을 하기도 하고 이로 인한 후유증도 여러 번 겪으면서 말은 가능한 삼가는 게 좋다는 결론에 이르렀다. 그런데 어떤 문제에 대하여 가장 머리가 끓는 시점에 그 내용을 글로 정리하다 보면 마음이 가라앉으면서 해결방안도 생각나고 복잡한 문제들이 지우개로 지우듯이 머리에서 사라지면서 마음이 편해진다. 다시 말하자면 글쓰기가 일종의 나의 스트레스 해소법인 셈이다. 게다가 이런 글들을 통한 나의 주장이 문제 해결에 미미하나마 실제로 도움이 되는 일도 간혹 생기는 것 같아 보람도 느끼고 있다.

정리하다 보니 꽤 많은 글들이 모였고 나 자신 울렁증을 느낄 정도로 산만하다는 느낌이 든다. 또한 몇 년 전에 쓴 일부 글들은 제기된 문제가 이미 해결되었거나 또는 지금 상황으로 보면 다소 어색한 느낌이 들기도 한다. 그러나 나 스스로 지나간 일생을 객관적이고 다소 성숙한(?) 눈으로 되돌아 보면서 이제 나와 나의 가족, 선천성 심장병 환자 뿐 아니라 국가와 사회를 위하여 봉사하는 '인생 이모작'을 준비하는데 꼭 필요하다는 생각에 부끄러움을 무릅쓰고 발간하게 되었다.

모쪼록 여기 실린 글들로 말미암아 이 세상이 조금이라도 더 살기 좋게 변할 수 있다면 이 책 한 권을 만드느라 온몸을 아낌없이 내어준 나무들과 소중한 시간을 내어 이 책을 읽으시는 분들께 덜 미안하겠다.

2011년 10월
아름다운 한강과 아차산이 보이는 풍납동 연구실에서
박인숙

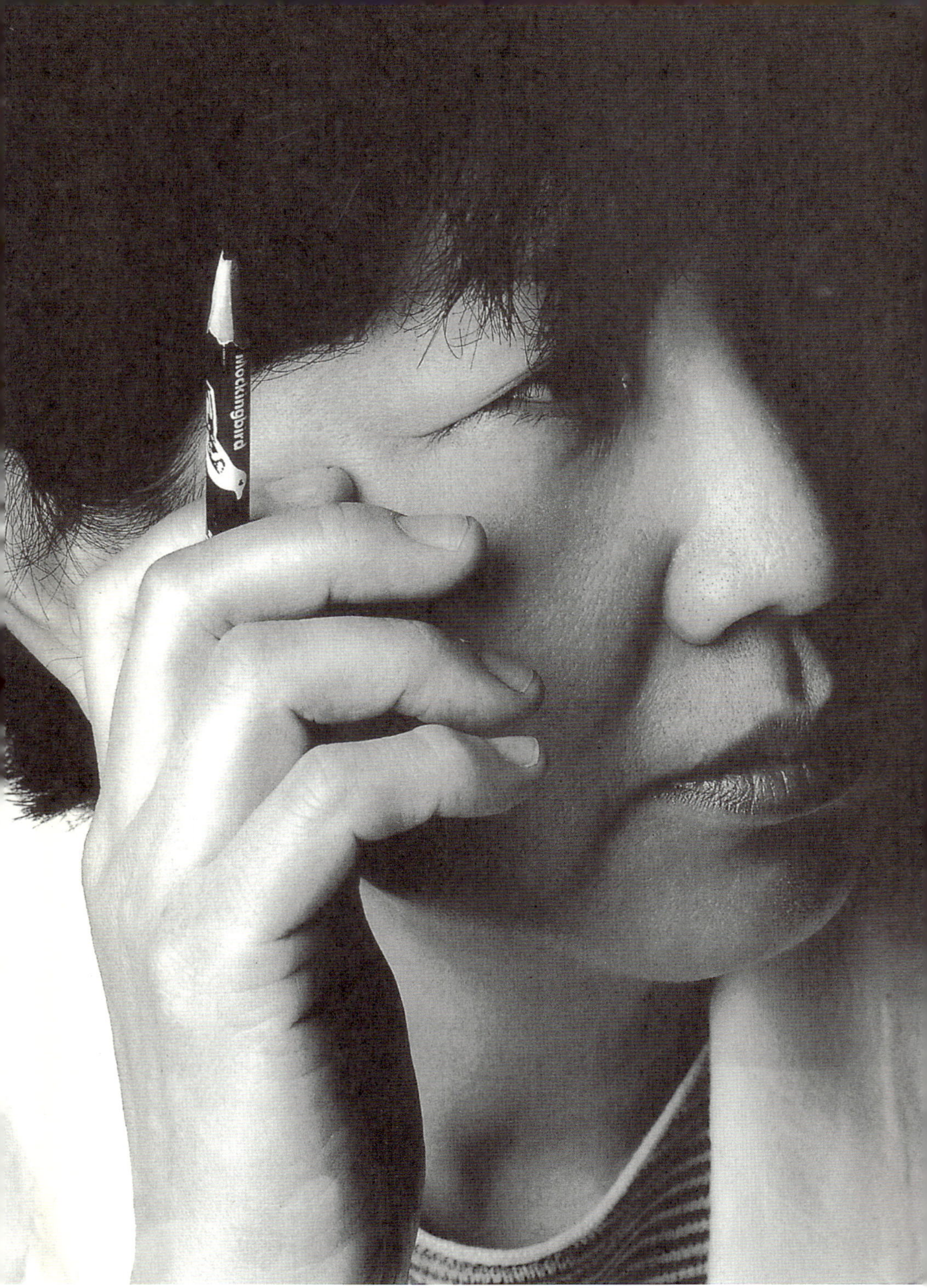
mockingbird

의료제도

무상의료가 불가능한 이유

‘복지’ 논쟁이 뜨겁다. 야당은 무상급식, 무상보육에 이어 무상의료까지 해준다며 국민을 들뜨게 하고 있다(8일자 A1면). 그러나 무상의료는 단순 계산만으로도 불가능한 일임을 지적하고자 한다. 다음과 같은 이유로 의료비는 앞으로도 계속 급증할 것이며 지금의 제도를 대대적으로 고치지 않으면 무상의료는 절대 불가능하다.

첫째, 신약개발을 비롯, 새로운 진단장비 · 치료기술 개발에는 천문학적 비용이 든다. 따라서 신약을 복용할 때마다, 또 새로운 장비를 이용한 진단과 치료를 받을 때마다 환자의 삶의 질은 좋아지지만 동시에 이는 고스란히 의료비에 반영된다.

둘째, 노인인구의 급증으로 인한 의료비 지출과 암 · 심장병 등 만성질환자의 생존율이 높아짐으로 이들에게 지출되는 의료비도 기하급수적으로 늘고 있다. 노인 질병의 특성상 평생 검사와 투약 · 치료가 필요하며 노인요양 지원을 위한 경비도 급증하고 있다. 게다가 희귀 난치성 질환, 장애, 소아, 암 환자에 대한 지원 목록도 해마다 늘어나고 있다.

셋째, 변종 바이러스, 수퍼 박테리아 등 새로운 병균의 잦은 출현으로 예기치 않은 질병에 따른 의료비 증가도 무시 못할 수준이다.

넷째, 국민들의 의학지식 향상으로 의료서비스에 대한 기대치가 높아지고 있다. 고가의 검사와 최신 치료방법에 대한 요구가 점점 늘어나고 있고, KTX 등 교통의 발달로 ‘의료쇼핑’또한 증가하면서 의료비 과다지출의 요인이 되고 있지만 개인의 행복권과 선택의 자유라는 개념 때문에 이를 막기는 쉽지 않다.

다섯째, 우리나라의 병원 접근성은 세계 최고 수준이다. 의료전달체계의 붕괴로 너도 나도 3차 의료기관으로 모여드는 경향이 있고, 약의 오남용 경향도 의료비 증가의 한 원인이다. 그 밖에 의사 수가 해마다 3000명 이상 증가하고 있다. 공급증가는 수요창출로 이어지게 된다. 거기에 현대의학 뿐 아니라 한의학 · 보완의학에 대한 의료보험지원 요구도 나오고 있다.

이런 상황에서 작년 한 해 건강보험 적자가 1조3000억원에 달했다. 이대로 간다면 조만간 건보재정 파탄은 불 보듯 뻔하다. 그런데 이에 대한 대책 마련 없이 무상의료를 주장하는 것은 망국적 포퓰리즘이다. 여야 모두 현실을 직시하고 당장의 인기는 좀 손해 보더라도 미래를 위한 중 · 장기 대책을 마련해야 할 것이다. 더 이상 국민들을 현혹시키지 않길 바란다.

조선일보 2011년 1월 13일

무상의료 가능한가?

최근 '무상'시리즈에 대한 공방으로 나라가 시끄럽다. 무상급식, 무상의료, 무상보육, 반값등록금까지 거론되는 상황으로 이러다가는 앞으로 무상아파트까지 주자는 주장도 나올지 모를 일이다. 작년 한 해만도 건강보험재정적자가 1조 3천억 원에 달하며 10년 만에 최대의 적자를 기록했다. 이와 같이 해마다 건강보험적자 폭이 증가하고 있어 특단의 조치를 취하지 않으면 조만간 건강보험재정 파탄이 불 보듯 뻔한데 국가재정은 고려하지 않고 무조건 표만 얻고 보자는 정치권과 이를 정치적으로 이용하려는 시민단체들과 대다수 국민들 사이에 공방이 뜨겁다. 선진국 진입을 앞두고 있는 우리나라에서 이제 복지는 선택이 아니라 필수가 되었고 대다수 국민들의 공공의료에 대한 요구가 급증하고 있으므로 의료보험제도 전반에 대한 분석과 제도개선을 통하여 국민의 요구를 어느 정도라도 충족시켜줄 대비가 필요한 시점이다.

급증하는 우리나라의 의료비 지출

의료비 지출이 빠른 속도로 증가하고 있고 그 이유는 아주 많다. ① 심각한 수준의 약 오남용이 보험재정 악화의 중요한 원인 중 하나이며 이의 책임은 의사, 국민, 정부 모두에게 있다고 할 수 있다. ② 신약, 신 의료기기 및 기술 개발은 건강증진과 수명연장에 크게 기여하지만 신 약 하나 개발하는데 수 천 억 원이라는 엄청난 비용이 들기 때문에 의료비 지출을 급증시키며 신약치료가 필요한 환자들 중에서도 양극화 현상을 야기한다. ③ 수명이 급속히 증가함에 따라 노인인구에 대한 의료비 지출이 급증하고 있다. 65세 이상 노인 인구가 1980년에 3.8%이었고 점차 증가하여 2010년에는 10.1%로 높아졌다. 또한 건강보험 전체의료비에서 노인의료비가 차지하는 비율이 1999년에는 17%에 불과하였으나 2010년에는 30.5%에 달하였다. ④ 의료 기술의 발달로 암, 등 만성질환자의 생존율이 좋아지면서 의료비도 급증하고 있다. ⑤ 환경 및 생활습관 변화로 인하여 유병률이 급증하는 암, 대사성 증후군 등 만성질환의 진단과 치료에 드는 비용이 급증하고 있다. ⑥ 국민들의 요구가 증가함에 따라 CT, MRI, 초음파검사와 같이 전에는 보험지급이 되지 않았던 항목들에 대한 보장성 급여도 증가하고 있다. ⑦ 영유아, 희귀난치성질환, 장애, 암에 대한 지원이 해마다 증가하고 있다. ⑧ 변종 바이러스, 수퍼박테리아 등 새로운 병균의 출현으로 예기치 않은 질병이 자주 발생하고 있다. ⑨ IT 기술의 발달로 국민들의 지식과 의료서비스에 대한 기대치가 높아지면서 고가의 검사와 치료에 대한 요구가 증가하며 이에 따른 의료비가 증가하며 때로 과잉진료 논란을 일으키기도 한다. ⑩ 의료 기관 방문이 쉬워지고 교통의 발달과 의료전달체계의 붕괴로 경증질환자들도 3차 의료기관으로 모여들고 있고 의료비를 증가시킨다. 우리나라 국민의 수진 횟수는 1인당 1년에 15회로 세계 최고로 높은 의료 접근성을 누리고 있으나 이는 의료자원 낭비의 요인이 되며 '의료 쇼핑'이라는 부작용을 낳고 있다. 그러나 개인의 행복권 추구와 선택의 자유라는 개념 때문에 이를 막기는 쉽지 않다. ⑪ 의사 수가 해마다 3200명 (한의사포함)이 새로 배출되며 공급증가는 수요창출로 이어지게 된다. ⑫ 환자와 의료인의 도덕적 해이의 정도와 그 방법도 점차 심해지고 있고 이는 결국 의료비 증가로 이어진다. ⑬ 한의학, 보완의학에 대한 의료보험 지원이 증가하고 있으며 점차 더 많은 지원이 요구되고 있다. 그러나 해결되기는커녕 오히려 악화되고 있는 의료이원화로 인하여 국민의 재산과 인력이 낭비되고 있고 국민건강에 해악을 끼치고 있다. 무상의료의 일부라도 시행되려면 대책마련과 빠른 실천이 필요하다.

가장 시급한 대책은 건강보험료 지출 절감이다

의료비 중 약제비가 차지하는 비중은 약 30%이상이며 의료비 증가의 많은 부분은 약제비 증가 때문으로 해마다 14%씩, 즉 1조원씩 증가하고 있다.

현재 약제비 절감운동이 진행되고 있으며 이에는 환자와 의료인 모두의 적극적인 참여와 협조, 그리고 인식변화가 필요하다. 리베이트 근절도 약제비 인하에 도움이 될 것이다. 또한 의료전달체계의 재정비, 그리고 중증질환에 대한 지원 확대와 경증질환에 대한 지원 축소로 의료자원 낭비를 줄일 수 있다.

건강보험료 인상은 불가피하다

사상 초유의 세계 경제위기와 점차 심화되고 있는 양극화라는 큰 파고를 무사히 넘기는 방법으로 자본주의 4.0('따뜻한' 자본주의)이 자주 언급되고 있으며 건강 보험제도 개선에도 이 개념을 도입하면 좋을 것이다. 즉 건강하고 경제적으로 여유가 있는 사람은 '건강세' 를 납부 한다는 개념으로 보험료를 더 내고 병들거나 가난한 사람은 보험료를 낮추도록 제도를 바꿀 필요가 있다. 또한 행정상의 모든 낭비도 없애야 한다. 지금 우리나라 국민이 부담하는 건강 보험료는 5.6%로 OECD 국가 평균 8%에 훨씬 못 미치는 수준이며 우리보다 잘 사는 나라에 비해서도 매우 낮다. 국민적 저항이 물론 크겠으나 보험료를 선진국 수준으로 높여야 한다는 것은 자명한 사실이다.

공공의료 확충이 필요하다

전 국민에게 필수예방접종지원, 건강검진사업, 건강관리, 건강한 생활습관에 대한 계몽, 등을 시행하여 국민 모두를 건강하게 만들어 주는 것이 결국 보험재정 건전화와 국가경쟁력 강화에 기여할 것이고 궁극적으로 그 혜택이 국민 모두에게 돌아갈 것이다. 또한 공공의료기관시설을 확충하여 소외계층의 의료 접근성과 서비스 질을 높여주어야 한다. 지금과 같은 제도로는 건강에서 조차도 양극화가 더 심화될 것이며 이는 다시 소득 양극화를 일으키는 악순환으로 이어져서 후에 더 큰 사회갈등과 불안의 요인이 될 것이다.

민영의료보험제도 개선이 필요하다

의료비가 앞으로도 계속 증가할 것이 분명하므로 미래에 대한 불안에 대비하여 민영의료보험을 찾는 사람들이 증가하고 있다. 그러나 이미 많은 문제점들이 나타나고 있으며 보험가입자에게 불리한 조항이 많다. 자유민주주의 국가에서 개인의 선택권이 중요하며 어차피 현 건강보험제도 만으로는 모든 의료수요를 감당할 수 없으므로 민영보험제도를 도입하되 정부가 철저한 점검과 관리를 하여 거대 보험회사들로부터 국민의 재산과 건강을 보호해 주어야 한다.

사회 정의, 도덕성, 투명성 확립

도덕적 해이의 문제는 어떤 면에서 의료보험제도의 여러 문제들 중 가장 중요한 부분이라고 할 수 있으며 이는 비단 환자뿐 아니라 의료인, 기업, 정치인, 행정기관 모두에게 해당된다. 관련자들의 성숙한 윤리관도 중요하지만 동시에 도덕적 해이를 걸러낼 수 있는 제도적, 법적 장치를 마련해야 하며 이를 투명 하고 엄격하게 집행해야 한다.

결론

최근에 시행한 보건사회연구원의 연구결과에 의하면 우리나라 국민의 69%가 소득격차의 책임이 정부에 있다고 생각한다고 보고하고 있다. 보건의료 분야에서 정부가 할 일은 그래서 자명해 보인다. 그러나 무리한 무상 복지는 나라를 파산시킬 수도 있다. 지금 우리 실정으로 '전면적인 무상의료'는 불가능 하다. 그러나 선진국 진입을 앞두고 있는 이 시점에 '어느 정도의 무상의료'를 도입 해야 하는 것은 피할 수 없는 시대적 요구이다. 다만 국민 모두가 더 받기 만을 고집하고 더 내는 것은 거부 한다면 '부분적인 무상의료' 조차도 불가능하고 국민들이 체험하는 보건의료서비스는 악화될 것이다. 요약하면 우리 사회가 부패 없는, 윤리적이고 투명한 사회로 변하고, 가진 사람들이 더 베풀 때에만 다만 얼마간의 무상의료라도 가능해질 것이다.

대한의사협회지 2011년 11월 호

軍병원과 민간의료기관 연계해야

지난 3월 차관회의에서 추진하지 않기로 한 국방의학원 설립 문제가 다시 논란이 되고 있다. 여러 국회의원이 6월 임시국회에서 이 법안을 통과시켜야 한다고 주장한다. 찬성론자들은 군인들에게 양질의 의료서비스를 제공하려면 국방의학원을 설립해 장기 군의관을 양성해야 한다고 말한다. 이런 논의가 다시 부상한 이유는 최근 의료사고로 사망한 사병들 때문으로 짐작된다.

군인의 건강은 나라의 안보와 직결돼 있다. 그럼에도 현재 우리나라 군 의료기관의 시설과 장비는 매우 미흡하고 우수인력을 확보하기는 어려운 실정이다. 그렇다고 국방의학원을 설립하는 것만이 해결방법은 아니다. 오히려 군 의료서비스 향상에 부정적인 영향을 줄 것이라고 생각한다.

국방의학원 해결방법 못돼

첫째, 지금도 의과대학 수가 너무 많다. 현재 의과대학(대학원 포함) 41개, 한의과대학 12개로 모두 53개다. 이 숫자는 인구 대비 미국, 영국, 일본의 2.5배로 경제협력개발기구(OECD) 국가 중 가장 높은 비율이다. 이렇게 많다 보니 대학 간 교육의 질에도 큰 차이가 있다. 대학마다 교수와 학생의 비율이 크게 차이난다. 교육병원의 병상 수가 수천에 달하는 의대가 있는가 하면 제대로 된 수련병원조차 없는 의대도 있다. 그리하여 부실의대 퇴출, 또는 통폐합이 필요하다는 의견도 나오고 있다. 이런 상황에서 국방의학원을 만드는 것은 엄청난 세금 낭비이며 또 하나의 부실 의대를 만들 가능성이 매우 높다. 대학, 특히 의대는 한번 만들면 없애기 거의 불가능하다.

둘째, 군의관 양성을 국방의학원에서만 해야 할 이유가 없다. 즉 군인의 질병과 일반인의 질병이 크게 다를 바 없고 군인 가족들도 진료의 대상이 되기 때문이다. 또한 국방의학원을 졸업한 군의관이라도 10년이라는 의무복무기간이 끝난 후에는 일반의사로 개업할 수도 있기 때문이다. 따라서 기존 의대에서 위탁교육을 통해 군의관을 양성하는 것이 더 바람직하다.

셋째, 지금 국방의학원을 설립한다고 해도 몇 년의 준비기간을 거친 후 첫 신입생이 졸업하고 수련과정을 거쳐 전문의가 되려면 최소 15년은 걸린다. 그때까지 군 의료 수준이 개선되지 못한다면 그 피해는 고스란히 군 장병과 가족들에게 돌아갈 것이고 군인들의 억울한 의료사고는 계속될 것이다.

넷째, 지금도 군의관 숫자가 모자라지 않아 군 의료기관 대신 보건소, 일반병원 및 관공서에서 근무하는 공중보건의도 많다.

이와 같은 이유로 국방의학원 설립을 반대하며 다음과 같은 대안을 제시하고자 한다.

실제적 군 의료수준 향상을

첫째, 국방의학원 설립에 필요한 2400억원과 연간 운영비 800억원이라는 엄청난 세금을 지금 당장 군 병원의 시설 및 장비 개선, 그리고 우수인력 보충에 투자하기 바란다. 현재 군 의료시설은 민간대학병원에 비해 열악하고 우수인력 부족에 시달리고 있다. 우리나라 군 병원도 대통령이 진료 받을 정도의 높은 수준으로 만들어야 군인들도 안심하고 진료를 받을 것이다.

둘째, 이미 정한 대로 13명 정도의 신입생을 선발해 일정 수준의 기존 의대에 위탁교육을 시키며 군사훈련을 병행하는 방법을 모색해 볼 수 있다.

셋째, 군 병원과 민간의료기관과의 연계를 강화해야 한다. 고도의 전문성과 기술이 필요한 특수질환이나 중증질환을 가진 군인 또는 심각한 외상을 입은 군인까지 군 병원에서 치료해야 한다고 주장하는 것은 불합리하다.

다양한 질환이나 외상치료 전문의를 양성하는 데는 많은 시간과 비용 투자가 필요하다. 실제로 41개 의과대학 중에서도 각종 분야의 우수 전문의를 모두 갖춘 대학은 그다지 많지 않다. 따라서 군 병원에서 이러한 전문인력을 골고루 상시 확보한다는 것은 현실적으로 불가능하다.

국민일보 2011년 6월 13일

'어린이 금지 약물'의 진실

최근 대통합국민신당의 한 국회의원이 국내에서 지난 3년간 3만 6000명에 이르는 어린이들에게 '금지 약물'이 처방되었다고 발표했다. 현재 투병 중인 아이를 둔 부모들은 이 같은 발표내용의 보도를 듣고 불안감을 느낄 수밖에 없었을 것이다. 그러나 발표된 '연령 금기약' 중 상당수는 이미 소아과에서 일상적으로 사용되는 약물들이고 대체 약물이 없는 필수 약들이다. 따라서 이번 발표는 부모들의 불필요한 불안과 의료진에 대한 불신을 높이고, 더 중요하게는 처방된 약물을 반드시 복용해야 하는 어린이 환자가 약물 복용을 중단해 위험에 처하는 사례를 낳을지도 모른다.

이 세상에 부작용 없는 약은 없다. 모든 약은 제대로 복용했을 때에만 효과가 있고 과다하게 먹거나 잘못 복용하면 독이 된다는 것은 상식이다. 질병 치료 시 기대하는 치료 효과가 부작용보다 훨씬 더 클 때에만 그 약을 처방하는 것이다. 약의 효능과 부작용에 대한 주의를 기울이고 모니터하는 것은 의사의 기본 역할이자 의무이다. 그런데 약의 부작용만을 강조하여 약을 처방한 의사를 일방적으로 비난한다면 아무 약도 주지 말고 모든 병을 치료하라는 황당한 주문으로밖에 보이지 않는다.

전 세계적으로 어린이에 대한 사용을 공식적으로 인정받은, 즉 안전성이 공식적으로 확인된 약은 극히 드물다. 특히 심장약, 간질약, 면역 억제제, 항암제 등의 특수약일 경우 소아를 위해서 개발된 약은 거의 없다.
그 이유는 어린이를 대상으로 임상시험을 한다는 것이 비윤리적이기 때문이다. 따라서 심각한 질환의 치료약일수록 어린이에게 사용이 허가된 약이 거의 없다. 한 예로 현재 국내에서 2세 미만 어린이에게 사용이 허가된 간질약은 거의 없다. 이럴 경우 성인용 약을 사용하되 용량을 조절하고 부작용을 신중히 모니터하는 것이 최선책이다. 이는 비단 우리나라만의 문제가 아니라 전 세계적으로, 과거 수십 년 동안 지속된 공통적인 현상이다. 그런데 외국에서 개발된 약이 국내 수입허가를 받을 때 소아에 대한 안전성이 입증되었다는 표시가 없으면 '연령 금지약제'로 분류되기 때문에, 소아에게서 실제로 큰 문제없이 사용됨에도 불구하고 이런 잘못된 주장이 나오는 것이다. 어린이 간질 발작이나 심장 부정맥 치료에 규정상 사용이 허가된 약이 없는 상황에서 의사들이 당장 '준법투쟁'이라도 하여 이런 질병을 가진 소아환자가 생명까지도 위협받는 상황이 발생한다면 국가가 책임질 것인가?

따라서 이와 같이 국민을 오도하는 발표는 참으로 안타까운 일이다. 이로 인하여 심각한 질환을 가진 소아 환자들을 치료하는 의사들이 '금지약물'을 처방하는 비양심적인 의사로 매도되어 결과적으로 환자와 의사 간의 신뢰가 깨어지고, 부모와 환자들에게 불필요한 불안을 야기시키고, 나아가서 의료사고로까지 발전할 수 있는 심각한 일이 아닐 수 없다. 의사의 진료행위까지 국가가 규제하고 제한한다면 그것이야말로 국민을 큰 위험에 빠뜨리는 잘못된 처사이다. 또한 의료의 기본적인 생리도 모르는 비전문인의 시각에서 문제에 접근하는 것이 얼마나 무모한가를 여실히 보여주는 전형적인 예가 아닌가 싶다.

조선일보 2007년 9월 15일

'짧은 진료' 없어지지 않는 이유

최근 우연히 유방암 수술을 받은 40대 후반의 여성을 만났는데, 화를 풀지 못하고 있었다. 서울의 모 병원에서 지난달 암 수술을 받은 그녀는 수술 경과를 들으려고 병원을 다시 찾았다가 의사로부터 딱 세 마디만 들을 수 있었다고 했다. "괜찮아요?" "며칠 후에 오세요." "나가세요." 진료실에 들어서서 나오기까지 3분도 채 안 걸렸다고 했다. 항암치료는 어떻게 하고 방사선치료는 언제 받는지에 관해 의사는 아무말도 하지 않았다. 그에 관한 설명은 대신 간호사로부터 들었다. 그녀는 "비싼 선택지료비를 내고 진찰받았는데, 왜 내가 간호사에게 설명을 들어야 해요?"라고 목소리를 높였다.

자궁근종 수술을 받은 30대 초반의 여성도 같은 얘기를 했다. "왕복 10시간 걸려서 병원에 왔는데 고작 5분도 의사를 못 만나요." 라고 했다. 김해에서 부산으로 가 KTX를 타고 서울까지 오가며 치료를 받는 중이다. 이런 환자들의 하소연을 들을 때마다 나도 죄책감에 사로잡혔다. 우리의 의료 현실이 어쩔 수 없다고 답변해 주지만 그런 말로 위안 될까? 사실 내가 진료하는 어린이 심장병 환자도 5분 간격으로 예약이 차 있다. 의사가 심장병이나 암 같은 중대한 질병을 5분 내에 환자나 보호자에게 설명할 수는 없는 노릇이다. 그러나 우리나라 의사들은 그러기를 강요받는다.

의사생활 33년 가운데, 미국 텍사스 아동병원에서 14년간 의사 생활을 할 때는 30분이나 1시간마다 환자 한명을 진료했다. 아이들의 심리상태, 학교생활, 가정생활까지 요모조모 물어보며 상담하고 치료를 하는 것이다. 1987년 귀국한 뒤 처음에는 나도 미국에서 하던 식으로 했다. 심장병으로 오랫동안 고생하던 여중생 심장병 환자의 어머니를 상담하던 일이 생각난다. 딸과 함께 진료실에 들어오면서 딸이 학교에서 '왕따'를 당하고 있다는 얘기를 들으면서 나는 어머니를 붙잡고 함께 울었다. 그러다 10여 분을 넘기자, 진료실 밖에서 웅성거리는 소리가 났다. 환자들이 "왜 진료시간을 안 지키느냐"며 항의하는 소리였다. 나도 불안해지고 그 어머니는 어쩔 줄 몰라 황급히 일어섰다. 환자가 묻는 대로 자세히 설명해주고 하소연도 듣고 싶지만, 우리의 상황은 그런 것이 아니었다. 다른 쪽에서는 왜 진료 예약시간을 지키지 않느냐고 항의하니 답답했다.

나와 함께 일하는 의사 중 한 명은 그래도 고집스럽게 환자를 10여 분 이상 진료를 한다. 환자들의 말을 일일이 들어준다. 이 때문에 그는 진료를 마치는 시간이 다른 의사들보다 2시간 이상 늦은 오후 7시다. 환자들 사이에선 친절한 의사로 손꼽히는 그 의사는 병원에선 오히려 '이해 못할 의사'라는 소리를 듣고 있다고 한다.

이같이 5분짜리 진료가 되는 이유는 한마디로 환자 수가 많아야 병원을 운영할 수 있기 때문이다. 정부에서 주는 보험수가는 환자 1명당 고작 1만5580원(초진)이다. 이처럼 적은 금액으로 여유 있게 환자를 받았다가는 병원은 도산할 수밖에 없을 것이다. 더 큰 문제는 환자가 대학병원에만 몰리는 것인데, 설령 환자가 아무리 대학병원으로만 몰려도 의사 수가 많다면 문제가 될 것이 없다. 하지만 어느 병원도 의사를 그렇게 채용할 여력은 없다. 비영리기관인 우리나라 병원들은 외국과 달리 기부금도 못 받고 정부가 지정해준 건강보험 수가로만 운영하기 때문이다. 사정이 이렇다 보니 진료환자 수에 따라 성과급을 지급하는 병원들도 나온다. 의사들을 5분 진료로 내모는 것이다. 대학병원의 '5분 진료' 같은 의료의 질을 개선하려면 사소한 질병으로 환자들이 대학병원에 오는 것을 제도적으로 막아야 한다. 정부는 대학 병원의 진료비를 차등화해 '5분 진료'가 아니라 환자와 의사가 여유 있게 인간적으로 만나도록 해야 한다.

조선일보 2007년 7월 10일

생명과학에 대한 기대 현실로 이어지려면

줄기세포·맞춤의학·예측의학·이종장기·나노기술·U-Health 등
이런 단어들은 이제 일반인들에게도 더 이상 생소하지도 않으며 건강한 노후에 대한 기대감을 안겨주고 있다. 더욱이 정부가 생명과학(BT) 분야를 우리나라의 미래를 책임질 핵심산업의 하나로 육성하려는 의지는 생명과학 분야의 일원으로서 더없이 반가운 일이다. 그러나, 생명과학에 대한 기대가 꿈이 아닌 현실로 이어지기 위해서는 우선 해결되어야 할 문제들이 있다.

첫째, 부처간 벽이 허물어져야한다. 지금 우리나라 연구비는 과거와 달리 결코 적다고 할 수 없고 또한 빠르게 증가하고 있다. 현재 우리나라 R&D 예산은 연간 약 10조원에 달하며 이는 GDP 대비 3.47%로 세계 2위이고 향후 2012년 까지 5%로 높이겠다는 정부 발표도 있었다. BT 관련 연구비의 가장 큰 부분을 차지하는 교육과학기술부만 보더라도 올해 BT분야에만 4천억원이 넘는 예산이 책정되었으며 이는 작년대비 14%나 증가한 금액이다.

이제는 연구비가 없어서 연구를 못한다는 불평은 하기 어렵게 되었다. 현재 BT 연구에는 교육과학기술부가 가장 많이 참여하고 있으며 보건복지가족부, 지식경제부, 환경부, 농수산부 등 정부 여러 부처가 연구의 성격에 따라 각기 다른 단계에서 참여하고 있다. 그런데 이와 같이 업무를 분담하다 보니 영역 간 경계가 모호한 경우가 많아 중복은 물론이고 부서 간 이해관계의 상충으로 인한 갈등이 생길 수밖에 없다. 물론 오래된 관행이고 부처 간 고유 업무 영역이 있으니 경계의 벽을 허무는 것이 쉽지는 않겠으나 중복투자 방지 · 예산절감 · 그리고 연구의 효율성 향상을 위하여 정부의 과감한 대책이 필요해 보인다. 미국과 영국의 경우와 같이 보건의과학 연구를 총괄하는 하나의 독립기구를 설립하는 것도 대안이 될 것으로 보인다.

현 R&D 예산 연간 약 10조... BT연구 각 부처 분산돼 중복투자 등 비효율 초래

둘째, BT 연구에는 임상의사(MD)와 생명공학 연구자들(PhD) 간의 긴밀한 협동이 필수적이다. 이는 모든 연구자들이 알고 있으나 실천이 쉽지 않다. BT 분야가 우리나라의 핵심산업으로 성장하기 위해서는 기획단계에서부터 소비자 중심의 접근이 필요하다. 과거 우리나라 BT연구는 연구자 중심, 즉 공급자 중심으로 투자되어온 것이 사실이다. IT 산업의 성공은 국내 소비자들이 큰 기여를 한 덕분이다.

반면에 BT산업의 일차소비자는 환자를 매일 접하는 임상의들로서 이들의 요구가 반영되지 못한 BT투자는 산업화로 이어지기 어렵다. 또한, 성공적인 BT 연구에는 완벽한 임상정보가 수반된 질 높은 시료가 가장 중요하며 이에는 많은 환자를 치료하는 임상의사의 협조가 반드시 필요하다. 다음으로는 시료를 이용한 실험과정과 분석이며, 마지막으로 연구결과를 해석하고 실용화 방안을 찾는 단계에는 모든 연구자가 참여하지만 특히 환자를 매일 접하고 고민하는 임상의사의 기여가 반드시 필요하다. 따라서 PhD 또는 MD 만으로 구성된 연구단이 독자적으로 훌륭한 BT 연구를 하는 것은 어렵다. 환자 접촉이 없고 연구에만 몰입하는 PhD 만으로 구성된 연구단은 임상정보와 시료를 확보하기 어렵다. 반면에 환자를 많이 보는 임상의사는 진료 부담 때문에 연구할 시간이 부족하고 그렇다고 환자진료를 줄이면 시료를 확보하기 어렵다는 모순이 있다. 또한 진료수입에 크게 의존하는 우리나라 대부분 병원에서 진료를 포기하고 연구에만 전념할 수 있는 임상의사는 거의 없다. 따라서 이러한 문제를 부분적으로라도 해결하려면 미국처럼 연구자의 인건비를 연구비에서 일부 지불하는 것도 한 방법이지만 무엇보다도 의료진과 병원 경영진의 인식이 바뀌어야한다.

연구도 소비자 중심의 접근 필요... BT 산업의 일차 소비자는 임상의사, 이들의 참여가 필수

셋째, 임상연구에 좀 더 많은 투자가 이루어져야한다. BT 연구는 사람의 질병연구에서 시작하여 국민건강을 증진시킨다는 뚜렷한 목표를 가지고 진행되어야하며 IT 분야와 달리 사람대상 연구이므로 실용화를 조급하게 생각해서는 안 된다. 신약이나 신 의료기기를 개발하여 실용화하기까지에는 체계적인 장기적 전략이 필요하며 이에는 엄청난 노력과 시간, 그리고 수천억 원에 이르는 비용이 든다. 그리고 이러한 과정에는 사람을 대상으로 질병의 예방 · 조기발견 · 예후 · 치료방법 · 치료결과를 연구하는 임상연구 활성화가 반드시 선행되어야 한다.

맞춤의학을 예로 들어보자. 즉 유전체 연구를 비롯한 기초연구결과를 실용화하려면 오랜 기간 축적된 임상정보가 필요한데 그 이유는 임상정보 없이는 실험결과와 질병의 표현형과의 연관관계를 이해하는 것이 불가능하기 때문이다. 피 한 방울을 넣고 고가의 첨단 자동분석기계를 돌리면 논문 한 편은 나올지 모르지만 이런 결과는 논문을 위한 논문, 연구를 위한 연구로 끝날 위험이 있다. 실제 고혈압을 비롯한 각종 심혈관 질환 연구에 가장 기본 데이터를 제공해 온 Framingham 연구를 예로 들어보자. 지금부터 60여년 전 미국 Framingham이라는 지방의 주민을 대상으로 심혈관계통 질환에 대한 임상정보를 지속적으로 수집하여 분석해온 이 연구 자료는 현재의 첨단 기술을 이용한 연구결과를 분석하고 실용화하는 데에 없어서는 안 될 귀중한 임상정보를 제공하고 있다. 이는 지금까지 심혈관질환 예방과 치료에 중요한 이정표가 된 많은 논문들의 근간이 되었고 실제로 환자들에게 큰 도움을 주고 있다.

이외에도 선진국에서 훌륭한 연구 성과들이 계속 나오는 것은 다양한 질병을 대상으로 잘 짜여진 계획에 따라 진행하는 임상연구가 이미 오래전부터 활성화 되어왔기 때문이다. 현재 환자 치료에 큰 영향을 미친,

자주 인용되는 대규모 임상연구의 대부분이 외국에서 이루어진 결과로써 이제 우리나라에서도 한국인 특성에 맞는 근거중심 임상의학의 정립이 절실히 필요하다. 이와 같은 대규모 임상연구에는 물론 충분한 연구비와 높은 사명감을 가진 연구진이 필요하다. 그런데 현재 진정한 의미의 임상연구에 대한 투자는 연간 80억 원에도 미치지 못하며 이는 우리나라 BT 연구비 총액의 2%에 불과하다. 반면 미국의 경우 생명공학 연구를 총괄하는 국립보건원(NIH)의 예산 중 무려 34%가 임상연구에 쓰이고 있다. 이제부터라도 첨단 BT 연구와 병행하여 임상연구에도 정부가 아낌없는 투자를 한다면 10년 후에는 BT 산업이 진정으로 우리의 미래를 책임지는 분야로 자리매김 할 수 있을 것이다.

임상연구비, BT 연구비 총액의 2% 불과… 한국인 특성에 맞는 근거 중심 임상의학 정립해야

넷째, 단기 결과에 집착하지 말아야 한다. 최근 보도된바와 같이 아시아 대학평가에서 생명과학과 의학부문에서 10위권 대학 중 우리나라에서는 서울대 하나만 포함되었다. 여러 이유가 있겠으나 그 중 하나가 국제적인 '수퍼스타'가 없기 때문이라는 의견이 있었다. 사실 지금 우리나라 연구 환경에서는 스타급 연구자가 나오기 어려워 보인다. 가능성 있는 연구자를 일찍 발굴하여 집중 투자를 하는 것도 하나의 방법이다. 그리고 일단 발굴한 연구자는 적어도 몇 년 간은 눈에 보이는 업적을 내는데 집착하지 않도록 배려하고 파격적인 지원을 해주어야한다. 앞으로 노벨상을 받을지도 모를 연구자를 잦은 회의참석이나 행정업무, 매해 되풀이되는 보고서 쓰는 일에 매달려서 소중한 시간을 헛되이 보내지 않도록 해야 한다. 그리고 지금같이 매년 SCI 논문과 특허 숫자만 세어 연구자를 평가한다면 창의적인 훌륭한 연구 업적이 나오기 어렵다. 논문이나 특허를 급조해야하는 부담이 크면 비록 드문 경우이지만 연구윤리까지 어기는 불상사가 일어날 수도 있다.

우리나라는 임상분야에서 인적자원이나 병원시설 · 장비 등 인프라 측면에서 이미 세계적인 수준에 도달한 분야가 아주 많다. 이와 같이 이미 구축된 임상 인프라를 이용하여 잘 설계된 임상연구와 BT 연구를 효율적으로 같이 시행해 나간다면 국내 의료산업 발전과 의료선진화를 이룰 것이며 나아가서 질병 정복에 한걸음 더 가까이 다가갈 수 있는 획기적인 성과도 나올 수 있을 것이다.

의협신문 2009년 6월 8일

의약품 관리제도가 바뀌어야한다

환자를 치료하는 의사로써 가장 황당하고 낭패스러운 경험은 과거 수 십 년 간 잘 쓰던 약이 어느 날 갑자기 대책 없이 사라져 버리는 일을 당할 때이다. 최근 해외 뿐 만 아니라 우리나라에서도 신약개발이 활발하여 더 강력하고 동시에 더 비싼 약들이 시장에 나오고 있다. 그러나 오랫동안 사용되어 왔던 약들이 무조건 새로 개발된 약들보다 못한 것은 아니며 오히려 수 십 년 동안 변함없는 우수성으로 인하여 많은 의사들이 안심하고 사용하는 약들도 많다. 그러나 이런 약들은 대체로 가격이 매우 낮기 때문에 제약회사의 수익성 측면에서 본다면 이윤이 매우 적다. 따라서 어떤 계기인지는 알 수 없으나 어느 날 갑자기 제약회사에서 예고 없이 생산을 중단하여 환자들과 이들을 치료해야하는 의사들에게 큰 고통을 주고 있다.

몇 년 전에 일어났던 몇 가지 예를 들어 보겠다. 결핵 치료에 쓰이는 세 가지 약 중에 반드시 포함되어야하며 부작용도 비교적 적은 주사제인 스트렙토마이신이 생산 중단되어 많은 결핵 환자들이 이 주사제 없이 치료를 받았다. 또 다른 예로는 류마치스 열로 인한 심장판막질환의 치료제이자 예방약인 벤자씬 페니실린 주사제가 생산 중단되어 한 달에 한 번씩 근육주사로 맞는 편리하고 효과 좋은 이 주사 대신 매일 먹는 약으로 대체하여 치료 효과도 떨어지고 환자들이 큰 불편함을 겼었다. 예를 든 이 두 약은 해당 분야의 의사들과 학회에서 여러 기관에 항의하여 어렵게 다시 생산을 재개하였다. 또한 최근에는 짧은 시술이나 수술 시에 필수적으로 사용되는 진통, 진정제인 케타민이라는 약이 갑자기 없어져서 조직검사, 내시경, 심혈관 조영술 등 고통이 수반되는 침습적인 시술을 수행하는 데에 큰 어려움을 겪고 있다. 이는 의사소통이 불가능하고 약물사용에 제약이 많은 어린이 환자들에서 특히 심각한 문제가 되고 있다. 또한 이약은 최근 마약으로 분류되면서 엄격한 재고관리를 위해 그나마 있던 약들도 모두 수거해가는 바람에 큰 종합병원이나 대학병원에서의 상황은 더욱 어렵게 되었다.

이윤이 적게 남는 약의 생산을 제약회사들이 기피함으로 인하여 발생하는 위와 같은 문제 이외에도 의약품 관리상의 문제로 인한 피해사례들은 더 있다. 즉 소아용의 작은 크기의 경구용이나 주사용 약제가 드물어서 소아에서의 약물 투여가 복잡하여 의료사고의 위험이 높으며 보험청구 시에 발생하는 문제도 심각하다. 또한 성인에서만 사용이 허가된 약이지만 소아에서 쓸 수 있는 다른 대체약물이 없으므로 할 수 없이 처방하는 경우 보험적용이 되지 않아 비싼 약값을 부모가 고스란히 부담해야한다. 또 다른 약의 예를 들자면 애초에 원료를 수입할 당시 제약회사에서 보건복지부에 제출한 서류에 명시된 적응증에 포함되지 않은 질병에 사용하기도 하는데 이런 경우에도 보험적용이 되지 않는다. 그 대표적인 예로 비아그라를 들 수 있다. 최근 언론에도 보도되었듯이 이 약은 원래 발기부전 치료목적으로 개발되었으나 폐동맥 고혈압의 치료에도 유효하다고 밝혀졌다. 따라서 현재 많은 환자들에서, 특히 선천성 심장병을 가진 어린이 환자들에서도 이 약을 사용하고 있으나 보험적용이 안되어 본인부담액이 매우 높아 사용을 포기하는 경우도 생기고 있다.

이와 같은 의약품 관련 여러 문제들의 해결을 위하여 필자는 다음과 같은 제안을 하고자 한다.

첫째, 제약회사에서 이윤을 거의 남기지 못하는 오래된, 좋은 약들을 정부에서 국가생산장려품목으로 지정하여 그 생산을 국가에서 보조해 주어야한다. 그럼으로써 화려하게 등장하는 비싸고 좋은 약들의 뒤에서 슬그머니 사라져갈 위기에 처한 이런 약들의 생산중단이라는 불상사가 더 이상 일어나지 않도록 대책을 마련해야한다.

둘째, 급변하는 의료 환경과 의학의 발전에 발맞추어 빠른 대처를 할 수 있도록 약품 인허가 및 관리제도를 개선하여야한다. 즉 환자치료에 관하여 문제 발생 시 즉각적인 해결을 할 수 있도록 식약청이나 보건복지부등 관련부서에 '신문고'와 같은 '급행부서'를 만들 필요가 있다. 약 하나 쓸려고 여러 부서들을 통한 복잡한 절차를 거치는 동안 기다려 줄 수 있는 시간적 여유가 있는 환자는 거의 없기 때문이다.

셋째, 일선에서 환자를 진료하는 임상 의사들의 고충에 귀를 기울이는 융통성 있는 의약품 관리행정이 이루어져야한다. "약은 약사에게, 진료는 의사에게"라는 슬로건이 있으나 실제 약을 처방하고 그 효능과 부작용을 관찰하는 것은 주치의인데 의사들이 의약품 인허가과정과 관리에 관여할 기회는 거의 없다. 따라서 의약품의 인허가심의과정과 관리에 임상의사가 반드시 포함되도록 제도의 개선이 필요하다. 환자를 치료하는 과정에서 소 잃고 외양간 고치는 일은 더 이상 일어나서는 안 된다.

의학은 하루가 다르게 빠른 속도로 발전하지만 의약품 관리제도는 이에 미치지 못함으로써 발생하는 모순과 문제점들을 하루빨리 개선하지 않으면 그 피해는 고스란히 환자와 국민들에게 돌아가게 될 것이다.

2006년 7월 6일

희귀병 치료제 개발 나서자

일간지 국제면에 영화 '로렌조 오일'의 실제 주인공으로 잘 알려진 로렌조 오돈이 숨졌다는 기사가 실린 적이 있다. 이 영화는 희귀질환을 앓는 아들을 위해 치료제 개발에 나선 가족의 사랑을 다뤘는데 개봉 당시 많은 이의 눈물을 자아내며 희귀질환 치료제 개발에 대한 경각심을 심어주었다.

로렌조는 6세 때 부신백질이영양증이라는 희귀질환 판정을 받았다. X염색체에 들어 있는 유전자 이상으로 발생하는데 몸 안의 '긴 사슬 지방산'이 분해되지 않고 뇌에 들어가서 신경세포를 파괴하는 치명적인 질환이다. 의사들은 로렌조가 8세까지 살지 못할 것이라고 말했지만 그의 부모는 로렌조 오일을 개발해 생명을 서른 살까지 연장시켰다. 2년 전에는 제2의 로렌조 오일 개발 소식도 전해졌다. 세계적인 제약회사인 브리스톨 마이어스 스퀴브의 간부였던 존 크롤리가 치명적 희귀 유전질환인 폼페병에 걸린 두 자녀를 위해 잘나가던 직장을 그만두고 젠자임이라는 회사와 함께 치료약 개발에 나섰다. 그는 6년간의 노력 끝에 치료제인 마이오자임을 만들었고 미국 식품의약국(FDA)으로부터 희귀의약품 승인을 받았다. 폼페병은 인구 10만 명에 한 명 정도 발병하는 질환으로 국내에도 20여 명의 환자가 있다.

모두 영화 같은 이야기라고 말하지만 이들의 노력으로 부신백질이영양증이나 폼페병을 앓는 희귀질환 환자는 병마와 싸우면서도 한 가닥 실낱같은 희망을 갖게 됐다. 그러나 아직도 많은 희귀질환 환자는 치료제가 없어서 힘겨운 나날을 보내다가 생을 마감한다. 희귀질환의 상당수는 유전질환이다. 유전질환은 나와는 무관하다고 생각하기 쉽지만 사실은 그렇지 않다. 태어날 때는 정상이지만 성장하며 증상이 나타나거나, 정상 부모 사이에서 태어난 아이에게 희귀질환이 나타나기도 한다. 고혈압이나 당뇨병과 같이 위험인자가 밝혀진 질환과는 달리 예상치 못한 순간에 접하게 될 수 있는 질환이다.

세계보건기구(WHO)에 등록된 희귀질환은 5000여 종에 이르지만 치료제가 없거나 사용이 제한적인 경우가 대부분이다. 일부 제약사는 상업성이 떨어진다고 하여 약품 생산을 중단하기도 한다. 경제 논리가 환자의 생명권을 무참히 짓밟아 버리는 셈이다. 희귀질환 치료제의 생산 중단은 환자에게는 사형선고와 다름없다.

다행히 최근 들어 다국적 제약사의 희귀질환 치료제 개발이 눈에 두드러진다. 미국 연구제약협회의 보고서에 따르면 지난해 현재 303종의 희귀질환 치료제가 개발되는 중이다. 다국적 제약사가 희귀질환 치료제에 관심을 보이는 이유는 대부분 고가이며, 미국시장에서 시장 독점권을 7년간 부여하기 때문이다.

고가의 의약품을 판매하기 위한 사업전략에 불과하다고 폄훼할 수 있겠지만 희귀질환을 앓는 환자에게 희귀의약품은 생명의 끈이다. 이 때문에 우리나라를 비롯한 대부분의 국가가 의약품 지원정책을 마련하고 있다. 국내 바이오기업이 개발 중인 고셔병 치료제와 파브리병 치료제가 출시되면 현재 사용하는 초고가 수입약품을 대체할 수 있어 건강보험 재정에 적잖은 도움이 될 것으로 전망된다.

지난해 국내 희귀난치성 질환 치료를 위해 정부가 지원한 금액은 760억 원에 이른다. 하지만 국내에서 개발된 희귀난치성 질환 치료제가 없는 상황에서 상당 부분을 수입약품에 의존하고 있다. 현재 국내 희귀난치성 질환연합회에 가입한 회원은 33만여 명, 실제 희귀질환으로 고통 받는 사람은 약 50만 명으로 추정된다. 정부와 국내 제약사가 이들의 고통을 헤아려 관련법 개선과 연구개발에 나서길 기대한다.

동아일보 2008년 9월 27일

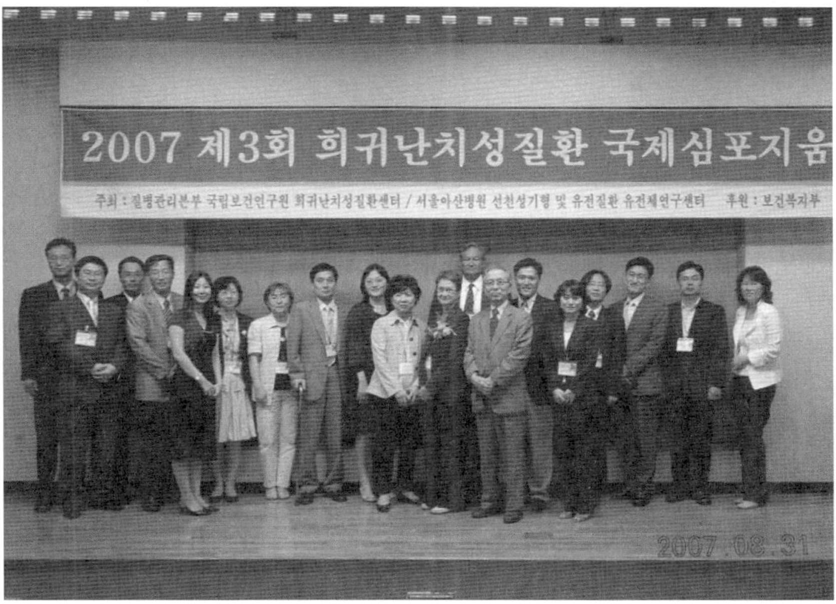
2007 제3회 희귀난치성질환 국제심포지움
주최 : 질병관리본부 국립보건연구원 희귀난치성질환센터 / 서울아산병원 선천성기형 및 유전질환 유전체연구센터 후원 : 보건복지부
2007.08.31

희귀난치성질환 국제심포지엄 2007년 9월 6일

희망의 끈 '선의의 거짓말'

어느 책에서 읽은 이야기이다. 워터게이트 사건이라는 불미스러운 이유로 닉슨대통령이 미국 대통령 직에서 중도 하차한 후라 그 어느 때보다도 정직이 중요한 이슈가 된 선거 분위기에서 지미 카터 후보가 정직을 가장 큰 덕목으로 내세우고 대통령 선거에 출마하였다. 이에 한 여기자가 조지아 주의 그의 집을 방문하여 그 어머니를 인터뷰하면서 질문하였다. "당신 아들은 정말로 한번도 거짓말을 한 적이 없느냐?" 이 질문에 그 어머니가 "선의의 거짓말은 한 적이 있겠지요." 라고 답하니 그 기자가 "선의의 거짓말은 어떤걸 말하느냐?"라고 다시 물었다. 이에 그 어머니가 "당신이 우리 집에 들어왔을 때 내가 만나서 반갑다고 말하지 않았느냐? 그리고 네가 참 아름답다고 말하지 않았느냐? 그런 게 바로 선의의 거짓말이다." 라고 답하였다고 한다.

또 다른 이야기이다. 오래 전 유명 대학병원에서 소아신경과 교수의 진료를 돕는 전공의들이 보기에 이 교수님이 환자 어머니들에게 거짓말을 한다고 생각하여 그 이유를 물어보았다. "왜 교수님은 우리가 보아도 지능이 한참 떨어지는 아이의 어머니에게 그 아이가 커서 훌륭하게 될 거라는 거짓말을 하시느냐?" 이에 그 교수님이 "내가 그렇게 말해야 그 아이 어머니가 희망을 가지고 열심히 그 아이를 키울 수 있지 않겠느냐?" 라고 답하였다고 한다. 이런 아이를 가진 어머니에게 "다른 선택이 무엇이 있겠는가?" 라고 생각해보면 일리가 있는 말이라고 수긍되었다. 자기 아이의 지능이 다른 아이에 비해 훨씬 떨어진다는 사실은 그 누구보다 그 아이를 키우는 부모, 특히 어머니는 이미 알고 있다. 다만 이런 사실을 의식의 맨 밑바닥에 감춘 채 살아가고 있을 뿐이다. 이런 상황에서 주치의 교수가 그 아이가 잘 자라고 나중에 훌륭하게 될 거라는 이러한 한마디는 절망에 빠진 그 아이 어머니에게는 삶의 의지를 받쳐주는 한 방울의 생명수와도 같을 것이다.

수년간에 걸친 힘든 암 투병 후 최근 어머니를 잃은 한 젊은 여성의 말이다. 의사들이 입만 벌리면 부정적인 이야기만 하고 "고치기 어려운 병이다." "오래 살기 어렵다." "마음의 준비를 해라." 라는 말을 치료 초기부터 자주 들었음에도 불구하고 그 분은 발병 후 5년을 사셨다. 그리고 암 재발 중간 중간에는 상태가 호전되어 마지막으로 주어진 소중한 시간에 가족들이 함께 여행도 하면서 좋은 추억을 만들었다고 한다. 그런데 그 치료 과정에서 애초부터 희망의 싹을 꺾어버리는 의사들의 이런 말들 때문에 본인은 물론 가족들이 정신적으로 무척 힘들었다고 하였다. 물론 암 재발에도 불구하고 치료를 잘해주어 5년을 살게 해준 점에 대해서는 고마워 하면서도 좋지 않은 말에 대한 기억 때문에 그 의사를 원망하였다. 이 주치의가 처음부터 의사소통을 좀 더 신중하고 현명하게 해주었더라면 어차피 겪어야 할 어려운 투병 과정을 티끌만큼 작더라도 희망을 가지고 덜 고통스럽게 보냈을 것이라면서 분개하였다. 같은 의사로써 내가 대신 사과를 하면서 의사들의 의사소통, 특히 질병말기 환자와의 의사소통에 대한 교육이 정말 중요하다고 새삼 느끼게 되었다.

말기 암, 말기 심장병, 등 난치병 환자나 중환자를 치료하는 의사들은 후에 일어날지도 모를 의료사고에 대한 대비, 그리고 최선을 다하였음에도 불구하고 치료결과가 좋지 않았을 때 환자 가족들의 원망을 피하고자 사실을 그대로, 때로는 오히려 더 나쁘게, 심하게는 최악의 경우까지도 거침없이 말해주곤 한다. 너무 긍정적으로만 말해 주었다가 후에 일어날지도 모를 항의와 법적인 문제에 대비하기 위함이지만 모든 환자들에게 이런 방식의 접근을 하다 보면 위와 같은 원망을 피할 수 없게 된다.

의사가 환자를 치료하는 목적은 생명을 연장시키고 삶의 질을 높이는 것이고 이 과정에서 의사는 물론 환자에게 진실을 말해주어야 한다. 그러나 진실만을 이야기 해주는 것이 오히려 그들의 투병 의지를 꺾고 삶의 질을 나쁘게 한다면 '선의의 거짓말'도 필요한 때가 있을 것이다. 암이 재발하면 주치의가 구태여 나쁜 예후를 말해주지 않아도 환자와 가족은 그것이 무엇을 뜻하는지 이미 알고 있다. 그러나 아무리 절망적인 상황이라 해도 환자와 가족은 마지막 순간까지 희망의 끈을 절대 놓지 못한다. 질병 치료에 있어서 환자와 가족의 강한 의지는 말할 필요도 없이 중요한데 '잠재적인 미래의' 사고에 대비한 의사들의 이러한 방어적인 그리고 무차별적인 언행이 얼마나 많은 환자와 가족들에게 부정적인 영향을 주는지 곰곰 따져봐야 한다.

모든 환자들에게 거짓말을 하라는 말이 아니다. 그러나 이런 문제는 환자와 의료진 간의 믿음이 탄탄하면 쉽게 극복될 수 있다. 결국 환자들의 특성을 파악하고 유연성 있게 접근함으로써 지푸라기라도 잡고 싶은 심정의 환자와 가족들에게 마지막 순간까지 희망의 끈을 놓지 않도록 도와주는 것도 의사의 중요한 임무이다. 학문적 교육 못지 않게 중요한 의사소통 기술에 대한 교육을 학생과 모든 의사들에게 더욱 강조해야 할 것이다.

The Doctor 2010년 6월 14일

법을 지키는 나쁜 의사? 법을 어기는 착한 의사?

최근 초기 위암에 대한 내시경 수술의 보험수가 문제로 언론이 시끄러웠고 결국 직격탄을 맞은 환자들이 거세게 항의하면서 의료계와 정부 양쪽이 약간씩 양보하는 선에서 해결될 기미를 보이고 있다. 이와 같이 모순투성이인 우리나라 의료보험급여제도 때문에 나도 전에 여러 번 항의를 하기도 하였으나 매번 계란으로 바위를 치는 기분만 들고 소용이 없었고 이런 일이 자주 있다 보니 이제는 무감각해졌고 은퇴할 날만 기다리면서 애써 마음의 평정을 유지하고 있다. 그러다가도 이런 뉴스를 접하면 다시 화가 치밀어 오른다. 게다가 최근에 경험한 어찌 보면 사소한 일이 생각나서 또 다시 분개하고 있다.

나는 우리나라에서 인턴만 끝내고 미국으로 가서 십여 년 동안 대학병원에서 환자를 보다가 한국으로 돌아왔을 때 우리나라 대형 대학병원에 왜 그리 외래환자들이 많은지가 참으로 이상하게 보였다(미국 대학병원들은 입원 위주의 진료를 하며 외래환자 수는 매우 적다). 결국 그 이유가 터무니 없이 낮은 보험수가 때문이라는 것을 알게 되어 참으로 씁쓸하였고 이러한 왜곡된 외래진료시스템이 언젠가는 선진국 형으로 바뀌어야 한다고 생각하고 있었다. 싼 외래 진료수가 때문에, 그리고 의료사고를 방지하기 위하여 '사소한' 감기환자도 자주 내원하도록 하고 또 대학병원도 일반의원과 마찬가지 방식으로 외래환자진료를 해야 하기 때문이었다. 그러니 환자들은 5분 진료받으러 또는 검사결과 하나 들으려고 먼 길을 비싼 교통비와 시간을 낭비하면서 보호자와 함께 자주 병원에 와야 한다. 뿐만 아니라 이들로 인하여 야기되는 교통체증, 공해 발생, 자동차 기름 낭비 등도 이러한 비정상적인 진료행태로 인한 부작용이라고 할 수 있다. 그래서 처음에 내가 취한 방법은 간단한 검사

결과는 개별적으로 전화로 알려주었다. 물론 이럴 경우 진료비는 없으므로 병원에서 좋아할 리가 없으나 나는 그래도 소신껏 내 양심에 따라 이런 방법으로 환자들을 도와주었고 의무기록도 남겼다. [전자의무기록(EMR)도입 전이므로 가능하였다.]

그러나 환자 수가 점차 많아지고 이런 식으로 환자들을 도와주는 일에 한계가 왔고 EMR 도입 후 의무기록을 남길 방도가 없어지고 또 의료사고의 위험도 있어서 이런 방식의 '무료봉사'를 그만두고 병원에서 하라는 대로 정식으로 외래진료예약을 하고 진료비를 납부하여야만 전화 상담이 가능하도록 예약제도를 바꾸었다. 그 결과 공식적으로 의무기록도 남길 수 있고 병원도 약간이나마 진료비 수입을 챙길 수 있게 되었고 동시에 환자들은 진료비는 조금 내더라도 먼 길을 오지 않고도 검사결과에 대하여 상담을 받을 수 있게 되어 시간과 경비를 절감할 수 있게 되어 병원과 환자 양쪽 모두 만족해하는 이 제도를 한동안 문제없이 잘 활용하였다.

그런데 최근에 직접 보고 진료하지 않은 환자를 전화 상담만 하면서 진료비를 받는 것은 불법이라는 보험공단과 병원의 통보로 이제부터는 검사 결과만 확인하려 해도 환자가 직접 병원에 내원하도록 해야 한다고 한다. 그래야만 법대로 진료하는 좋은 의사이고 좋은 병원이고, 종전과 같이 전화로 상담 만하고 진찰료를 받는 것은 의료법을 위반하는 나쁜 의사이자 나쁜 병원이 된다고 한다. 환자 편의를 위하여 내가 한 일 때문에 나는 나쁜 의사가 되고 병원은 벌금으로 받은 진료비의 몇 배를 공단으로부터 환수조치 당하고 게다가 도덕적으로 불량병원이라는 낙인도 찍히게 되는 것이다.

이런 류의 부당한 일들은 일일이 열거할 수도 없을 정도로 각 진료 분야별로 너무나 많다는 사실을 의사들은 알고 있다. 의료계와 정부 간의 불신 때문에 골병 드는 것은 결국 환자들이다. 오래 전에 고3 수험생들을 열 받게 하였던 "공부가 제일 쉬웠어요" 라는 책이 있었지만 우리나라 의료보험제도에서 환자를 진료하면서 이런 류의 황당한 문제에 봉착하게 되면 사실 "공부가 제일 쉬웠어요"라는 말이 맞다 는 생각이 든다. 교과서대로, 또는 새로운 문헌을 참고하면서 환자들에게 최상의 치료를 하면서도 보험공단에서 마음대로 정한 보험급여기준과 일치하지 않아 결국 '과잉진료를 일삼는 나쁜 의사와 나쁜 병원'이 되는 일이 발생하면 참으로 화가 난다.

몰론 의료계도 자정활동을 통하여 신뢰를 쌓아야 하는 것은 당연하다. 지금과 같이 국민으로부터, 또한 정부로부터 불신을 받는 상황에서는 어떠한 주장도 받아들여지기 어렵다. 이와는 별도로 보험공단은 재정이 어려워서 보험급여를 주지 못한다는 사실을 솔직히 인정하고 국민들에게 이해를 구해야 하며, 동시에 의사들이 환자들에게 최상의 진료를 하고자 하는 양심적인 진료행위를 막지 말아야 할 것이다. 나아가서 모든 의사들과 병원을 돈만 밝히는 범법자로 몰아가는 부당한 처사는 멈추어야 한다. 법을 지키는 나쁜 의사가 될지, 또는 법을 어기는 착한 의사가 될 지, 양자 택일을 강요당하는 상황이 안타깝다. 무엇이 진정으로 환자와 국민을 위하는 길 인가를 정부는 깨닫기 바란다.

서울대학교 의과대학 동창회 소식지 ‹함춘회보› 2011년 9.10월호

'의사들이 쓰는 병원이야기' 종합병원 의사 5명 난상토론

"의사가 얼마나 설명 안해주는지 내가 환자 돼보니 알겠더라"

의사들은 "생명을 다루는 의사가 어찌 이럴 수 있나"라는 질타와 원망을 듣다가도 돌아서면 "내 아들, 딸도 제발 의대만 갔으면…"하는 부러움을 한 몸에 받는다. 그들 앞에 따라 붙는 수식어도 천차만별이다. 죽은 사람도 살려내는 신(神)의 손, 타인의 아픔을 헤아릴 줄 모르는 냉혈한, 돈만 아는 기술자, 자신의 전문 분야 외에는 아무것도 모르는 똑똑한 바보…. 환자들을 대하는 데 있어서 의사의 잘못도 있지만, 정부 규제가 의사와 환자 간의 불신을 불러일으키고 있다고 이들은 입을 모았다. 조선일보는 '의사들이 쓰는 병원이야기' 연재에 앞서, 지난 26일 토요일 오후 종합병원 의사 5명을 '솔직 토크'에 초대했다.

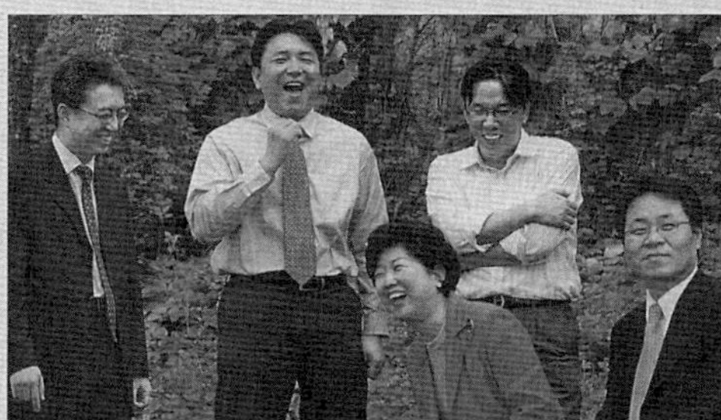

의사들이 '솔직 토크(talk)'에 나섰다. 의사들이 들려주는 병원이야기 연재에 앞서 의사 5명이 지난 26일 본사에서 난상토론을 벌였다. 왼쪽부터 시계방향으로 안원식, 송형곤, 형우진, 남궁기, 박인숙씨. ☞ 동영상 chosun.com 정경렬 기자 krchung@chosun.com

―제가 봐도 '이러니 의사가 욕을 먹지' 싶을 때가 있어요. 환자한테 인사는커녕 눈길 한번 제대로 안 주는 의사도 있지요. 어깨가 아프다는 할머니께 "나이 들면 다 그래"라고 반말로 툭 내뱉고는 약 처방만 주는 경우도 봤습니다. 여기저기 아프다고 호소하는 중년 부인에겐 "남편이 바람 피우시나 보죠"라고 했다는 이야기도 들었고요.

의사 잘못도 있지만 건강보험의 과도한 규제가 환자·의사 불신 불러

―이마가 찢어진 세 살짜리 아이가 병원 응급실로 왔습니다. 얼굴에 난 상처라 성형외과 의사를 불렀더니 3시간이 지나서 내려온 성형외과 레지던트(전공의)가 "뭐 이 정도 가지고…. 근데 제가 아직 전문의가 아니거든요. 이거 대충 꿰매도 되나…"라고 하더군요. 아이 엄마 보기가 어찌나 민망하던지 결국 제가 그 레지던트를 불러서 야단을 쳤습니다. 나중에 어떤 의사가 될지 걱정스럽더군요.

―제가 직접 환자가 돼보니 알겠더라고요. 의사들이 얼마나 설명을 안 해주는지. 환자 상태가 어떻다는 건지 한 마디도 없이 이것저것 검사만 하라고 '명령' 했어요. 뭘 좀 물어보려고 했더니 의사는 벌써 휑하니 사라지고 없었죠. 일반 환자들이 얼마나 답답해할지 이해가 갔어요.

―의사들은 사회성이 부족하단 얘기를 많이 듣지요. 일단 의사라는 길이 한 번 정해지면 곁눈질할 여유나 이유가 별로 없는 탓이기도 합니다. 대학 때는 한 교실에서 의대생들끼리 같은 공부만 하고, 의사가 되고 나면 병원에서만 살지요. 이후에도 어울리는 사람은 대부분 의사들이고요. 그러다 보면 병원 밖 세상에 대한 관심이 자연스럽게 사라지죠.

―의과대학 시절 "상위 5%나 하위 5%에만 들지 않으면 된다"는 말이 있었어요. 다수를 따라가기만 하면 크게 문제될 것 없다는 뜻입니다. 안정적인 삶을 추구한다는 말이지요. 강의 듣고 시험만 잘 보면 누가 뭐라는 사람도 없고, 또 유급 당하지 않기 위해서 공부에 매달리다 보면 자기 일 외엔 별로 관심이 없습니다. 그러다 보면 나중에 환자나 다른 사람들과 소통하는 기술이 부족해지는 것 같아요.

―환자들도 좀 바뀌었으면 하고 바랄 때가 있습니다. 밖에는 잘 알려지지 않았지만 환자가 의사를 때리는 일이 많아요. 최근 우리 병원 여자 레지던트 두 명이 환자 보호자에게 맞아 입원하기도 했습니다. 막무가내로 난동을 부리거나 폭력을 휘두르는 일은 삼갔으면 해요.

―응급실에선 의사들이 멱살 잡히는 일은 부지기수죠. 경찰이 와도 "의사 선생님이 좀 참으시죠"라고만 합니다. '환자는 약자'라는 인식 때문에 환자들이 폭력을 휘둘러도 경찰이 관대하게 대하는 것 같아요. 레지던트 시절엔 술 마시고 행패 부리는 환자들 때문에 가운이 찢어져 5벌이나 버린 적도 있습니다. 넥타이를 잡히면 도저히 당할 수가 없어 그때부터 넥타이를 안 매는 버릇이 생겼죠.

환자가 의사 때려도 '환자=약자' 인식 때문에 경찰도 "선생님이 참으시죠"

―의사들끼리는 '삼촌'이 제일 무섭다고 합니다. 환자의 상태를 계속 지켜봤던 직계 가족들은 불만이 없는데 뒤늦게 나타난 '삼촌'들이 다짜고짜 화를 내며 난동을 부리는 일이 많거든요. 일찍 찾아보지 못한 환자에 대한 미안한 마음 때문이라고 하더라도, 그렇다고 의사에게 무작정 화 내고 소리를 지른다고 상황이 나아지나요?

―의사와 환자 간에 불신이 생기는 것은 정부와 건강보험의 과도한 규제 탓도 있습니다. 의사들이 '양심 진료'를 못하게 만들죠. 예를 들어 불가피한 개복(開腹) 수술을 할 때 낡은 인공 심장박동기도 새 것으로 바꿔 끼려고 해도 불가능한 경우가 있습니다. 인공 심장박동기의 배터리가 조금이라도 남아 있으면 건강보험 혜택을 못 받기 때문이죠. 그러면 환자는 얼마 후 또 다시 배를 째고 인공 심장박동기를 교체하는 수술을 받아야만 합니다. 환자가 내 돈을 내고서라도 하겠다는 경우도 있지만, 만일 이들이 아직 폐기할 상태가 아닌 심장박동기를 갈아치웠다고 나중에 문제를 제기하면 병원측은 손해를 봅니다. 이런 사정을 모르는 환자들은 의사들이 돈을 벌려고 꼼수를 쓰는 것이 아닌가 의심하지요.

― '명의'(名醫)라는 말은 없어져야 합니다. 현대의학에 명팀(team)은 있을지 몰라도 명의는 없어요. 어려운 수술일수록 의사 혼자선 안 되죠. 어떤 수술이든 집도의 외에도 마취과 의사, 간호사가 있어야 하고 검사에는 또 얼마나 많은 이들의 수고가 필요합니까. 명의 한 사람이 '씻은 듯' 낫게 해 줄 수 있다는 기대는 버려야 해요. 명의만 찾다가 치료 적기를 놓치면 그만큼 치명적인 손해도 없습니다.

―아주 큰 수술도 아닌데 대학병원에 오는 환자들이 많습니다. 심장수술 같은 대수술이라도 성공률이 대학병원보다 우수한 전문병원도 있지요. 대학병원에서는 교육을 위해 인턴·레지던트도 수술에 참가하니까 실제 성공률이 떨어질 수도 있습니다. 하지만 중소 종합병원에선 훈련을 모두 마친 전문의들이 직접 처음부터 끝까지 수술하니까 오히려 나은 결과를 낼 수도 있죠.

―대학병원에 몰리니까 환자들도 서로 피해를 봅니다. 사소한 수술까지 대학병원으로 몰리면 정작 급할 때, 위암 수술 같은 중한 수술을 받아야 하는 환자들은 몇 달씩 기다려야 하니까요.

―종합병원 의사들도 샐러리맨의 심정을 알 것 같은 때가 있어요. 병원 경영진의 '인센티브'제 때문이죠. 환자 많이 보는 의사가 유능한 의사가 되고, 추가 수당까지 더 받게 됩니다. 그러면 어렵고 위험 부담이 높은 환자를 진료하기보다는 쉬운 환자를 많이 보면 더 인정 받는 '의료 왜곡현상'이 벌어지게 됩니다. 중환자실 평가를 환자의 사망률로만 평가하면 의사들은 사망률 높은 위험한 환자를 오히려 피하게 돼요. 의료란 것이 단순히 숫자로만 평가할 일이 아닌데 안타깝습니다.

―외국계 병원이 국내에 진출하면 그곳으로 가고 싶다는 의사도 꽤 있어요. 의대 교수처럼 직위가 보장되는 것도 아닌데 왜냐고 물으면 '한 번이라도 제대로 된 의사 노릇 해보고 싶어서'라고 합니다. 한 환자에게 30분씩 시간을 내서 충분히 설명도 해 주고, 눈물 짓는 환자 보호자의 하소연도 끝까지 들어주는 '진짜 의사'가 돼 보고 싶다는 거죠. 모든 의사들의 꿈일 겁니다.

―한국의 의료제도나 수준이 그래도 훌륭한 편이란 걸 국민들이 좀 알아주었으면 해서요. 물론 불편한 점은 많지만, 비용에 비해 의료의 질은 상당히 높은 편입니다. 굳이 선진국 병원을 찾아갈 필요가 없죠. 또 누구든 필요할 때 병원에 갈 수 있다는 점에선 되려 선진국도 부러워할 수준입니다.

환자 많아야 유능한 의사? 그러면 쉬운 환자만 고르지 누가 위험한 수술 하겠나

―의사가 곧 병원이고 의료제도 자체인 것은 아닙니다. 의사도 제도와 사회의 일부이고 저희도 어쩔 수 없는 부분이 있지요. 모든 의사를 '허준'의 잣대로만 재지 말아줬으면 합니다. 이번 조선일보의 의사가 쓰는 병원이야기 연재를 계기로 의사들이 국민들과 함께 진솔한 고민을 나누고, 함께 머리 맞대고 보다 나은 의료를 고민했으면 합니다.

정리=김동섭 기자 dskim@chosun.com
이지혜 기자 wise@chosun.com

< 참석자 >

남궁기 신촌세브란스병원 정신과의사
박인숙 서울아산병원 소아과의사
송형곤 삼성서울병원 응급의학과의사
안원식 서울대병원 마취통증의학과의사
형우진 신촌세브란스병원 외과의사
<가나다순>

국민 의료만족도 조사

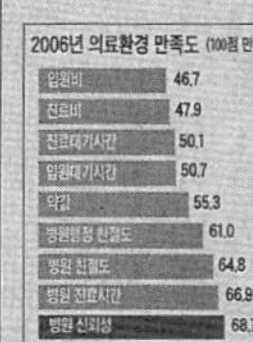
2006년 의료환경 만족도 (100점 만점)
입원비 46.7
진료비 47.9
진료대기시간 50.1
입원대기시간 50.7
약값 55.3
병원행정 친절도 61.0
병원 친절도 64.8
병원 진료시간 66.9
병원 신뢰성 68.7
<자료 건강보험연구원>

비싼 입원비 가장 불만

우리 국민들은 비싼 진료·입원비와 병원에서 진료 대기시간이 긴 것에 대해 가장 불만이 많은 것으로 조사됐다.

이 같은 사실은 건강보험공단 건강보험연구원이 발표한 '2006년 의료제도 만족도' 조사 결과에서 나타났다. 진료비·입원비·약값 등이 너무 많이 들어 의료비 만족도가 46.7~55.3점(100점 만점)에 그쳤다. 이는 건강보험 혜택이 적어 의료비 지출이 가정경제에 큰 부담이 된다는 것을 의미한다. 의료서비스 분야에선 병원 직원들의 태도에 대해 가장 불만이 많았고, 병원의 친절도, 진료시간, 병원의 신뢰성 등의 순으로 불만을 지적했다. 또 진료 대기시간이나 입원 대기시간이 너무 길어 병원 이용의 만족도도 각각 50.1점, 50.7점에 그쳤다. '30분 대기에 3분 진료'라는 말을 실감케 하는 조사 결과이다.

실제 헬스케어 전문 컨설팅업체인 엘리오앤컴퍼니가 2006~2007년 종합병원 5곳을 방문한 환자(서울 3곳, 지방 2곳) 1000명을 대상으로 설문조사를 실시한 결과, 대기시간이 너무 길다는 응답이 가장 많았다.

"의료제도 대폭 개선을" 66%

이 때문에 우리 국민 10명 중 6명은 현행 의료제도에 대해 대폭 개선(66.1%)이 필요하다고 지적했다. 약간 개선(19.4%), 완전 개편(10.6%), 모르겠다(3.9%) 순이었다. 완전 개편은 우리가 EU국가의 13.5%보다 약간 낮은 수준이었다. 김동섭 기자

조선일보 2007년 5월 29일

의사면허제도

의료인 재등록제 시급(時急)

최근 모 국회의원 주관으로 의료인 면허 재등록에 관한 정책 토론회가 열렸지만 관련 단체들의 반발로 시행 여부가 불투명하다. 그러나 국내 의료 서비스 수준을 높이려면 이 제도는 반드시 필요하다. 이유는 이렇다.

첫째, 정확한 통계 없이 올바른 정책이 나올 수는 없다. 그런데 현재 국내 보건의료인 숫자에 대한 정확한 통계가 없다. 최근 OECD가 발간한 '2009년도 세계 의료현황 보고서'에 따르면 2007년 기준 한국 인구 1000명당 의사 수는 1.7명으로 회원국 평균(3.1명)보다 턱없이 부족하다고 보고됐다. 그러나 대한의사협회는 실제 우리나라는 의사 과잉 상태라고 반박했다. 이런 논란의 배경은 정확한 통계가 없는 탓이다. 지금 제도는 모든 의료인이 면허 취득시 한번 등록하면 평생 재등록이 필요없다. 따라서 실제 진료하는 의료인의 숫자를 알기 힘들다. 대부분 선진국은 1~7년마다 재등록제를 시행한다. 잘못된 통계는 잘못된 정책으로 이어지고, 국민의 건강권 침해로 연결된다.

둘째, 면허 재등록을 통해 의료의 질을 관리할 수 있다. 지금은 한번 면허를 따면 특별한 사유가 없는 한 평생 효력이 유지된다. 국내에서 의료인 면허가 갱신된 것은 1974년 한번뿐이다. 장기 휴직 후 재취업해도 별도 교육이나 검증 없이 의료행위를 할 수 있다. 비윤리적인 행위 · 약물 중독 · 의료사고 등 각종 범법행위를 저질러도 면허 정지나 취소 같은 징계 수단조차 거의 없다. 이런 요인들이 국민 건강을 해치고, 의료계에 대한 국민 신뢰를 훼손할 수 있다.

면허 재등록을 통해 의료인 스스로 의료의 질을 관리하는 노력을 보여주면 국민의 신뢰도 높이고, 양질의 의료 서비스도 제공할 수 있을 것이다. 전문가들에게 재시험을 보라는 게 아닌 만큼 보건의료 단체가 반대할 이유도 없어 보인다.

조선일보 2009년 7월 29일

‘보건의료인 면허국’ 신설 필요하다

최근 수련의들에 대한 폭행, 성추행, 정신병원 환자 학대에서 환자를 성폭행한 의사에 이르기까지, 의사와 관련된 불미스러운 보도들이 잇달았다. 어느 집단에나 부도덕한 사람들은 섞이게 마련이지만, 생명을 다루는 의사 사회에서 이런 일들이 벌어지고 있다는 것은 큰 충격이다. 특히 이런 일들이 어제 오늘 일어난 새삼스런 일들이 아니라, 과거에도 여러 차례 문제가 됐었고 앞으로도 재발 가능성이 높다는 점이 큰 문제다.

현행법에 따르면 의사가 아무리 큰 잘못을 저질러도 의사 단체가 자체적으로 징계할 수 있는 방법은 협회 윤리위원회의 경고나 심해야 회원자격 정지뿐이다. 이로 인한 불이익은 거의 없어 사실상 자체 징계가 불가능한 셈이다. 피해당사자가 고발하여 유죄 판결을 받으면 그에 따른 처벌이 유일한 징계다. 사안이 중대한 경우 보건복지가족부에서 면허를 일시정지 또는 취소할 수 있기는 하지만, 아무리 큰 잘못을 저질렀어도 법원의 최종 판결이 날 때까지 그 의사는 아무런 제재 없이 마음껏 의료 활동을 할 수 있다. 수련의에 대한 신체적 혹은 언어 폭력은 아예 ‘관행’으로 간주되는 게 일부 의사 사회의 풍토다.

이와 같은 분위기와 제도상 허점 때문에 사건이 터질 때마다 일반인들은 자체 징계를 하지 않는, 아니 할 수 없는, 의사 단체를 제 식구만 감싸는 부도덕한 집단으로 보게 된다. 이는 의사 전체에 대한 불신으로 이어져 왔다. 이의 개선을 위해 의사단체들은 부도덕한 의사에 대한 직접 징계권을 정부에 요청해 왔으나, 아직까지 받아들여지지 않고 있다. 앞으로도 받아들여질 가능성이 매우 낮아 보인다.

미국은 각 주마다 주 정부 산하에 의사면허국이라는 독립기구가 있어, 면허시험과 면허 부여 및 갱신, 징계 등 의사자격 관련 모든 업무를 주관한다. 이 기구의 핵심은 의사, 법률가, 일반인, 주정부 관리 등 십여 명으로 구성된 심의위원회이다. 텍사스 주 의사면허국의 경우, 매 6개월마다 발행하는 소식지 지면의 90% 이상을 징계관련 기사가 차지할 정도로 징계받는 의사들을 단 한 명도 빠짐없이 공개하고 있다. 의사 이름은 물론, 면허번호, 지역, 불법 또는 부도덕한 행위의 구체적인 설명, 벌금 액수, 면허 정지 또는 취소 여부, 윤리교육 또는 보수교육 명령 등 징계범위도 소상히 밝히고 있다. 모든 심의절차가 원칙과 규정에 따라 공정하게 이루어지기 때문에 징계받는 의사의 인권이나 사생활 침해에 대한 항의는 애초에 엄두도 낼 수 없다. 징계사유라는 것들도 우리 눈으로 보면 하찮다고 생각되는 간단한 언어폭력에서부터 마약 복용 등 다양하며 매 사안에 대한 징계기준이 얼마나 엄격한지 혀를 내두를 정도이다.

과거에 눈감아 주던 그릇된 '관행'들을 더 이상 용납해서는 안 된다. 우리도 외국처럼 의사를 포함한 모든 보건의료관련 전문직 종사자들의 자격시험과 이미 면허를 취득한 전문가들에 대한 효율적인 관리와 공정한 징계를 담당할 '보건의료인 면허국' 같은 중립적 독립기구를 설치해야 할 때다.

조선일보 2008년 9월 17일

의사면허, 매년 재교부하자

요즈음 부쩍 늘은 의료관련 언론 보도를 보고 있으면 의사라는 사실이 새삼 부끄럽게 느껴지는 경우가 종종 있다. 그러나 의료계에서 이러한 불미스러운 사건에 대하여 자체적인 조치를 취했다는 보고는 전혀 없었다. 나아가 정부는 기회만 있으면 의료분야를 부패 취약분야로 설정하고 이에 대한 대대적인 실태조사와 부패 척결을 하겠다고 벼르고 있으며, 언론도 앞다투어 극소수 의사들의 비리를 만천하에 대고 떠들기 바쁘다. 때문에 다소 늦은 감이 있기는 하지만, 지금까지는 의사들 스스로가 자정활동이나 질 관리에 대해 토의하는 게 금기시되어 왔다 하더라도, 이제는 의사들 스스로가 나서야 할 때다.

이에 이같은 문제에 대한 해결방책의 하나로 우선 의사 면허제도를 개선하도록 제안하고자 한다. 우리나라에서 과거 수십 년 동안 별 변화 없이 유지되어온 의사면허제도에 관하여 정부와 의료계, 민간을 포함한 여러 단체들에서 이미 많은 논의가 있었고, 현 제도에 심각한 문제점들이 있다는 사실에는 대부분 공감하고 있다. 그러나 구체적으로 어떻게 바꿀 것인가에 대해서는 일부의 성급한 반발로 인하여 논의조차 제대로 이루어지고 못하고 있는 것 같다. 의사들이 이렇게 우물쭈물 하는 사이 의사들에 대한 존경심은 사라졌고 의사사회 전체의 위상과 신뢰도는 나날이 추락하고 있다. 잘못된 제도의 피해는 의사들 자신은 물론이고 결국에는 국민 모두에게 돌아갈 것이 뻔하므로 의사면허제도의 개선이 시급한 실정이다.

의료제도가 의사의 고유 권한을 침범하는 일은 없어야 한다. 그러나 의사라는 직업의 신성함이 반드시 보장받아야 할 정도로 중요한 만큼

이에 따르는 사명감과 책무감도 반드시 지켜져야 할 것이며, 의사면허제도의 개선방향은 의사로서의 의무의 철저한 이행에 맞추어져야 할 것이다. 의사면허라는 것을 단순한 평생 보장된 '영업허가' 수준으로 해석하는 것은 절대 안 된다.

의사면허를 매년 재발급하자고 하면 매번 시험을 다시 치르는 것으로 오해하는 사람들이 많다. 그러나 시험을 다시 보자는 주장은 절대 아니다. 사실 세계 어느 나라에서도 의사시험을 다시 보지는 않는다. 다만 의사라는 직업이 신성한 만큼 의사 개개인의 integrity가 유지되는지는 지속적으로 확인할 필요가 있으므로 의사의 본분을 유지하는 세 분야, 첫째, 지속적으로 의학적 지식을 습득하는 것, 둘째, 윤리 · 도덕적으로 문제가 없어야 하고, 셋째, 의사단체의 연회비를 충실히 납부하는 것을 충족시키는 사람에 한해서 면허 재교부(relicense)를 해주자는 말이다. 지금같이 의사 면허를 한번 획득하면 그 사람이 신체적으로나 정신적으로 어떤 상황이 벌어지는가와 무관하게 의사면허가 평생 지속되어서는 곤란하다는 이야기이다.

세 가지 조건 만족할 때만 재교부를

따라서 의사면허제도의 개선을 위하여 다음과 같은 제안을 하고자 한다. 의과대학 졸업 후 의사면허시험에 합격해서 면허증을 받은 후 해마다 다음의 세 가지 항목들을 모두 충족시켜야만 1년간 유효한 면허증을 재교부해주는 제도이다. 다시 말하면 해마다 면허시험을 다시 보는 것이 아니라 1년간 의사로서의 권리를 행사할 수 있는 '일종의 허가증'을 '의사면허국'으로부터 받는 것이다.

첫째는 매년 일정 시간 이상의 연수교육을 이수하여야 한다는 것이다. 하루가 다르게 새로운 진단 및 치료방법이 나오는 세상에서, 모든 의사들에서 지속적인 교육이 필요하다는 데에 반대할 사람은 아무도 없을 것이다. 최신 지식이 부족해서 환자의 진단/치료를 적절히 하지 못하였다면 이는 일종의 도덕적 해이에 의한 의료사고라고 할 수 있다. 따라서 의사단체는 수준 높은 교육 프로그램을 개발하고 이를 철저히 관리, 감독할 의무가 있다. 연수교육내용에는 의학지식은 물론이고 의료윤리, 생명윤리, 의료법, 철학, 가정폭력, 아동학대, 노인학대, 금연, 청소년문제, 저출산/고령화문제 등 국민건강과 직결된 다양한 사회문제에 대한 내용도 포함되어야 한다.

둘째는 도덕적, 윤리적, 법적인 문제가 없어야 한다는 것이다. 현재 의사에 대한 일반인들의 신뢰가 낮으며 많은 의사들이 이러한 사실에 대하여 분개하고 허탈해하고 있다. 낮은 신뢰의 이유는 극소수 의사들에 의한 보험 부당청구, 보험사기, 허위진단서 발급, 과잉진료, 비상식적인 부동산투기, 의료사고, 검증되지 않은 시술의 무분별한 시행, '카사노바 의사' 등과 같은 비윤리적인 행위가 언론에 의하여 (의도적으로?) 집중 보도되고 있으나 이들에 대한 의사단체로부터의 징계 등 후속 조치가 없으며 또한 가시적인 자정활동이 뒤따르지 못하고 있기 때문이다. 이를 해결하는 유일한 방법은 의사들 스스로에 의한 자정활동을 엄격히 하며 이를 국민들에게 보여주는 것이다. 즉 명백한 위법을 저질렀거나 사회적으로 의사의 명예를 심각하게 실추시켰다고 판단되는 의사들에 대한 징계를 의사단체가 먼저 자발적으로 실천에 옮겨야 한다. 일부 의사들의 비리를 의사단체가 눈감고 덮어버리는 것은 의사사회 전체의 동반추락을 초래할 뿐이다. 동시에 주기적인 인성교육, 윤리교육도 필요하며 이를 연수교육에 포함시킴으로써 의무화할 필요가 있다.

셋째는 의사단체에 회비 납부의 의무를 이행해야 한다는 것이다. 의사 자신들 뿐 아니라 국민전체를 위해서도 의료보험 제도를 위시한 여러 잘못된 제도들을 고치려면 의사들이 한 목소리를 내야한다. 그리고 이 목적을 달성하기 위해서는 의사단체가 정치세력화 하여야 한다. 그러나 이는 절대로 공짜로 얻어질 수 있는 것이 아니고 회원 모두의 단결과 재정지원이 필수적이다. 따라서 의사단체에 회비 납부의 의무를 이행한 사람에게만 허가증을 주도록 해야 한다. 의사이면서 정기적인 회비를 내지 않고 권익만 내세우는 것은 무임승차와 같이 비겁한 행위라고 할 수 있다. 단 투명한 운영과 높은 도덕성을 갖춘 강력한 의사 단체만이 이러한 역할을 올바로 수행할 수 있을 것이다.

이러한 제도가 올바로, 또한 효과적으로 시행되기 위해서는 의사면허 관리의 주체가 지금처럼 정부가 되어서는 안 되고 미국과 같이 의료계가 주축이 되고 이에 정부, 법조계, 시민단체가 같이 참여하는 강력한 의사면허 관리기관(민간과 정부의 합동기관)을 새로이 만들어서 엄격하지만 동시에 공정하고 투명하게 의사면허를 관리해야 한다. 그리고 이러한 변화는 의사들이 먼저 주도해야 한다. 그렇게 하지 않으면 과거 의료보험제도 도입과정에서와 같이 정부 위주의 일방적인 제도가 만들어진 후에 의사들이 끌려가는 식이 될 것이다.

우리나라 최고의 수재들이 모인 집단인 의사들이 더 이상 부당한 일을 당하지 않으려면 이제부터라도 자발적인 정화활동과 의사로서의 기본적인 의무를 이행함은 물론 사회 지도층으로서의 책무를 다함으로써 스스로 권위를 되찾는 방법만이 의사와 국민 모두를 위하는 길이 될 것이다.

진정한 의권 회복 위한 길

미국 제도를 무조건 따라하자는 것은 아니지만 우리가 뻔히 알면서도 '인정 상' 선뜻 못 하고 있는 일을 미국 의사들이 잘하고 있다면, 그런 제도는 도입하는 것이 옳다는 생각에 텍사스주 의사면허제도를 소개하고자 한다. 주지사가 임명한 의사면허관리위원회가 텍사스 주에서 활동하는 모든 의사들의 면허를 관리하는데, 위원 23명 중 절반이 의사이다.

처음 면허시험을 통과하여 면허번호를 받으면 그 후 해마다 연회비(약 40만원)를 납부하고, 24시간의 연수교육(CME)을 이수하고, 그리고 윤리위원회의 징계나 범법행위를 하지 않은 의사에 한하여 1~2년간 의료

활동을 허가한다는 면허(physician permit)를 해마다 재교부해준다. 위에 언급한 세 가지 조건들을 하나라도 충족시키지 못하거나 허위서류를 제출하면 면허를 일시 중지하거나 조건부 면허를 주거나 벌금을 부과한다. 심한 경우 면허를 아예 취소하기도 한다.

이처럼 엄격한 시스템을 운영하고 있으나 투쟁을 한다거나 이에 반대하는 사람은 아무도 없고 만약 그런 행위를 한다면 그 행위 자체가 또 다른 징계 사유가 된다. 최근 텍사스 면허관리위원회의 소식지를 보았는데, 총 24쪽 중 19쪽이 징계 받은 의사들의 이름, 면허번호, 주소, 벌금액을 포함한 징계 내용 및 징계 사유에 대한 나열로 꽉 차 있었다. 우리나라의 실정과 비교하였을 때 놀라움을 금치 못하였다. 더욱 놀라운 것은 징계 사유라는 것들이 우리나라 실정이나 정서로는 쉽게 눈감아줄 정도로 '경미한' 것이 매우 많다는 것이었다.

나는 우리도 이와 비슷한 제도를 도입해야 한다고 주장한다. 이는 극소수 의사들의 부도덕한 행위로 인하여 의료계 전체의 권위와 신뢰의 추락을 막자는 데에 그 목적이 있다. 따라서 이미 성실하게 회비납부를 하고 양심적인 진료를 하고 있으며 틈틈이 열심히 공부하고 있는 대다수 의사들에게는 아무 상관이 없으므로 반대가 있을 수 없다고 본다. 그러므로 이제부터라도 의료계가 강력한 한 개의 조직을 구심점으로 하여 의사면허관리를 위한 독립기구의 결성을 추진하여야 할 것이며 이 작업이야말로 어려운 투쟁이 될 것이다. 이와 함께 의사들에 의한 자발적인 자정활동을 적극 병행함으로써 건강보험수가의 현실화, 의약분업의 개선 등 의료계의 여러 현안들을 해결하는 데에 힘을 모아야 할 것이다.

내부로부터의 조용한 그러나 확고한 개혁이 절실히 필요한 때이며 이 길만이 외부로부터의 압력과 간섭을 받지 않는 진정한 의미의 의권 회복을 얻는 가장 확실하고 빠른 길이라고 생각한다.

청년의사 2005년 11월 28일

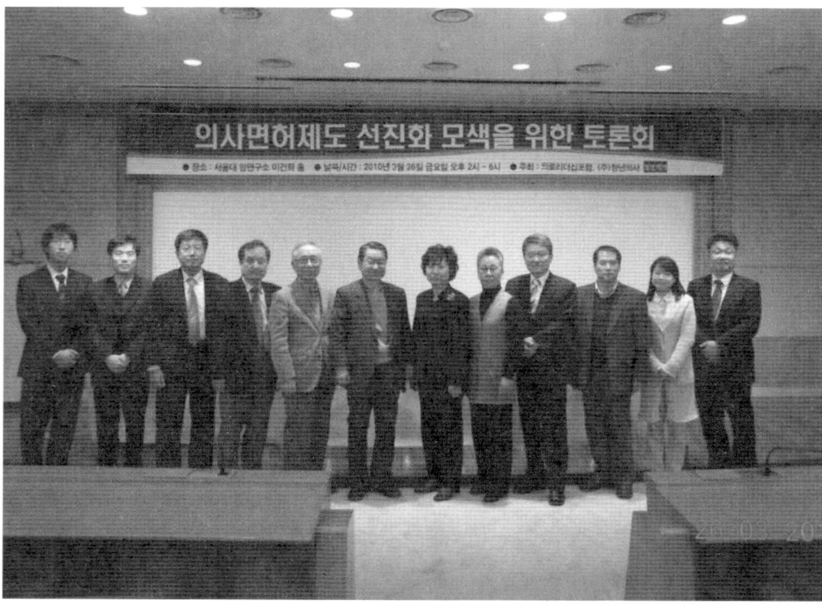

의사면허제도 선진화 모색을 위한 토론회 2010년 3월 26일

이공계 살리기

‘의대(醫大) 쏠림’은 국가적 인재 낭비

천재 미국인 두 명이 만든 작품, 제임스 캐머런 감독이 만든 3D 영화 ‘아바타’와 스티브 잡스가 개발한 아이폰이 사람들을 열광시키고 있다. 이런 광풍과도 같은 사회 현상을 일으킨 작품들은 물론 수많은 사람들의 피나는 연구 덕분이지만 핵심은 천재의 창의성과 도전정신, 그리고 이를 가능하게 한 사회환경 때문이다. 이런 사람들의 천재성이 국가 경제에 엄청난 파급효과를 가져옴을 생각할 때 우리의 이공계 현실, 나아가서 국가의 미래를 생각하지 않을 수 없다.

우리나라 의료계의 장래가 마냥 장밋빛이 아님에도 불구하고 여전히 고교 졸업생 중 성적 상위 0.1% 내에 들어도 원하는 의대 입학이 어려울 정도로 우수한 학생들이 의대로 몰리고 있다. 특히 의학전문대학원 제도가 시작된 이후 고교 졸업 후 의대로 곧바로 입학할 수 있는 신입생 숫자가 절반으로 줄었기 때문에 종전에 비하여 의대 관문이 더욱 좁아졌다. 또한 이과계 졸업생들 중 의대 · 치대 · 한의대를 모두 채운 후에야 이공계 학과로 지원하고 있고 이공계 대학에 진학한 후에도 많은 학생들이 의학전문대학원 입학을 또다시 준비하고 있다. 수백년에 걸쳐서 의학이 발달한 선진국들에 비해서 국내 의학의 역사는 백년 남짓으로 매우 짧다. 그럼에도 불구하고 의학의 여러 분야가 세계적인 수준에 도달하였고 선진국 의대로 교수를 ‘수출’할 정도로 국내 의학이 빨리 발전한 것은 이런 우수 인력들이 의대로 몰렸기 때문일 것이다. 그러나 국가 발전을 위해서는 모든 학문, 특히 과학의 균형적인 발달이 필수적인데 지금과 같이 최고 인재들이 의대로만 몰리는 것은 결코 바람직하지 않다.가족의 권유로 적성에 맞지 않는 의대에 입학하여 고생하는 학생이나 수학 · 물리학 · 천문학 등 타 과학 분야에 더 많은 흥미를 보이는 의사들을 보면 참으로 안타깝게 생각된다.

또 다른 문제는 의학전문대학원제도가 이공계 인재육성에 심각한 지장을 주고 있다는 점이다. 따라서 더 늦기 전에 국가가 더욱 획기적인 이공계 지원정책을 펼쳐서 더 이상 수재들이 의대로만 몰리지 않고 원하는 전공을 선택할 수 있는 환경을 만들어 주어야 한다. 또한 과학 영재들을 발굴하여 창의력을 마음껏 발휘할 수 있도록 지원해 주어야 한다. 아울러 고등학교부터 문과반과 이과반으로 나누어서 학생들의 잠재능력을 일찍부터 제한해왔던 제도도 개선되어야 한다.

의학계에도 수재가 필요하지만 이과의 최고 수재들을 '싹쓸이'하는 것은 국가발전을 위해서도 바람직하지 않다. 천재 몇 명의 아이디어가 국가 장래를 책임질 수도 있는 세상이다. 이들을 발굴하고 키우는 것이 국가의 몫이다.

조선일보 2010년 1월 19일

이공계가 망하면 의대도 망한다

올해 보건복지부 생명과학 관련 R&D 예산이 예고 없이 500억원 이상 삭감되어 졸지에 연구자들이 직장을 잃고 많은 과제들이 중단됐다. 재원 마련 대책도 없이 담뱃값 인상만 바라보다가 이에 실패하자 연구비를 대폭 삭감한 것이다. 현재 국가지원 연구과제 규정에 의하면 연구원의 월 인건비 상한선은 박사급이 180만원, 학사급이 100만원이다. 따라서 이보다 월급을 더 주고 좋은 연구자를 유치하려면 규정을 위반해야 한다. 즉 선의의 연구 책임자들을 정부가 범법자로 몰아가고 있는 게 현실이다. 또 연구원 대부분은 임시직으로, 과제가 중단되거나 끝나면 실업자가 된다. 사정이 이러니 해외에서 공부한 과학도들이 귀국하지 않는 게 당연하고, 수많은 이공계 학생들은 의대로 몰릴 수밖에 없다. 국내 환경이 이같이 열악한데 어떻게 학생들에게 이공계를 택하라고 할 수 있는가?

최근 포스텍의 일등 졸업생이 의대로 편입해 충격을 주었다. '포스텍 일등'만 빼면 이공계 우수 졸업생의 의대 편입은 늘 있던 일이다. 의학전문대학원(의전원)은 물론 6년제 의대에도 국내 최고 이공계 대학을 다녔던 학생들이 수두룩하다. 그리고 이 순간에도 많은 이공계 학생들이 비싼 학원비를 내고 의전원 입시학원에 다니고 있다.

이공계 수재들이 모두 의학을 공부한다면 의학은 세계 최고 수준으로 발전할까? 절대 그렇지 않다. 이공계가 망하면 의학도 같이 망하게 된다. 훌륭한 의학 연구에는 훌륭한 이공계 연구원이 같이해야 하기 때문이다. 또 다른 이유는 의전원 학생들의 '고령화' 때문이다. 현재 의전원 입학생들의 평균 나이는 28세로 이들이 군 복무, 일반 대학, 의전원 졸업, 졸업 후 수련 등 모든 과정을 마치고 나면 이미 40대에 들어선다. 생물학적으로, 경제적으로 연구는 꿈도 꾸기 어렵다. 그리고 이들이 연구에 몸담지 않을 또 다른 이유는 이들이 이미 이공계 연구의 길이 험난하다는 것을 현장에서 목격하였고, 바로 그 이유 때문에 진로를 바꾸어 의전원에 온 사람들이기 때문이다. 애초에 정부가 모든 의대에 의전원으로의 전환을 강요한 명분이 사교육비 절감, 인성교육 강화 그리고 연구능력 강화였는데 이 목적들이 완전히 실패했음이 드러나는 대목이다.

더 늦기 전에 대책을 마련해야 한다. 우선 연구비 자체를 증액해야 한다. 낭비되는 세금의 일부라도 과감하게 이공계에 투자해야 한다. 연구원의 월급을 현실화하고, 우수 인력이 연구에만 몰두할 수 있도록 제도적인 뒷받침을 해주어야 한다. 그리고 무엇보다도 R&D 관련 정책 결정이 행정 공무원의 탁상공론으로 이루어져서는 안 된다. 현장에서 온갖 어려움을 직접 체험하고 있는 연구자들의 생생한 목소리가 반영되어야 한다. 끝으로 정부가 일방적으로 모든 의대에 강요하고 있는 의전원제도에 대한 심각한 재고도 필요하다.

조선일보 2007년 3월 21일

낭비되는 세금의 일부라도 당장 이공계 육성에 투자하라

세금납부는 국민의 기본의무이다. 그리고 국민이 정부를 신뢰할 수 있는 가장 중요한 요인은 공평한 세금 징수와 투명한 사용이다. 그런데 최근 보도에 의하면 우리나라 국민 대부분은 세금을 내는 것이 대하여 억울하다는 감정을 가지고 있으며 그 이유는 세금이 부당하게 사용되고 있다고 느끼기 때문이라고 한다. 이제 이런 막연한 불만의 배경이 되는 증거들이 언론에 보도되었다. 대통령직속 위원회 28곳의 올해 예산이 무려 2352억원으로 전년 대비 17% 늘었고 경비의 대부분이 위원회 유지비로 사용되고 있으며 회의도 거의 하지 않는다고 한다. 또 다른 예로 경영을 잘못해서 발생한 은행의 엄청난 부실을 세금으로 메우는 데 든 돈이 100조원 이상이라고 한다. 이런 기사를 보면서 분노를 금할 수 없는 것은 올해 보건복지부 생명과학 관련 R&D 예산이 예고 없이 500억 이상 삭감되어 졸지에 연구자들이 직장을 잃고 많은 과제들이 중단되었기 때문이다.

이공계 몰락을 우려하는 기사는 이제 언론의 단골 메뉴이다. 정부는 입만 열면 바이오산업이 장차 우리나라를 먹여 살릴 새 성장 동력이라고 말해왔다. 그러나 달라진 것은 아무것도 없다. 보건복지부는 재원마련에 대한 뚜렷한 대책도 없이 담배 값 인상만 바라보다가 이에 실패하니 생명과학 연구비를 대폭 삭감하였다.

현재 국가지원 연구과제에서 연구원의 월 인건비를 보면 박사급의 상한선을 180만원, 석사 150만원, 학사 100만원으로 규정하고 있다. 따라서 이보다 월급을 더 주고 좋은 연구자를 유치하려면 규정을 위반하면서 편법을 동원해야한다. 즉 선의의 연구책임자들을 정부가 범법자로 몰아가고 있는 현실이다. 또한 연구원 대부분이 임시

계약직이므로 과제가 중단 되거나 끝나면 직장이 없어진다. 사정이 이렇다보니 해외에서 공부한 석학들이 귀국하지 못하고 있다. 국내 연구 환경과 취업 상황이 이 같이 열악한데 의대만을 고집하는 학생 들이나 귀국하지 않는 이들만을 나무랄 수는 없는 일이다.

최근 포스텍 일등 졸업생이 의대로 편입하여 충격(?)을 주었다는 보도로 언론이 잠시 시끄러웠다. 그러나 이는 늘 상 벌어지는 일로 충격은커녕 뉴스도 아니다. 의학전문대학원(의전원)은 물론, 6년제 의대에도 국내 최고의 이공계 대학을 다녔던 학생들이 수두룩하다. 그리고 지금 이 순간에도 많은 이공계 학생들이 (대학 등록금 이외에 추가로) 비싼 학원비를 내면서 의전원 입시학원에 다니고 있다. 또한 각 대학의 생명과학부는 의대로 들어가기 위한 통로로 전락하였고 덕분에(?) 많은 우수 고교 졸업생들이 몰리고 있다. 이런 일이 벌어지는 이유는 물론 이공계에 비전이 없기 때문이다.

그러면 이렇게 우리나라의 이공계 수재들이 모두 의학을 공부한다면 의학은 세계 최고수준으로 발전하겠는가? 절대 그렇지 않다. 이공계가 망하면 의학연구도 같이 망하게 된다. 그 이유는 훌륭한 의학연구에는 훌륭한 이공계 연구원이 같이해야하기 때문이지만 이보다 더 중요한 이유는 의전원 학생들의 '고령화'이다. 현재 의전원 입학생들의 평균 나이는 28세이다. 이들이 일반대학 졸업, 군 복무, 의대 졸업, 졸업 후 수련 등, 이 모든 과정을 마치고나면 이미 나이 40대에 들어선다. 생물학적으로, 경제적으로, 연구는 꿈도 꾸기 어렵다. 그리고 이들이 연구에 몸담지 않을 또 다른 이유는 이들이 이공계의 길이 좁고 험난하다는 것을 이미 현장에서 목격하거나 체험하였고 바로 그 이유 때문에 진로를 바꾸어 의전원에 온 사람들이기 때문이다. 애초에 정부가 모든 의대에 의전원으로의 전환을 강요한 명분이 사교육비 절감, 인성교육 강화, 그리고 연구능력 강화, 이 세 가지였는데 이 목적이 완전 실패임이 드러나는 대목이다. 결국 의전원 제도는 이공계와 의료계 모두가 동반 몰락할 위험이 다분히 내재해 있는 제도인 셈이다.

다른 나라의 상황을 살펴보자. 중국의 최고위급 정치 지도자의 많은 수가 이공계 출신이라는 사실은 잘 알려져 있다. 또한 이제부터 年 5천명의 이공계 학생들을 국비로 해외유학을 보낼 예정이라고 한다. 싱가폴에서는 생명공학 R&D의 메카로 바이오 폴리스를 건립하고 국적에 관계없이 최고수준의 학자들을 여러나라들로부터 유치하여 이 분야에서 세계를 선도하겠다는 야심찬 계획을 착착 실천에 옮기고 있다. 세계적인 기업 노키아에서는 6만여 종업원 중 3분의 1이 R&D 업무에 종사한다고 한다. 이와 같이 세계는 지금 과학 R&D 육성에 총력을 기울이면서 고급인력에 투자하고 있다.

이제 더 늦기 전에 대책을 마련해야한다. 우선 연구비 자체를 증액해야한다. 낭비되는 세금의 일부라도 과감하게 이공계에 투자하여야한다. 우선 연구원의 월급을 현실화하여 인상하던지 또는 자율화 시켜야한다. 그리고 안정된 연구직을 마련하여 우수 인력이 연구에 몰두할 수 있도록 제도적인 뒷받침을 해주어야한다. 그리고 무엇보다도 R&D 관련 정책 결정이 소수 행정 공무원들의 탁상공론으로 이루어져서는 안 된다. 현장에서 온갖 어려움을 직접 체험하고 있는 이공계나 의료계 연구자들의 생생한 목소리가 적극 반영되어야한다. 끝으로 정부가 일방적으로 모든 의대에 강요하고 있는 의전원 제도에 대한 심각한 再考가 있어야한다.

우리나라에도 비전을 가질 수 있는, 그래서 미래의 Bill gates, Steve Jobs, 안철수와 같은 인물들이 나올 수 있는 환경을 만들어야한다. “우리나라는 중국과 일본 사이에 낀 샌드위치 같은 상황이고 정신 차리지 않으면 5년 후 심각한 위기가 온다.” 는 삼성그룹 이건희 회장 발언을 인용할 필요조차 없이 지금 우리나라 생명공학계, 나아가서 국가의 미래를 걱정하는 것은 모든 연구자들의 공통된 심정이다. 이제라도 늦지 않았다. 혜안을 가진 지도자가 혁명적인 발상의 전환을 하여 과학계에 대한 지원을 대폭 늘려야하며 그 방법론도 다시 점검해야한다. 낭비되는 수 조 원의 세금의 일부라도 열악한 환경에도 불구하고 세계적인 업적을 내는 우리나라의 수많은 우수 연구 인력들을 지원하는 데에 투자한다면 정치인들이 못해낸 소득 2만 달러의 선진국 진입을 이공계, 의학계가 이루어내는 쾌거를 조만간 이룰지도 모른다는 희망을 가져본다.

조선일보 2007년 3월 21일 기고문 '이공계가 망하면 의대도 망한다'의 원문

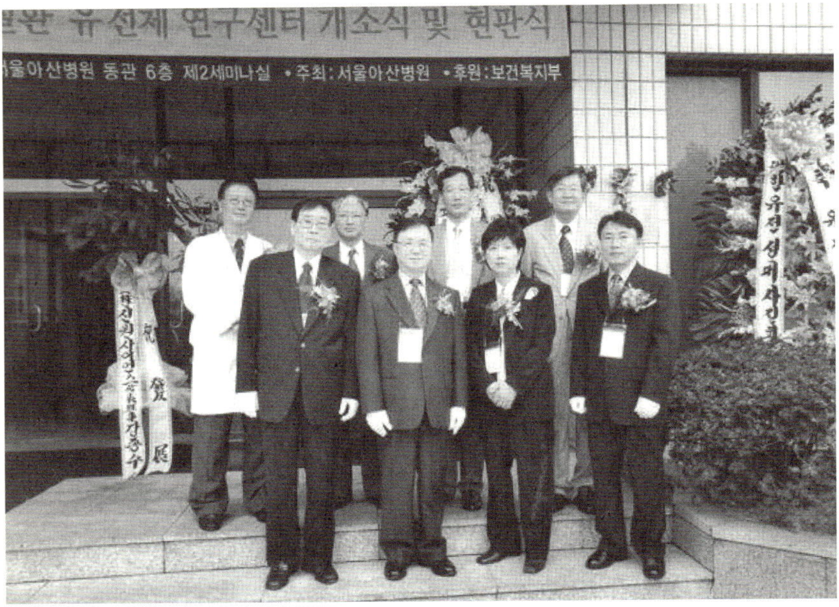
환 유전체 연구센터 개소식 및 현판식
울아산병원 동관 6층 제2세미나실 •주최:서울아산병원 •후원:보건복지부

보건복지부 선천성 기형 및 유전질환 유전체 연구센터 개소식 2002년

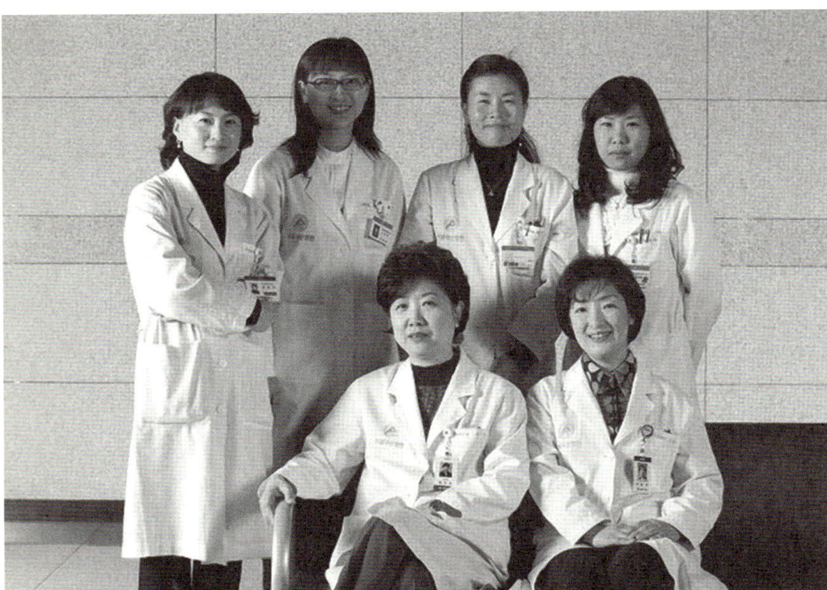

보건복지부 지정 선천성 기형 및 유전질환 유전체 연구센터 제1 세부과제 ‹선천성 심장병 유전 연구›
연구원들과 함께

의료윤리

제 식구 감싸기는 그만, 자신에게 메스를 대라!

최근 조전혁 국회의원이 전교조 교사 명단을 인터넷에 공개함으로써 시작된 파문이 일부 학부모단체가 가세함으로써 더욱 확산되고 있다. 이를 보면서 교육 소비자들이 당연히 알아야 할 이런 정보가 이제라도 국민들께 공개된 것은 다행이다. 한 개인의 미래는 물론 국가의 미래를 결정하는 가장 중요한 기초는 교육이며 특히 자기 아이를 가르치는 교사가 어떤 인물인지 학부모는 알 권리가 있다. 교사들도 자신이 가입한 단체가 옳다고 믿는다면 가입 사실을 당당하게 공개하고 자랑해야지 왜 굳이 이를 숨기려는지 앞뒤가 맞지 않는 잘못된 태도이다. 필자는 이번 전교조 교사 명단 공개 사태를 보면서 같은 맥락으로 의료인에 관한 정보도 국민들에게 공개되어야 한다고 생각한다. 즉 의료 소비자인 국민도 자기와 가족의 소중한 건강과 생명을 다루는 의사에 대하여 알 권리가 있고 이 권리도 존중 받아야 하기 때문이다.

큰 대학병원 의사들은 '좋은 의사'를 소개해 달라는 부탁을 자주 받는다. 또한 담당 의사가 훌륭한 의사인지, 그리고 지금 받고 있는 치료는 올바른 것인지를 지인들을 통해 문의하는 일이 비일비재하다. 모든 환자들이 최상의 진료받기를 원하나 자신의 주치의에 대한 정보가 없기 때문이다. 이런 이유로 언론 매체에서 '명의 시리즈'라는 걸 종종 발표 하지만 이도 허점이 많은 것이 사실이다. 의료인에 대한 이러한 불신은 물론 환자 들이 의료 전문가가 아니기 때문이기도 하지만 또 다른 이유는 하루가 멀다 하고 텔레비전을 비롯한 각종 언론에서 의사들과 병원의 비리와 부도덕한 일들을 보도하지만 해당 의사나 의료기관에 어떤 징계가 내려졌는지는 알려지지 않기 때문이다. 심지어는 성폭행을 일삼은 인면수심의 의사에 대한 징계도 알려진 바 없다.

국민들의 이런 불안을 해소하고 알 권리를 충족시키고 나아가서 의사들에 대한 신뢰를 굳건히 할 책임은 의사 개개인 뿐 아니라 의사협회에게도 있다. 물론 협회장 선출과정의 한계로 인하여 자정활동을 펼치는 것에 어려움이 짐작되나 그럼에도 불구하고 협회가 앞장서야 한다. 현재 의료계의 뜨거운 쟁점인 '리베이트 쌍벌제'도 마찬가지이다. 의협에서 이 법안을 격렬히 반대하는데 그렇다면 리베이트를 준 제약회사만 처벌하고 이를 받은 의사는 처벌하지 말라는 주장인가? 어떤 상황에서든지 리베이트를 받는다는 것이 당연히 위법인데 의사들이 리베이트 쌍벌제를 반대 하는 것은 모양새가 좋지 않다. 의협이 이 법안에 찬성하고 적극 수용하는 성숙된 모습을 보여준다면 국민들로부터 신뢰받는 전문가 집단으로 거듭 날수 있는 좋은 기회가 될 것이다.

지금 우리나라 의료계는 분명 위기에 처해있고 위의 법안 이외에도 수많은 현안들이 산적해 있다. 그 중 몇 개만 나열해 보면 여러 분야에서 세계적인 수준에 도달한 의료 서비스에 비하여 터무니 없이 낮은 보험수가, 고가의 신약 및 장비로 인한 의료비 급증과 이를 따르지 못하는 의료보험 재정, 세계에서 유례를 찾을 수 없을 정도로 심각한 문제를 내포한, 한의학과 현대의학으로 이원화된 의료제도, 사이비 의료의 범람, 전근대적인 의사면허제도, 모순투성이의 의학전문대학원제도, 무방비에 노출된 의료인 대상 폭력행위, 정부주도의 진료표준화 및 규격화와 이로 인한 진료권 침해, 등등 수 없이 많다. 그리고 사사건건 의사단체가 정부와 대립하고 있으나 지금과 같이 서로 불신 하는 상황에서는 그 어떤 문제도 쉽게 해결될 수 없다. 결국 함께 머리를 맞대고 대화하고 약간씩 양보하면서 해결해야 하지만 이런 과정에 반드시 수반되어야 할 것은 의사단체의 도덕성이다. 그 이유는 이러한 문제들의 원인에는 의사들을 '스스로 자정능력을 상실한 잠재적 범죄집단'으로 보는 정부와 국민의 왜곡된 시각이 그 바닥에 깔려있기 때문이다.

그러므로 이러한 난제들을 해결하려면 여태껏 해오던 방식이 아닌 뭔가 새로운 도전을 해야 한다. 그리고 이를 위해서는 우선 의사단체부터 도덕성으로 재무장하여 거듭나야 한다. 정부가 이를 대신 할 수도 없고 그래서도 안 된다. 또한 지금같이 의협회장이 임명하는 의사들로만 구성된 의협 윤리위원회에 맡겨서도 안 된다. 결국 민관합동으로 공공성, 투명성, 독립성이 보장된 새로운 기관을 설립하여 의사들 뿐 아니라 타 직종 의료인들의 도덕성도 함께 검증하고 모니터하며 그 결과를 국민들에게 공개해야 한다.

미국의 예를 들어보면 모든 주마다 독립기구인 의사면허국이 있어서 그 주의 모든 의사들에게 매 2~5년 마다 진료 허가증을 내주고 그들의 활동을 보고받고 그 결과를 주민들에게 알리고 있다. 한 인터넷 싸이트 'Texas Medical Board Newsletter'를 보면 모든 사람들에게 정보가 공개되어 있고 내용의 대부분을 징계받은 의사 이름, 면허번호, 지역, 불법 또는 비윤리적 행위의 구체적인 기술, 벌금 액수, 면허 일시 정지 기간 또는 취소, 윤리교육 또는 보수교육 명령 등 징계방법을 소상히 밝히는 데 지면의 대부분을 할애하고 있다. 모든 심의절차가 원칙과 규정에 의거하여 공정하고 투명하게 이루어지기 때문에 징계받는 의사의 인권이나 사생활 침해에 대한 항의는 애초에 엄두도 낼 수 없다. 징계사유라는 것들도 우리 눈으로 보면 대단히 하찮다고 생각되는, 간단한 언어 폭력에서부터 마약 복용 등 다양하며 매 사안에 대한 징계기준이 얼마나 엄격하고 꼼꼼한지 혀를 내두를 정도이다. 뿐만 아니라 그 주 안의 모든 의사들의 학력, 경력, 업적, 상벌, 가입단체, 전공분야 등도 상세히 알 수 있어서 환자들이 원하는 의사를 찾을 수 있도록 돕고 있다. 이런 기관의 심의위원회는 의사 또는 각종 의료인들이 약 절반, 그리고 나머지 절반은 변호사, 정부관리, 시민단체, 기업 대표 등 다양한 직종의 위원들로 구성된다. 따라서 우리나라에도 이와 같이 공정성, 투명성, 그리고 무엇보다도 독립성이 보장된, 민관합동 공공기관이 설립되기를 바란다.

지금과 같이 의사들의 감시를 의사들끼리만 한다면 아무리 잘 하려 해도 결국 제 식구 감싸기라는 비난을 면하기 어려울 것이다. 진화론에서 살아남는 종은 강한 종이 아니라 변화하는 종이라고 하였다. 국민의 건강권과 의사들의 진료권을 모두 보장하기 위하여 과감한 개혁이 필요하며 의사단체와 정부가 지금 결단을 내려야 한다. 희망을 말하며 비전을 제시하는 의사 단체의 강한 리더십이 그 어느 때보다도 절실하게 요구된다.

주간동아 2010년 5월 25일

우리도 “yes we can”, “we did it”을 외치고 싶다

지난주에는 오바마 후보의 압승으로 끝난 미국 대선 뉴스로 미국인들은 물론이고 세계 여러 나라 국민들이 마치 자기 나라 대통령이 탄생한 듯이 환호와 기대감으로 들끓은 한 주였다. 그러나 전 세계를 흥분시켰던 이 초대형 뉴스에 가려서 언론의 주목도 받지 못한 안타까운 뉴스가 두 개 있었다. 하나는 국가차원에서 매우 유감스러운 뉴스였고, 또 하나는 같은 의사로써 참으로 슬프고 분개한 사건이었다. 앞의 뉴스는 브라질에서 열리는 G20 재무장관 회담에 우리나라 기획재정부장관이 국회에서의 대정부 질의 때문에 불참한 것이었다. 국회의원들은 장관이 국회를 무시하고 G20 재무장관 회의에 참가하는 것을 용납할 수 없다며 출국을 반대했다고 한다. 지금과 같은 초대형 경제위기 상황에서 국익을 챙기는 것 보다 국회의원들의 자존심이 더 중요하다는 것이다.

두 번째 기사는 치료에 불만을 품은 환자가 휘두른 칼에 의사가 가슴 등을 찔려 중태에 빠졌다는 뉴스이다. 전공 특성상 중환자를 많이 보게 되기 때문에 과거 아찔했던 순간들을 목격하였던 필자로써 더욱 가슴 아프게 느껴진다. 이와 같은 어처구니없는 사건으로 동료의사 한 명이 소중한 목숨을 잃은 지 몇 달도 되지 않아 또다시 이런 불행한 사건이 발생했으나 이제는 언론에서도 관심 밖이다. 의료계 안팎의 불행은 이 뿐만이 아니다. 과거 10년 동안 논란을 부채질하고 있는 의과대학의 전문대학원 전환 문제는 풀릴 기미를 보이지 않고 있고, 일부 의대는 다시 6년제로 회귀하려는 움직임마저 보이고 있다. 상황이 이러함에도 의전원을 고집하고 있는 교육과학기술부가 납득할 수 없는 이유로 또 다른 카드를 내놓았다. 즉 의대 졸업생에게는 학사학위를 주고, 의전원 졸업생에게는 석사학위를 줌으로써 대학원제도로의 전환을 유도하려는 또 하나의 어처구니없는 정책을 발표했다. 이러한 정책 때문에 문제 해결은 커녕 오히려 일이 더 꼬일 판이다. 이미 지난 10년 동안 소모적인 논쟁과 국민의 엄청난 세금을 낭비한 것도 모자라 이제 마지막 미끼라고 내 놓은 정책으로 말미암아 소모적인 논쟁이 다시 재연되고 있다

이런 와중에 한의사들의 재활의료기기 사용 허가에 항의하는 1인 시위가 보건복지가족부 앞에서 벌어지고 있으나 아무도 관심조차 보이지 않고 있다. 또한 효능이 입증되지 않은, 비과학적이고 다분히 선정적인 사이비 의료광고가 최근 봇물 터지듯이 언론을 뒤덮고 있다. 전 세계에서 유례가 없는 이원화된 의료제도로 인해 국민의 피해와 재정적 손실이 천문학적 수준이지만 의료일원화를 이룰 가능성은 점점 더 요원해 보인다. 정부와 국민이 이 문제의 심각성을 전혀 공감하지 못하는 상황에서 이제는 의사들이나 의사단체 조차도 의료일원화를 아예 포기한 듯이 보인다.

지금 새삼스럽게 다시 언급할 필요도 없는 오래 묵은 문제로 보험수가를 들 수 있는데 낮은 수가 뿐 아니라 더욱 심각한 것은 과거 수 십 년 동안 보험수가를 무기로 내세운 정부로부터 기본 진료권마저 간섭과 규제를 받아왔다는 사실이다. 따라서 80%에 이르는 대다수 의사들이 현재 우리나라 의료가 잘못된 방향으로 가고 있다고 생각한다는 최근 조사 결과는 당연해 보인다.

오바마가 당선되니 갑자기 자기가 한국의 오바마라고 자처하는 정치인이 있는가 하면 오바마가 미국의 386이라는 둥, 학번이 같다는 둥, 정말 우리나라 정치인들의 수준이 이 정도로 코미디 수준인지 한심하다는 생각이 든다. 그러나 더욱 우려스러운 사실은 의료계의 앞날이 이런 정치인들의 손에 달렸다는 냉혹한 현실이다. 새 정부 들어서면서 의료계에서 큰 기대를 가지고 추진하고자 했던 그 많던 아젠다들이 하나같이 몽땅 표류중이거나 명함도 내밀지 못하는 상황이다. 이번

국정감사도 예외 없이 과거와 똑 같은 사안들로 의사들이 또다시 비난과 불신의 대상이 되었다. 국정감사의 단골메뉴인 연령 금기약 처방, 병용 금기약 처방 등등 매번 똑같은 트집을 잡는 국회의원들이나, 매번 그저 또 그러려니 하면서 미온적으로 대응하는 의료계나 똑같이 답답해 보인다. 이 사이에서 국민만 혼란에 빠져 현대의학과 의료진에 대한 불신만 깊어져 여기저기 사이비 의료를 찾아 헤매느라 돈은 돈대로 버리면서 사서 골병이 드는 지경에 이르렀다. 의료개혁과 함께 우리나라의 수준 높은 의료를 국가의 신성장동력으로 삼자는 목소리도 촛불에 묻혀 버렸는지 더 이상 들리지도 않는다.

미국 뿐 아니라 세계 여러나라 국민에게 오바마의 승리가 가져다주는 희망과 자신감이 너무나 빛나 보이기에 지금 우리가 처한 꽉 막힌 상황이 더욱 암울하게 느껴진다. 제 18대 국회에 요란하게 입성한 의사 국회의원들은 지금 어디에 있는가? 전공이 무엇이던지 의사로써의 일반적인 상식만 가지고도 얼마든지 대응할 수 있는 이러한 무지한 주장에 대하여 왜 아무런 대응이 없는지 묻고 싶다. 지금 의료계에 진정으로 필요한 것은 오바마의 슬로건과 같은 '개혁과 변화'이다. "Yes we can!" "we did it" 을 외치며 환호하는 미국 국민을 부러워만 할 수는 없다. 지금은 정말로 우리에게 다른 선택의 여지가 없다. 다만 우리에게 주어진 인적자원을 최대한 활용하면서 하나로 통일된 목소리를 일관성 있게 내는 방법뿐이다. 나만을 위한 눈앞의 이익, 자기 대학만의, 자기가 속한 집단의 작은 이익만을 위하여 대의를 버리는 우를 다시는 범하지 말아야한다. 사심을 버리고 좀 더 긴 안목을 가지고 진정으로 국민을 위한 의료정책이 무엇인지를 개발하고, 국민과 정치인들을 설득시키고 이를 끝까지 관철시켜야 한다. 지금과 같이 여러 이익집단들이 내는 제각기 다른 목소리로 인하여 갈피를 잡지 못하면서 우왕좌왕하다가는 급변하는 세상에서 우리만 표류하는 신세가 되지 않을까 우려된다.

위의 여러 문제들이 어느 하나 제대로 해결되지 못하는 근본적인 원인은 끝까지 책임지는 사람이 없고 또한 전문지식으로 철저하게 무장된 투사가 없다는 점이다. 이에 대한 구체적인 제안을 하나 하자면 각 문제마다 소수의 전문가들로 구성된 독립된 기구(TFT)를 만들어서 그 문제가 해결될 때 까지 책임과 권한을 부여하는 것이다. 그래야만 업무의 연속성이 유지되면서 전문성과 경험이 축적되고 이를 바탕으로 국민과 정치권을 설득시킬 수 있는 능력과 권위를 갖추게 될 것이다. 지금같이 3년 마다 의협 회장단이 바뀔 때마다 새 집행부가 들어서고 그때 마다 접근방식이 다르다면 의료계의 수많은 난제들의 해결은 더욱 어려워질 것이다.

지금과 같이 우리 스스로 문제를 해결 하지 못하면 이제껏 경험하였던 바와 같이 의료계가 정치인들에게 이용당하고 끌려가고 결국에는 의료계는 물론이고 국민 모두가 피해를 입는 엄청난 대가를 치르게 될 것이다. 우리도 "yes we can!", "we did it!" 을 외치고 싶다.

의사신문 2008년 11월 13일

지금 우리에게 가장 시급한 일은 도덕성 회복이다

요즈음 의사들 모임에서 자주 등장하는 화두는 현재의 의료 환경이 과거와 달리 매우 어렵고 앞으로도 더욱 나빠질 것이라는 암울한 내용이다. 개원가는 물론, 교수, 봉직의, 그리고 연구자들 조차도 정부로 부터의 옥죄임을 매 순간 실감하고 있다. 이와 같은 정부의 부당한 통제 뿐 아니라 요즈음 더욱 걱정스러운 것은 사법부의 잇단 어처구니없는 판결이다.

그러면 왜 이런 일이 일어나고 있는가? 우선 정부 정책이 잘못되었기 때문이다. 그리고 그 이유는 정치인과 정부가 국민의 눈치를 보기 때문이다. 국민들은 의사를 싫어한다. 실제 일반인들과 대화해보면 우리가 상상 하는 것 이상으로 의사를 싫어한다. 불친절하고 거만하고, 각종 비리를 저지르고, 급기야는 파렴치한 성범죄까지 저지르니 "의사는 공공의 적"이라는 말까지 나오게 되었다. 물론 극소수 개인의 범죄로 간주해 버릴 수도 있으나 사실 많은 부분 잘못된 의료정책이 그 바닥에 깔려있다. 날로 악화되는 진료 환경 탓에 일부 악덕 의사들의 불법 행위는 더욱 기승을 부리고 이 때문에 국민은 의사 모두를 비난하고, 정부는 의사를 더욱 탄압하는 정책을 고집하고, 이를 항의하는 의사들은 대 정부 투쟁 수위를 점점 더 높이고, 이는 여론을 더욱 악화시키고, 나쁜 여론은 의료정책을 의사들에게 불리하게 만들려는 정부에 좋은 빌미를 제공해 주고, 결국 이러한 악순환이 지속되는 한 앞으로 의료 환경은 더욱 나빠질 것이다. 게다가 더욱 염려스러운 것은 일부 의사들이 도덕 불감증까지 보이고 있다는 점이다.

그러면 이러한 악순환의 피해자는? 물론 국민과 대다수 선의의 의사들이다. 이제 모두 나서서 이런 악순환의 고리를 끊어야 하고 그

방법은 당연히 내부로 부터의 자정활동이다. 스스로 정화할 능력이 없는 조직은 외부로 부터의 감시와 통제를 받을 수밖에 없다. 잘못된 의료정책과 보험제도 때문에 건강보험재정 악화가 눈덩이처럼 부풀고 있는 상황에서 정부는 그 잘못을 반성하기는 커녕 의사들과 병원에게 그 책임을 전가할 기회를 찾고 있던 차에 극소수 나쁜 의사들이 그 빌미를 제공하고 있는 셈이다. 국민과 의사들 간의 이간질을 원하는 정부의 의도대로 의사들이 놀아난 꼴로 의사 모두가 억울하게 국민들로부터 비난의 화살을 맞고 있는 상황이다.

흔히들 정부의 선동으로 여론이 조작되어서 상황이 이렇게 되었다고 말한다. 일부 사실일 수 있으나 전부가 그렇지는 않다. 최근 들어 일부 의사들에 의해 저질러지는 각종 비리와 범죄가 더욱 심해지고 있다. 보험사기, 허위진단서 발급, 뇌물 수수, 폭행, 각종 의료사고, 정치권에 대한 금품 로비 같은 일들은 이미 전부터 여러 차례 보도되어 왔으나 최근에는 범죄 중에서도 가장 질이 나쁜 성폭력을 저지른 의사, 그리고 힘없고 병든 노인들까지 속여서 돈벌이에 이용한 악종 보험사기까지 보도되고 있다. 이러한 파렴치한 극소수 의사들에 관한 뉴스가 언론에 대대적으로 보도되고 비난 여론이 들끓어도 주요일간지는 고사하고 의협신문 조차도 의협이 어떠한 조치를 취했다는 보도는 없다. 특히 최근에 일어난 성도착자 의사에 의한 성폭력 사건 하나만 보아도 여성단체와 여성신문, 청년의사신문에서만 논평을 냈고 해당 지역 의사회의 윤리위원회에서만 징계를 하려는 움직임을 보였을 뿐 정작 의협은 아무런 논평조차 내지 않고 있다. 이는 명백한 의협의 직무유기이다.

그러면 이런 악순환의 고리를 어떻게 끊을 것인가? 의사들이 이제껏 해왔던 항의 방식들, 즉 '과천 뻘'에 모여 머리에 띠 두르고, 삭발하고, 장례식 퍼포먼스 하고, 이런 방식은 효과가 없음은 물론 국민들로부터 오히려 혐오감과 비웃음만 키워왔다. 국민 건강과 직결된 각종 의료계의 문제들에 대하여 국민과 언론, 그리고 정치권을 상대로 올바른 의료정책에 대한 설명과 설득은 매우 중요하고 반드시 필요하다. 금품을 내세운 불법로비는 물론 적절한 방법이 아니다. 그렇다면 이제 우리가 취할 수 있는 마지막 남은 방법은 도덕성과 신뢰 회복이다. 이는 당연히 시간도 많이 걸리고 내부로 부터의 많은 반발과 저항에 부딪치겠지만 반드시 이루어 내야 할 우리 모두의 사명이자 목표이다.

실상이 이러함에도 불구하고 의사사회는 장동익 전 의협회장 사건이라는 전무후무한 엄청난 '전기충격' 을 받고도 별로 달라진 것이 없어 보인다. 사건 직 후부터 시작된 후임 회장선거에 모두들 '올인' 하는 바람에 이런 수치스럽고 불행한 대형 사고에 대한 원인분석, 통렬한 반성, 재발 방지 대책마련 등 필수적으로 있어야 할 후속조치가 (적어도 아직까지는) 없었다. 애꿎은 정치인 몇 명의 정치생명만 끊어 놓고 유야무야하게 되었다. 또 하나 매우 걱정스러운 일이 있다. 즉 최근 들리는 소문에 의하면 의협에서 의사윤리강령이 슬그머니 사라졌다고 한다. 소문의 진위를 떠나서 있을 수없는 일이다. "의사들이 공연히 윤리강령 같은 것을 만들고 떠들어서 우리의 숨통을 스스로 죌 필요가 없다."가 그 이유라고 한다. 이런 황당한 소문이 제발 사실이 아니기를 바라며 새 집행부는 심기일전하여 급변하는 의료 환경과 시대에 걸 맞는 의사윤리강령을 새롭게 만들어서 공표해주기를 바란다. "당신은 얼마나 깨끗하냐?" "너나 잘 하세요." 와 같은 비난의 목소리를 두려워해서 우물쭈물 해서는 안 된다. 병원 평가에 직원들이 환자권리장전을 제대로 외우는지, 그리고 이를 병원 곳곳에 잘 보이도록 붙여 놓았는지를 평가항목에 포함시킨 것에 대하여 처음에는 불쾌하게 생각되었으나 이제는 차라리 잘 되었다는 생각이 든다. 우리가 제대로 안하니 정부로부터 이런 유치한 무기로 협박을 당하는 신세가 된 것이다.

참고로 미국 텍사스 주 의사 면허국(Texas State Board of Medical

Examiners)의 소식지 일부를 소개하겠다. 총 24쪽 중 18쪽을 의사들의 징계에 관한 세세한 사항들을 싣고 있으며 더욱 놀라운 점은 인권을 그리도 중요시하는 나라에서 징계당한 의사들의 실명, 지역, 날짜, 징계사유, 그리고 구체적인 징계방법들이 여과없이 그대로 보도된다는 사실이다. 징계사유를 살펴보면 여자환자에 대한 강간이나 마약 복용과 같은 심각한 범죄에서부터 환자나 수련의에게 거친 말을 썼다는 이유에 이르기 까지 매우 다양하다. 다른 징계사유들도 소개하면 면허주소지 변경을 보고할 의무 불이행, 연수평점 허위신고, 연수평점 획득 불이행, 마약처방 면허 없이 마약처방전 발행, 수술 후 합병증을 환자에게 제대로 알리지 않고 치료하지 않음, 보험 금 부당청구, 허위서류 제출, 진료하지 않은 환자에 대한 환불 불이행, 환자의 처방전으로 의사자신의 약 구입, 환자 협박, 의무기록 사본 발행비용 과다징수, 윤리강의 참석 확인서 제출 불이행, 진단 오류, 피 고용인에 대한 감시 소홀, 수련의 폭행, 환자에 대한 부적절한 행위, 알콜 중독, MRI 판독 오류, 진료하지 않은 환자에게 인터넷으로 처방전 발행, 의무기록 제출요청 거부, 환자와의 부적절한 금전거래, 다른 의사 환자의 의무기록 열람, 환자 보호자에 대한 부적절한 성적 발언, 등등 우리 기준으로 보면 그냥 넘길 수도 있는 갖가지 상황들로 인하여 미국 의사들이 징계를 받고 있고 이런 사실들이 공개되고 있다.

이제 결론으로 다음과 같은 구체적인 제안을 한다. ① 의사 윤리강령을 시대에 맞게 새로이 만들어서 공표하자. ② 윤리 교육을 강화하자. 이는 학생이나 전공의 뿐 아니라 의사면허를 가지고 있는 모든 의사들을 대상으로 지속적으로 하여야한다. ③ 의협의 윤리위원회를 강력하고 중립적인 위원회로 만들 것을 제안한다. 의사 뿐 아니라 비 의료인, 특히 시민단체(진정한 의미의 '시민'을 대표하는)를 포함시켜야한다. ④ 경찰이나 검찰까지 가는 사건은 물론이고 그렇지 않은 사안이라도 사회적으로 물의를 일으켜서 의사의 명예를 훼손시킨 의사들을 의협에서 조사하고 필요 시 윤리위원회를 통하여 적절한 징계조치를 하여야

한다. ⑤ 윤리위원회 결정을 협회지에 공개해야 한다. ⑥ 비윤리적인 의사는 의협이 먼저 보건복지부에 면허취소 또는 정지를 건의해야한다. ⑦ 궁극적으로는 의사면허 관리를 의협이 주도하도록 하는 목표와 구체적인 전략을 만들어야한다. ⑧ 잘못된 의료정책, 특히 국민에게 직접 피해를 주는 정책에 대해서는 의사들이 일방적으로 정부상대 투쟁만 벌이기보다는 국민을 이해시키고 설득시키는 전략을 먼저 추진해야할 것이다. 의사들이 밥그릇 싸움이나 하는 이익집단으로 비추어져서는 절대 신뢰를 회복할 수 없다.

의사들의 권익과 정당한 진료권을 유지하기 위해서 뿐 아니라 더 중요하게는 국민의 건강을 지키기 위하여 올바른 목소리를 내려면 우선 의료계가 깨끗하고 당당해야한다. 국민은 의사들에게 타 직종에 비해 훨씬 더 높은 도덕적 잣대를 요구한다. 이제껏 우리 스스로 이런 당연한 의무를 충실히 못했기 때문에 정부의 통제와 억압 그리고 국민의 비난을 받아왔다. 이제부터 우리 스스로 우리를 평가, 관리하고 존경받는 집단으로 거듭나지 않으면 정치인, 변호사, 시민단체, 그리고 국민이 우리를 더욱 엄격하게 심판할 것이다. 지금과 같은 악순환의 고리를 끊어야 의사도 살고 국민도 산다. 이 제안을 바로 실천에 옮기기를 새 집행부에 간곡히 부탁한다.

사족: 우리는 현 정부에서 국민의 피와 같은 세금, 그것도 수천억원이라는 천문학적인 액수의 예산을 낭비하는 수많은 위원회가 난립하고 있고 위원회 구성도 매우 비정상적임을 알고 있다. 의협에도 이와 같은 불필요하거나 중복되는 위원회들이 있고 위원도 전문성이나 개인의 열정과는 무관하게 지역, 출신학교, 나이, 직종, 성별 등에 따라 배분하고, 처음 상견례 한번, 그리고 임기 말 마지막 회의를 하는 식의 비효율적이고 예산만 낭비하는 일부 위원회는 정리되어야 한다.

의사신문 2007년 7월 19일

무관심이 부른 대참사

올 4월은 유난히 국내외로 대형사고가 많은 달이다. 그 중 두 사건이 유독 마음에 걸린다. 그 이유는 둘 다 무관심이 그 원인으로 예방이 가능했던 참사이기 때문이다. 하나는 버지니아공대 학생 총기사건으로 조승희라는 젊은이에게 가족과 주위 사람들이 좀 더 관심을 기울였었다면 이런 참극을 미연에 방지 할 수 있지 않았을까 하는 안타까움이다. 또 하나의 사건은 장동익 의협회장의 로비 관련 공개 발언이다.

장동익 회장이 당선된 이후 지난 1년간 살얼음을 밟는 심정으로 의협을 지켜보았던 많은 사람들 중의 한 사람으로서 이를 예방하지 못한데 대한 일말의 책임감마저 느끼게 하는 참으로 불행한 '초대형'사건이다. 단체장 한사람 잘못 뽑은 결과 우리는 지금 과거 수십 년 동안 쌓아온 신뢰, 명예, 자존심, 도덕성이 눈앞에서 산산조각 부서지는 현장을 목격하고 있다. 이번 사건으로 국민들의 의사 혐오증에 쐐기를 박는 일을 장회장이 저지른 셈이다. 나아가서 의사단체의 대 정부 및 대 국회 창구는 완전히 닫혀버리게 댔다. 앞으로의 많은 과제들에 대하여 어떻게 정부를 이해시키고 해결 해 나갈지 참으로 걱정이 아닐 수 없다.

그러면 왜 이런 엄청난 사고가 일어나게 되었는지를 생각해보자. 그 이유는 물론 회장을 잘 못 뽑았기 때문이다. 그리고 그 책임은 의사들 모두에게 있다. 9만5000여명에 달하는 단체의 수장을 회원들이 직접 뽑는 선거에서 전체 투표율이 53.2%에 불과했고 그나마 투표자의 21.89%라는 매우 낮은 찬성표를 얻었다. 즉 전체 회원의 11%라는 극소수의 회원들만이 찬성표를 던진 후보자가 당선되었다. 그렇다면 이번 사태의 책임은 의사의 90%의 무관심 또는 잘못된 판단 때문이라고 결론 내릴 수 있다. 즉 남의 탓이 아닌 우리 모두의 잘못인 셈이다. 우리 모두가 원인 제공자이자 피해자이다.

그러면 이제 어떻게 이 난관을 헤쳐 나가서 명예 회복을 할 것인가? 다른 선택의 여지는 없어 보인다. 다각적인 노력으로 의사들의 도덕성을 회복하고 이를 국민들에게 보여주어야 한다.

첫째, 의협 회장 재선에서는 후보자의 도덕성과 윤리관에 대한 철저한 검증을 해야 한다. 능력도 중요하지만 이 점을 특히 철저히 검증해야 할 것이다.

둘째, 차제에 의협회무의 완전 투명화를 이루어야 한다. 정직성과 투명성이 보장된다면 현재 매우 낮은 의협 회비 납부율도 높아질 것이고 임무를 충실히 할 수 있을 것이며, 그럼으로써 궁극적으로 신뢰와 명예를 다시 회복할 수 있을 것이다.

셋째, 앞으로 의료계의 각종 현안들을 해결하는 방법은 힘들고 시간이 걸리더라도 정당한 방법이어야 한다. 의료 소비자인 국민에게 자신의 건강과 직결된 사항 임을 이해시켜, 그들의 호응을 얻으면서 대화와 협상을 통하여 해결하도록 노력해야 한다. 국민을 이해시키면 언론과 정치권은 저절로 따라올 것이다.

넷째, 의사는 그냥 직업인이 아니라 전문가이자 사회 지도층이다. 다른 직종의 노조와 똑 같은 행태를 보이는 일을 해서는 안 된다. 이제 '투쟁'이라는 단어를 의사단체에서 사용하지 말 것을 제안한다. 의사들이 어렵다고 하지만 국민 전체의 눈으로 보면 의사는 부유한 집단이자 기득권층으로 분류된다. 그래서 의사들의 모든 '투쟁' 행위를 밥그릇 싸움으로, 곱지 않은 시선으로 본다.

다섯째, 어떤 방식으로든지 의협 회장 선출 방식에 변화가 있어야 한다. 그래서 이해관계가 있는 소수의 의사들이 의협 회장을 결정짓는 일이 다시는 발생하지 않도록 제도적인 장치를 마련해야 한다.

여섯째, 현재 수많은 의사들이 대국민 봉사활동 및 자선사업을 하고 있다. 그러나 이런 사실은 애석하게도 잘 알려져 있지 않다. 이제는 좋은 일을 하는 의사들을 보다 널리 알리는데, 적극적으로 나설 필요가 있으며 이러한 홍보는 결국 모든 사람들에게 득이 될 것이다.

이번 사건에서 의사는 물론이고 그 밖에 타 단체, 국회의원, 정치인, 정부관리, 그리고 국민 모두가 패배자다. 단체장 한사람 잘 못 뽑은 결과치고 참으로 가공할만한 파괴력을 가진 불행한 일이다. 이미 쏟아진 물, 이번 충격요법을 통해 의료계가 거듭나는 전화위복의 기회로 만드는 것은 순전히 우리 모두의 몫이다. 깊은 반성과 성찰 후 다시 희망과 리더십을 이야기해야 한다.

의사신문 2007년 4월 30일

의료법 개악과 소아청소년과 개명

지금의 의사사회는 의료법 개정(개악!)으로 인한 '비상사태'라고 생각된다. 이 법이 원안 그대로 통과된다면 이미 심각하게 위협받고 있는 의사의 진료권이 지금보다도 훨씬 더 나빠질 것이다. 즉 의사들의 투약 권한이 축소되고 치료도 보건복지부가 만든 지침대로 해야 할지도 모르며 심평원과 보험공단의 요구를 그대로 따라야 할지도 모른다. 반대로 간호사는 '간호사 진단'이라는 진료권(?)을 가질지도 모르며 모든 개원의들은 (조무사보조원이 아닌) 간호사를 고용해야한다.

순진한 생각으로 혹 떼려다 악성 혹을 여러 개 더 붙인 셈이 되었다. 이런 와중에 한 가지 매우 불미스러운 움직임이 있다. 바로 소아청소년과로의 개명에 반대하는 내과개원의들의 움직임이다. 지금 파이 자체가 크게 작아질 위기에 처해있는데 남은 파이를 서로 더 많이 차지하겠다고 다투는 모양새가 매우 안 좋아 보인다. 본인 포함 대부분의 의사들은 작년에 국회에 소아청소년과로의 명칭개정관련 법안 상정이 마지막 순간에 취소되는 와중에 일어난 일련의 사건들의 내막은 모른다. 단 분명한 사실은 이 일로 인하여 소아과와 내과 의사들 간에 메우기 힘든 깊은 골이 생겼다는 것, 그리고 의사단체와 의협회장은 도덕적으로 심각한 상처를 받았고 많은 의사들, 그리고 심지어는 국회로부터도 신뢰를 잃게 되었다.

지금 우리나라는 세계적으로 그리고 역사적으로 유례가 없는 사상 초유의 저출산 고령화 사회로의 진입으로 노인환자와 만성병 환자가 급증하고 있다. 반면에 어린이환자는 급격히 감소하고 있다. 또한 청소년들의 의료기관 이용률은 원래 매우 낮다. 따라서 '청소년'이라는 명칭이 소아과에 붙건 내과에 붙건 그 효과는 극히 미미할 것으로 짐작된다.

'청소년'이라는 이름이 소아과 개원의 간판에 들어감으로써 내과 개원의의 수입이 얼마나 감소할지, 또는 소아과 개원의의 수입이 얼마나 증가할지는 아무도 예측할 수 없다. 그러나 단언컨대 지금 의사들 모두의 사활이 걸린 일을 제켜두고 서로 다툴 정도로 큰 비중은 아닐 것이다. 세계 최초로 라면을 개발한 일본의 안도 회장이 "Peace prevails when food suffices"라는 말을 남겼다. "곳간에서 인심난다" 라는 우리나라 옛 말과 같은 맥락으로 최근 의료계, 특히 개원가가 어렵다보니 이런 불미스러운 일이 벌어진다고 생각하니 마음이 씁쓸하다.

의료법 개정을 둘러싼 지금의 상황은 제2의 파업도 불사하겠다는 말이 나올 정도로 심각하다. 모든 의사들이 똘똘 뭉쳐 보건복지부가 일방적으로, 현 정권에서 반드시 통과시키겠다는 일념으로(?) 급하게 밀어붙이고 있는 개정안을 반대하는 것도 힘겨운 판국에 전문 과목 명칭 문제로 의협 안에서도 가장 큰 단체가 협회 탈퇴라는 극단적인 위협까지 하는 것은 대단히 불행한 일이다. 이러한 불미스러운 일로 의사단체가 단합하지 못하여 개정안을 막지 못한다면 다른 직능 단체들은 어부지리로 더 큰 파이를 얻어가게 될 것이다. 그리고 이로 인해 의사들이 입을 피해는 제쳐두고라도 더 큰 문제는 의료의 질은 떨어지고 그 피해는 고스란히 국민 모두에게 전가될 것이라는 점이다. 그러지 않아도 일반인들의 의사에 대한 시선은 전혀 곱지 않으며 더 걱정스러운 것은 앞으로도 개선될 희망이 별로 없다는 점이다. 텔레비전 연속극으로 세뇌당한 우리나라 국민들은 지금도 의사들은 돈이 넘쳐나서 불륜이나 저지르고 다니고 한의사는 진심으로 환자를 걱정하고 불만을 들어주는 따뜻한 사람이라고 믿고 있다. 이런 상황에서 설상가상으로 의료법 개정안이 통과된다면 의사들이 설 자리는 더욱 좁아질 것이다.

앞으로 벌어질 상황이 지극히 나쁠 것이 불을 보듯 뻔한데도 의사단체들이 내분과 분열로 이를 외면하고 이번에도 막지 못한다면 국민과 국가의 미래에 큰 죄를 짓는 것이다.

너도 나도 요즈음의 화두는 세계화, 국제 경쟁력 강화, 생존 전략 등으로 잠시도 한눈을 팔면 어느 누구도 살아남기 어려운 환경으로 급변하고 있다. 이런 시대에 의사들도 분초를 다투고 공부하고 노력해도 어려운데 지난 수 년 동안 과 명칭문제로 이러한 소모전을 계속하면서 날을 지새우는 현실이 너무나도 안타깝다. 직역간의 이기주의도 문제지만 더 큰 문제는 리더십의 부재이다.

지금 이 법을 제대로 만들지 못하면 앞으로는 의사는 청진기만 대고, 약은 약사들이 책임지고, 간호사도 진단을 내릴 수 있고, 보건소장도 아무나 할 수 있는 세상이 될 지도 모른다. 지금의 학생이나 젊은 의사들이 훗날 우리들의 무책임과 무능함을 얼마나 비난하고 원망할지 생각하면 가슴이 서늘해진다. 지금 상황은 우리가 상상하는 것 보다 훨씬 더 심각하고 급박하다. 지금 당장 부끄러운 소모전을 끝내고 의사들 모두가 합심하여 의료법 개악을 막기 위하여 강력한 대응책을 마련해야할 것이다.

의사신문 2007년 2월 5일

다시 의사의 윤리를 말한다

의사의 윤리를 생각할 때 제일 먼저 머리에 떠오르는 단어는 권선징악(勸善懲惡)이다. 너무 강한 표현이 아니냐며 거부감을 느끼는 분도 있겠지만 모든 일의 해피엔딩을 위해 반드시 필요한 이 세상사의 법칙이 의료계, 의사사회에서는 늘 일어나는 일 같지 않다. 세상이 언제나 사필귀정(事必歸正)한다면 필자가 새삼 의사윤리 운운하는 글을 쓸 필요도 없을텐데 하는 안타까운 마음도 든다. 필자는 이런 유의 글을 전문지에 발표할 때마다 한 때 유행했던 영화대사처럼 "너나 잘 하세요."라는 항의성 댓글 세례를 받곤 하였다. 욕설에 가까운 악성댓글에 경악한 적도 한 두 번이 아니다. 그럼에도 불구하고 다시 의사의 윤리를 말하는 이유는 우리 의사사회에 변화가 정말로 절박한 이 시점에도 실제 눈에 보이는 변화가 없기 때문이다.

최근 의료계의 여러 전문지를 보면 의료계, 특히 개원가의 어려움을 소개하고 호소하는 내용들로 넘치고 있다. 중국 고전인 관자(管子) 목민(牧民)편에 "창고가 가득하면 예절을 알고 입을 것과 먹을 것이 풍족해지면 명예와 치욕을 안다"는 말이 있는데, 개원가의 상황이 너무도 어렵기 때문에 비윤리적이고 부도덕한 일들도 더욱 많이 발생하는 것이 아닌가 하는 생각도 든다. 더구나 의약분업사태나 한의사들과의 갈등과 같은 직역간의 시시비비가 일반 국민들의 눈에는 밥그릇 싸움으로 비추어지면서 의사들에 대한 국민들의 신뢰와 존경심이 사라져 버린 상황이다.

현재 의료계는 과거 어느 때 보다도 심각한 도전에 직면해 있다. 의사와 의료기관에 대한 불신, 각종 NGO와 정부의 의료계에 대한 지나치고 근거없는 감시와 규제, 비현실적인 보험수가, 의사들에게 불리한 쪽으로만 바뀌는 의료법, 의료분쟁과 소송의 증가, 모든 의료정보를 공개하라는 환자 및 시민단체의 요구, 사이비 의료의 범람, 의료이원화의 고착, 의대의 무분별한 증설로 인한 의학교육의 질 저하 등 수많은 난제들이 사방에 널려있다. 의료집단 내부의 문제도 심각하다. 젊은 세대 대 기성세대, 대학교수 대 개원의, 수도권 의료기관 대 비 수도권 의료기관, 대형병원 대 중소병원 등 각종 이해관계가 첨예하게 대립하면서 의료 집단 간 갈등과 반목이 깊어지고 있으며 그 결과 의료계는 하나의 강력한 목소리를 내지 못하는 모래알 같은 집단이 되어버렸다. 이와 같이 어려운 사안들이 실타래같이 얽혀있는 현 상황에서 '윤리' 운운하는 것이 현실과 동 떨어진 탁상공론처럼 생각될 수도 있다. 하지만 그럼에도 불구하고 이 글을 쓰는 이유는 이러한 난제들을 해결할 수 있는 근본적이고 유일한 방법이 다름 아닌 도덕성과 윤리관의 회복임을 확신하기 때문이다.

최근 한 의료전문지에 '의사, 가장 파렴치한 직업인으로 전락'이라는 제목으로 어느 의사가 기고한 것을 읽었다. 사실 의사에 대한 존경심이나 신뢰는 땅에 떨어진 지 오래이다. 이렇게 된 가장 중요한 원인은 물론 왜곡된 의료제도와 악의적이거나 잘못된 언론보도 때문이기도 하지만 의사들의 자정활동의 부족이 더 크고 보다 근본적인 원인이라고 생각한다. 일부 의사들에 의한 보험 부당청구, 보험사기, 허위진단서발급, 과잉진료, 검증되지 않은 시술의 무분별한 시행, 비상식적인 부동산투기, 탈세, 등 온갖 비도덕적인 행위가 언론에 집중 보고되고 있지만 이에 대하여 의사협회나 의학회 등 책임 있는 의사단체에 의한 징계나 가시적인 자정활동은 전무하다시피 하였다. 의료계가 국민의 신뢰를 회복하는 유일한 방법은 의사단체 스스로 자정활동을 엄격히 하며 이를 국민들에게 보여주는 것임을 하루빨리 깨달아야 한다.

앞으로의 의료 환경은 더욱 어려워질 것으로 예상된다. 이럴수록 대응책은 단 한 가지, 투명성을 높이는 방법만이 최선이며 구체적인 방법 중 하나가 의사면허제도 개선이다. 지금과 같이 '한번 면허는 평생 면허' 관행이 그대로 지속된다면 의사의 질을 높게 유지하는 것은 매우 어렵다. 어느 정도의 구속력을 가지는 제도가 필요하다. 의사면허 시험을 다시 보자는 것이 아니라 자격유지에 필요한 최소한의 세 가지 요건(연수강의시간 충족, 도덕적으로 결격사유 없음, 의협회비 납부)을 충족시키는 의사에게만 일정기간동안 면허를 인정해주도록 하자는 것이다. 의사들 스스로 이런 제도를 추진하지 않으면 정부에 의해서 더 어려운 방향으로의 변화를 강요받을 수도 있기 때문이다. 상황이 이러함에도 한 의료계 신문이 이번 의협회장선거에 출마한 여덟 후보들을 대상으로 실시한 공개질의에서 후보자 전원이 의사면허갱신제의 도입이 필요하지 않다고 대답한 것은 매우 우려스러운 점이다.

또 하나 시급한 건의사항이 있다. 초고속 인터넷 보급률 세계 최고를 자랑하는 우리나라이지만 아마도 인터넷의 폐해도 세계 일등이 아닐까 싶다. 댓글 문화는 인터넷의 큰 장점이지만 반대로 익명의 악성 댓글은 매우 심각한 수준에 이르렀다. 실망스럽게도 의사 사회도 예외는 아니어서 예민한 주제에 대하여 양심의 소리를 낸 글에 대해서 자기 생각과 다를 경우 예외 없이 심한 욕설을 퍼 붓는 댓글을 의사 커뮤니티 사이트에서 쉽게 볼 수 있다. 참으로 한심하고 비겁한 행위이다. 희망컨대 이런 글을 띄우는 사람들은 의사가 아니기를 바라지만 이에 대한 대책으로 필자는 의료계 사이트에 의사들이 올리는 모든 댓글은 실명으로 올리는 글만으로 제한할 것을 건의한다.

끝으로 한 가지 바람이 더 있다. 지금 의료계는 바야흐로 선거철이다. 각종 의사단체의 수장을 뽑는 선거로 의료계가 매우 분주하게 움직이고 있다. 의료계의 리더를 선택하는 가장 중요한 기준은 높은 도덕성과 윤리관, 그리고 투명한 조직 운영(잡음 없는 돈 관리 포함)이 되어야한다. 이와 같은 기준에 의해 선출된 대표들은 높은 도덕성을 몸소 보여주는 모범을 보여야만 전체 의료인들을 설득하고 이끄는 리더십을 발휘할 수 있을 것이다. 지금 우리는 해답은 있으나 이를 실천할 지도자가 없는 형국이다. 잘못된 포퓰리즘에 연연하는 지도자가 선출되지 않기를 바란다.

의료계의 원로이신 홍창의 선생님은 "정의와 불의 사이에서 침묵을 지키거나 무관심한 자는 중간적 존재가 아니라 결국 불의에 가담하는 존재이다. 정의를 지키려는 사람이 없는 사회는 죽은 사회이다." 라고 말씀 하셨다. 신곡(神曲)을 쓴 단테도 "도덕적 판단이 요구될 때 침묵하는 자들을 위해 지옥의 가장 뜨거운 곳이 마련되어 있다."고 했다. 오늘날 의사들이 처한 어렵고 기막힌 상황을 한탄하고 원망하는 사람은 많지만 비난과 원망을 무릅쓰고 우리 스스로의 반성을 촉구하고 스스로 썩은 살을 도려내어야 한다는 용기 있는 목소리는 듣기 힘들다. 더 이상 침묵하지 말고 정의의 소리를 내어야 한다. 최소한 정의의 소리를 내는 동료의사들에게 존경과 감사를 보내고 그들을 박해로부터 보호해야 한다. 의사들의 자정활동을 행동으로 보여주어야 한다. 그것도 지금, 바로 당장 시작하여야 한다.

필자는 얼마 전 올해 의대를 졸업한 신임의사들을 대상으로 하는 의사면허수여 및 의사윤리선서식에 참석하여 대한의사협회가 정성스럽게 만든 의사윤리선언문을 새삼 다시 읽게 되었다. 이 윤리선언문을 일 년에 단 한 번 선서식에 참석한 새내기 의사들만 낭독하고 잊어버릴 것이 아니라 모든 의료인들이 매일의 업무에서 상기해야 할 내용이라고 생각하였다. 이 선언문대로만 실천한다면 앞에서 언급한 의료계의 많은 문제들이 저절로 해결될 것이라는 지극히 단순한 답을 얻었다. 이에 1997년에 개정된 의사윤리선언문을 여기에 옮긴다. 현실을 모르는 이상주의자의 외침이라는 비난이 귀에 들리는 듯 하지만, 살아있는 한 결코 꿈을 버리지 못하는 낙관주의자의 바램으로 이해해주기 바란다.

의사윤리선언

우리 의사는 사람의 고귀한 생명과 건강을 보전하고 증진하는 숭고한 사명을 인류와 국민으로부터 부여받았다. 이에 우리는 의사 본연의 사명 수행을 삶의 본분으로 삼아 다음과 같이 다짐한다.

— 우리는 어떤 상황에서도 최고의 의학 실력과 윤리 수준으로 의술을 행함으로써 의사로서의 품위와 명예를 지킨다.
— 우리는 서로 신뢰하고 사랑하는 환자와 의사 관례를 이루기 위하여 최선을 다함으로써 사회적 역할을 충실히 수행한다.
— 우리는 동료 의사를 비롯한 모든 보건의료인들과 상호 존중하고 협조함으로써 올바른 의사의 길을 구현한다.
— 우리는 변화하는 사회상에 걸맞은 의료 환경을 온 국민과 함께 추구함으로써 국민건강권과 의사의 진료권을 드높인다.
— 우리는 이 다짐을 성실히 지켜 의업의 존재 의미와 의사의 존엄성을 확립할 것을 인류와 국민 앞에 엄숙히 선언한다.

의료현장: 법과 윤리 제 2권 2006년 3월

진정한 의권 회복의 길

의료보험문제, 의약분업문제, 의료이원화문제, 세대간 갈등, 의사들 집단간의 갈등 등 현재 의료계가 당면한 문제들을 열거하다보면 과연 우리나라 의료계에 미래가 있는지 심히 우려 된다. 언제부터인지 의사단체들도 타 직종과 다름없이 '투쟁'이 업무의 중요한 일부가 되어버렸고 의사들이 '정치세력화' 하겠다고 공개적으로 천명하고 나서고 있으며 이에 질세라 정부와 언론은 앞 다투어 극소수 의사들의 비리를 만천하에 대고 떠들기 바쁘다. 급기야는 부패방지 위원회가 최근 대통령 업무보고에서 의료분야를 부패취약분야로 설정하고 대대적인 실태조사와 부패 척결을 하겠다는 언론 보도를 보고 의료인의 한사람으로써 참담한 심경이다. 의사들에 대한 존경심은 진작 사라졌고 지금도 그 위상이 계속 땅에 떨어지고 있으나 이에 대한 의사단체의 대책은 '투쟁' 뿐인 것처럼 보여 안타깝기 그지없다.

아울러 최근에는 의학교육평가원의 설립배경에 대한 근거 없는 오해로 인하여 일부 의사들로부터 정부가 '의사면허갱신'이라는 무기로 의사들을 옥죄려한다는 터무니없는 주장까지 나오고 있는 실태를 보면서 이제는 의사들 스스로에 의한 질 관리를 더 이상 미루어서는 안 된다는 생각이 들어서 이 글을 쓰게 되었다. 짐작컨대 이제껏 이와 같은 중요하나 민감한 주제에 대하여 의사들이 자발적으로 토의를 한다는 것은 우리나라 정서상 금기시 되어왔다. 그러나 이제는 의사들에 의한 의사들의 자정활동과 질 관리를 더 이상 미룰 이유가 없으며 진작 스스로 나섰어야 했다. 더 이상 우물쭈물 하다가는 극소수의 의사들로 인하여 의사사회 전체가 큰 불이익과 망신을 당할 것이 걱정된다.

미국 제도를 무조건 따라하자는 것은 아니지만 우리가 뻔히 알면서도 '인정 상' 선뜻 못 하고 있는 일을 미국의사들이 잘하고 있다면 그런 제도는 도입하는 것이 옳다는 생각에 텍사스 주 의사면허 제도를 소개하고자 한다. 주지사가 임명한 면허관리 위원회가 텍사스 주에서 활동하는 모든 의사들의 면허를 관리하며 위원 23명 중 절반이 의사이다. 처음 면허시험을 통과하여 면허번호를 받으면 그 후 해마다 연 회비(약 40만원)를 납부하고, 24시간의 CME(연수 교육)를 이수하고, 그리고 윤리위원회의 징계나 범법행위를 하지 않은 의사에 한하여 2년간 의료 활동을 허가한다는 면허(physician permit)를 해마다 재교부해준다. 위에 언급한 세 가지 조건들을 하나라도 충족시키지 못하거나 허위서류를 제출하면 면허를 일시중지하거나 조건부 면허를 주거나 벌금을 부과한다. 심한 경우 면허를 아예 취소하기도 하는 엄격한 시스템을 운영하고 있으나 투쟁을 한다거나 이를 반대하는 사람은 아무도 없고 만약 그런 행위를 한다면 그 행위 자체가 또 다른 징계 사유가 된다. 최근 텍사스 면허관리 위원회의 소식지 총 24쪽 중 19쪽이 징계 받은 의사들의 이름, 면허번호, 주소, 벌금액을 포함한 징계 내용 및 징계사유에 대한 자세한 보도로 꽉 차있어서 우리나라 실정과 비교하였을 때 놀라움을 금치 못하였다. 더욱 놀라운 것은 징계사유라는 것들이 우리나라 실정이나 정서로는 쉽게 눈감아줄 정도로 '경미'한 사유가 매우 많다는 것이었다.

미국에서 의사면허제도가 이렇게 엄격하게 운영되고 있는 배경에는 어릴 때부터 몸에 밴 공권력에 대한 존중심이 큰 몫을 한다고 생각된다. 그러나 더욱 중요한 이유는 의사라는 직업에 대하여 의사들 스스로가 매우 높은 자존심과 윤리관을 가지고 있으며 높은 도덕적 및 학문적 수준을 유지하기 위해서는 모든 의사들에게 똑같이 공정하게 적용되는 제도가 필요하다는 인식이 의사들의 머리에 깊이 새겨져 있기 때문이라고 생각된다. 이러한 제도 덕분에 미국에서는 아직도 의사가 가장 존경받고 신뢰받는 직업 중의 하나로 인식되고 있다. 따라서 필자는 현재 우리나라 의사들의 추락한 신뢰와 위상을 회복하기 위하여 다음과 같이 제안하고자 한다.

첫째, 어느 단체나 그 직종을 대표하고 회원들의 권익을 보호하고 발전하기 위해서는 회원 모두의 단결과 재정지원이 필수적이며 이런 이유로 의협회원들의 회비납부는 반드시 지켜져야 할 의무사항이다. 그러나 현재는 회비 납부가 그다지 만족스럽지 않은 상태라고 짐작된다. 따라서 의협은 모든 회원들의 회비징수를 좀더 철저히 하여 근무하는 병원에서 해마다 반 강제로 단체 회비를 징수해가기 때문에 한번도 회비 납부를 거른 적이 없는 봉직의들과 회비를 납부하지 않은 회원들 간의 형평을 맞출 필요가 있다. 또한 그 사용을 공정하고 효율적으로 하되 투명하게 밝힐 필요가 있다.

둘째, 하루가 다르게 새로운 진단 및 치료방법이 나오는 세상에서 모든 의사들에서 지속적인 교육이 필요하다는 데에 반대할 사람은 아무도 없을 것이다. 따라서 의협에서 유용하고 수준 높은 CME 프로그램과 구체적인 실천방안을 개발하고 이를 철저히 관리해야한다.

셋째, 명백한 위법을 저질렀거나 사회적으로 의사의 명예를 심각하게 실추시켰다고 판단되는 극소수 의사들에 대한 징계를 의사단체가 먼저 자발적으로 실천에 옮겨야 한다. 이를 위해서는 우선 의사면허 관리의 주체가 지금처럼 정부가 되어서는 안 되고 미국과 같이 의료계가 주축이 되고 이에 정부, 법조계, 시민단체가 같이 참여하는 강력한 의사면허 관리기관을 새로이 만들어서 엄격하지만 동시에 공정하고 투명하게 의사면허를 관리해야한다.

이러한 제도를 도입하자고하는 것은 극소수 의사들의 부도덕한 행위로 인하여 의료계 전체의 권위와 신뢰의 추락을 막자는 데에 그 목적이 있다. 따라서 이미 성실하게 회비납부를 하고 양심적인 진료를 하고 있으며 틈틈이 열심히 공부하고 있는 대다수 의사들에게는 아무 상관이 없으므로 반대가 있을 수 없다고 본다. 그러므로 이제부터라도 의료계가 강력한 한 개의 조직을 구심점으로 하여 의사면허관리를 위한 독립기구의 결성을 추진하여야 할 것이며 이 작업이야말로 어려운 투쟁이 될 것이다. 이와 함께 의사들에 의한 자발적인 자정활동을 적극 병행함으로써 의료보험수가의 현실화, 의약분업의 개선, 등 의료계의 여러 현안들을 해결하는 데에 힘을 모아야 할 것이다. 내부로부터의 조용한 그러나 확고한 개혁이 절실하게 필요한 때이며 이 길만이 외부로부터의 압력과 간섭을 받지 않는 진정한 의권 회복을 얻는 가장 확실하고 빠른 길이라고 생각한다.

서울대학교 의과대학 동창회 소식지 <함춘회보> 2004년 5월

재벌회장과 의협회장

최근 언론에 매일 빠짐없이 등장하는 기사가 두 개 있다. 즉 한화그룹과 대한의사협회(의협) 관련기사이다. 이 중 의협회장 관련 기사에 대하여 모든 의사들이 매우 분개하고 수치스러워하고 있다. 단체장 한사람 잘못 뽑은 결과 의사 모두의 신뢰, 자존심, 도덕성이 눈앞에서 산산조각 부서지고 있다. 그런데 이 두 사건에서 몇 가지 묘한 공통점이 보인다.

첫째, 대통령이 두 사건을 싸잡아서 '힘 있는 집단들에 의한 조직적인 범죄'로 규정하면서 엄정한 수사를 명하였다는 점이다. 한화 사건을 보면 재벌의 막강한 힘은 나라 법도 마음대로 넘을 수 있다는 것을 총수 스스로 보여주었고, 그 대응도 과연 '힘 있는 재벌'에 의한 '힘 있는 대응'으로 보인다. 그러나 의협이 도매금으로 '힘 있는 기관'으로 불리는 것은 참으로 억울하다. 이제껏, 특히 의약분업 이후 대부분의사들은 각종 법규와 규제에 묶여, 국가에서 지정해준 대로, 심지어는 진료조차 나라에서 정해 준대로 하는, '힘 없는' 단체임에도 불구하고 잘못 뽑은 회장 한사람의 (재판정에서 나중에 판가름 나겠지만) 개인 비리와 허풍으로 끝날 가능성이 높은 사건 하나 때문에 졸지에 '힘 있는' 기관으로 불리게 되었다.

둘째, 잘못된 지도자 한사람 때문에 수많은 애꿎은 사람들이 피해를 입게 되었다는 점이다. 한화사태의 직접적인 피해는 물론 회사 직원들이고 의협사태의 피해자는 의사들이지만 간접적으로는 국민 모두가 피해자라고 할 수 있다. 재벌 총수를 결정하는 것은 선택권이 없지만 의협회장을 잘못 뽑은 '죄'는 전적으로 9만 5천 의사들에게 있다. 즉 회원 대부분의 무관심 속에 치러진 직선제에서 이해관계로 얽힌 소수 회원들만의 참여로 회장이 선출되었기 때문이다.

셋째, 의협이나 경찰 모두 초기대응이 미흡한 것에 대한 진정한 반성보다는 '제보자' 색출에 더 큰 관심을 보여 두 기관 모두 국민들을 이중으로 분노케 한다는 점이다. 우리나라 조직문화의 특성상 자정활동이 어려운 조직 안에서 불의를 고발하여 사회정의를 이루려는 사람들을 징계하는 것은 이중의 불의를 저지르는 일로써 앞으로 좀 더 투명한 사회를 이루기 위해서도 용납되어서는 안 된다.

넷째는 두 기관 모두 감시를 해야 할 부서의 수장이 감시를 당할 사람이 임명한 사람, 즉 '은혜를 입은' 사람이었다는 점이다. 전직 경찰간부가 한화그룹의 고문이었고 의협의 윤리위원장은 의협회장 측근이다. 누구를 감시해야하는지 감시 대상이 잘못 된 셈으로 조직 내 인사제도의 근본적인 문제점을 드러낸 것이다.

최근 국민들의 건강에 대한 관심과 지식이 많아지면서 불행히도 의료인에 대한 불신이 높아지고 의료현장에서의 불미스런 사건들이 급증하고 있으며 의사와 환자 간의 불신의 골이 깊어지고 있다. 의사들이 환자들에게 멱살을 잡히거나 폭행당하는 사건들이 드물지 않으나 외부에는 고사하고 원내에서 조차도 쉬쉬하는 경향이 있다. 최근의 이런 분위기에 이번 의협사건은 그야말로 불난 집에 기름 끼얹은 꼴이 되었다. 의료인의 한사람, 국민의 한사람으로 이 두 사건을 바라보는 심경은 매우 착잡하다. 의료계로써는 이번 사건과 같은 충격요법을 통해 의료계가 거듭나는 환골탈태의 계기로 삼아야할 것이다.

2007년 5월 2일

'착한 의사' 만들기

지구 곳곳에서 심한 요동이 일고 있다. 지구촌 어느 누구도 피해갈수 없는 세계금융위기, 날로 심해지는 환경파괴와 자연재해, 테러 위험, 사회 양극화, 끊임없이 보도되는 부패와 비리, 등 수많은 걱정거리들로 마음이 심란하다. 그런데 이러한 문제들도 결국 근본 원인은 인간의 끝없는 탐욕이라고 볼 수 있다. 지금 우리나라 정치판을 뒤흔들고 있는 안철수 신드롬도 그 바닥에는 결국 도덕과 윤리의 문제, 즉 기성 정치인들, 기업인들, 지도층이 "정직하고 윤리적이지 않다" 라는 불신과 이에 따른 미래에 대한 불안감 때문이다. 그래서인지 "착한 자본주의", "착한 기업", 등 "착함" 이 최근 자주 회자되는 단어이다. '정의란 무엇인가'라는 책이 베스트 셀러에 오른 것도 같은 맥락으로 이제 사람들은 먹고 사는 문제를 넘어 사회가 좀더 공정하고 도덕적이기를 원하고 있다. 이런 사회 분위기에서 국민들은 기득권층이라고 간주되는 의사들도 좀더 윤리적이기를 바라며 더욱 엄격한 잣대를 들이대면서 의료환경이 더욱 어려워지고 있다.

이런 사회 분위기 안에서 일어난 의대 동료여학생에 대한 성추행 사건은 그야말로 경악을 금치 못하게 하는 사건으로 의대가 아니었더라도 충분한 충격이었는데 최상위권 학생들만 들어가는 의대에서 벌어진 사건이기에 그 여파는 더 엄청나다. 이제 대학 측이 가해 학생들을 출교시키면서 한고비 넘긴 것 같으나 일어나서는 안 될 안타까운 사건으로 이를 계기로 예비 의사 들 뿐 아니라 모든 의사들의 윤리관을 다시 생각해보고자 한다.

최근 필자가 관여하는 단체에서 '의료인문학 문항 국시 포함을 위한 심포지엄'을 개최한 적이 있다. 이에 인문학을 국시에 포함해야 한다는 사실에 반대하는 의사들이 있었다. 결론부터 말하자면 필자는 의료윤리가 국시에 반드시 포함되어야 한다고 주장한다. 시험점수 하나만으로 의사 한 사람의 일생이 결정되다시피 하는 극심한 경쟁사회에서 시험에 출제되는 주제만큼은 학생들이 반드시 공부하고 생각해 보기 때문이다. 시험과 상관없이 학생들이 스스로 윤리문제를 고민하고 '착한 의사'가 될 것을 기대하는 것은 너무 순진한 생각 같다.

이미 많은 의대에서 의료윤리와 인문학을 강의하는 것은 다행이다. 그러나 필자를 포함하여 주위 교수들을 보더라도 윤리 강의에 많은 학생들이 불참하거나 강의실에 들어와서도 다른 과목을 공부하면서 강의에 귀를 기울이지 않는 것을 경험하였다. 의사로써 향후 진로의 많은 부분이 시험성적에 의존하는 현 제도에서 이해는 가지만 걱정스러운 상황임에는 틀림없다. 또한 "윤리관을 어떻게 시험으로 평가할 수 있나?" 라는 우려도 있다. 그러나 의료환경이 점차 복잡해 짐에 따라 체계적인 윤리교육이 더욱 중요시 되면서 이에 대한 커리큘럼 및 평가방법의 개발은 피할 수 없는 상황이 되었기에 다음과 같은 제안을 하고자 한다.

일단 의료윤리문제를 국시에 내야 한다. 물론 그 이전에 각 대학에서 윤리 문제를 시험과목에 포함시켜야 하며 그러기 위하여 윤리 강의를 더욱 강화해야 한다. 이미 많은 의대에서 커리큘럼에 포함되어 있으나 이에 대한 가이드라인도 만들어져야 하며 의대 인정평가에도 포함되어야 한다. 윤리문제는 객관식으로 출제하여 답안을 개별 판단하는 것이 좋을 것이다. 물론 답안지 하나만 가지고 학생의 인성을 평가하는 것은 불가능하다. 그러나 국시에 윤리문제가 출제된다는 사실 하나 만으로, 그리고 예상 문제를 미리 공부하면서 고민하는 그 과정 자체가 훌륭한 윤리교육이 될 것이고 후에 의사가 된 후에도 이러한 경험이 좀더 윤리적인 의사가 되는데 큰 도움을 줄 것이다. 주관식 문제뿐 아니라 학교 사정이 허락한다면 교수와의 개별 면접, 또는 그룹 토론도 유용한 평가방법이 될 것이다.

또 하나 제안할 것은 각 교육병원에서 ethical grand round를 정기적으로 개최할 것을 제안한다. 단국대 의대 병원에서 이미 시행하여 좋은 반응을 보인다고 한다. 이런 과정을 통하여 학생뿐 아니라 수련의와 교수들도 다양한 의료윤리문제들에 대하여 토론을 하면서 윤리의식을 고취시키며 동시에 의료사고도 미연에 방지하는 일석이조의 성과를 얻을 것이다.

끝으로 하나 더 제안하고자 하는 것은 이제 법으로 명시된 의사면허 갱신 시 제출하는 연수교육 평점에 의료윤리교육과정 이수를 포함할 것을 제안한다. 이미 미국에서는 의사면허 갱신 시 이러한 제도를 적용하고 있다. 또한 윤리문제로 징계를 받은 의사는 면허를 재발급 받을 때 의무적으로 일정 시간의 윤리강의를 추가로 듣도록 하고 있다. 우리도 이런 제도를 도입할 것을 제안한다. 단 면허 재발급의 자격과 징계에 관한 지침을 구체적이고도 명확하게 만들어야 하며 이를 투명하고 공정하게 적용하여야 한다.

의료기술의 급속한 발달과 국민의 지식 향상으로 의료행위가 점차 복잡해지면서 전에는 경험하지 못했던 새로운 윤리문제들이 급증하고 있다. 예를 들면 뇌사, 장기이식, 고가의 집중치료, 안락사, 보험 안 되는 고가의 신약이나 수술법, 생명 윤리, 연구 윤리, 개인 의료정보 보호 등 다양한 문제들이 발생하고 있다. 따라서 이와 같은 의료환경 변화에 대하여 학생뿐 아니라 의사들도 더 이상 모른 척 할 수 없다. 함께 고민하고 해결책을 모색해야 한다.

'착한 의사'가 되기 위해서는 의사들에게 일방적으로 불리하게 책정된 의료보험제도 개선이 우선되어야 한다는 주장도 있다. 그러나 정부와 의료계 양측이 매사에 팽팽하게 맞서기만 하는 것은 문제 해결에 도움이 되지 않는다. 지금 정치권의 여야대치 상황처럼 모두가 '루저'가 될 뿐이다. 윤리교육을 가정과 초등교육에만 맡길 수 없으며 이제부터라도 의료계가 나서서 예비의사를 골라서 잘 뽑고 이들을 '착한 의사'로 만들어서 사회로 배출하는 책임을 의료계 모두가 져야 한다.

의협신문 2011년 10월 17일

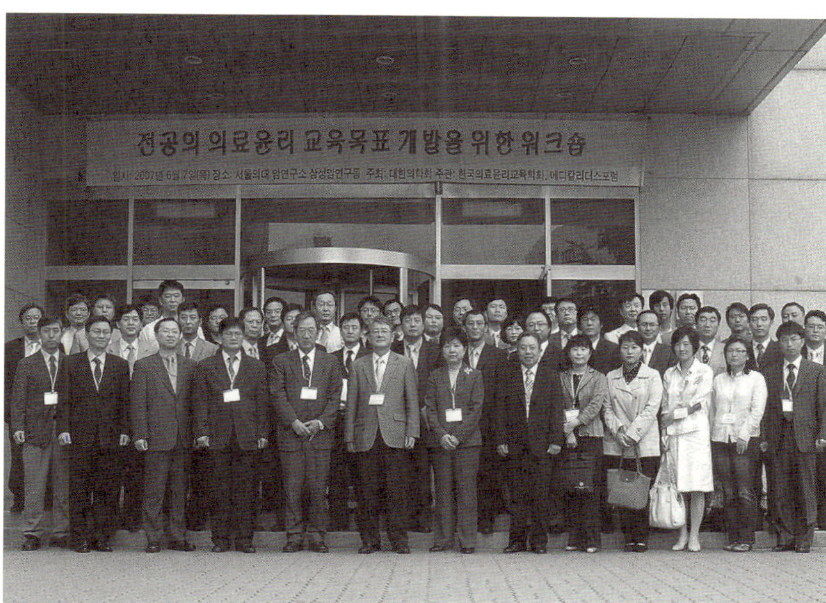
전공의 의료윤리 교육목표 개발을 위한 워크숍
일시: 2007년 6월 7일(목) 장소: 서울의대 암연구소 삼성암연구동 주최: 대한의학회 주관: 한국의료윤리교육학회, 메디칼리더스포럼

전공의 의료윤리 워크샵 2007년 7월 12일

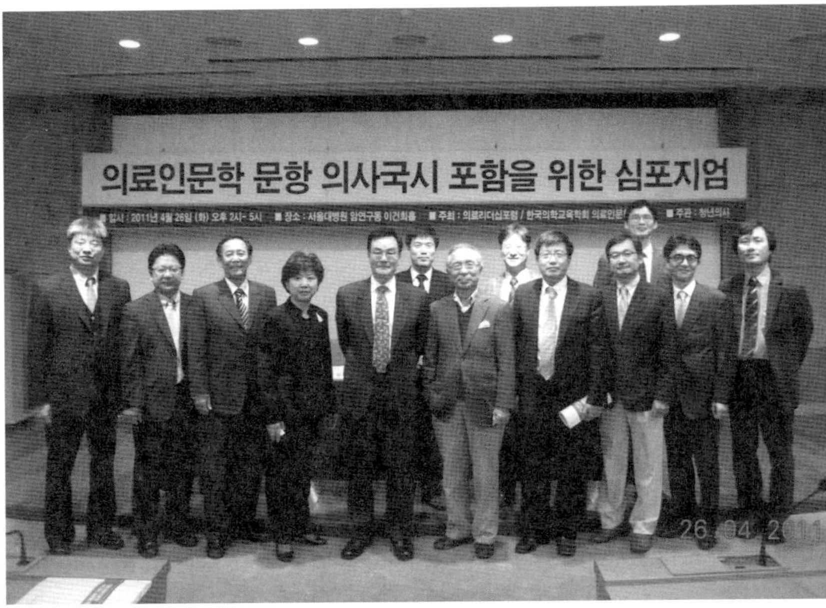

의사인문학 문항 의사국시 포함을 위한 심포지엄 2011년 4월 26일

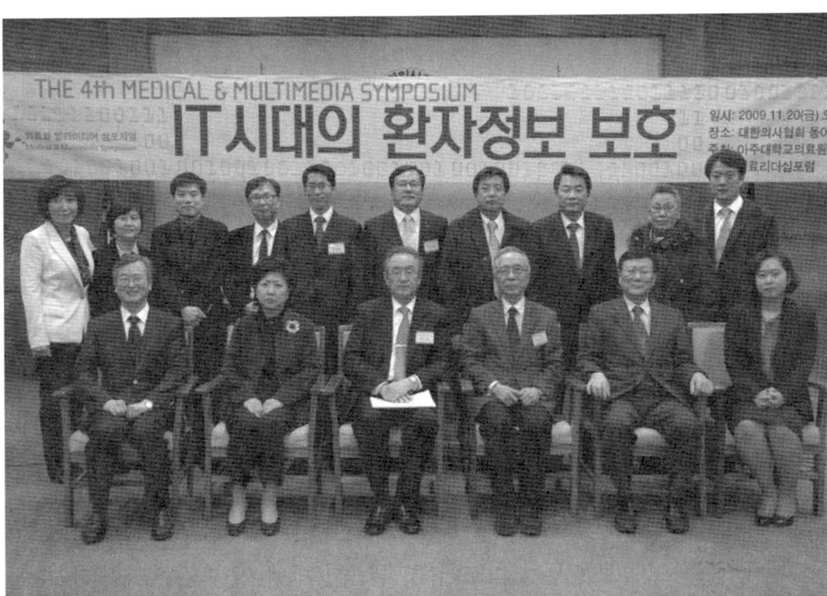

의료와 멀티미디어 심포지엄: IT 시대의 환자정보 보호 2009년 11월 23일

의료일원화

지금이 의대·한의대 통폐합의 적기(適期)다

건강보험지출이 급상승하며 이에 따른 재정적자가 큰 문제로 대두되고 있으나 획기적인 조치가 없는 한 조만간 해결될 기미도 보이지 않고 있다. 이런 현상을 초래한 많은 원인 중 하나로 의사 숫자의 증가가 지적되고 있으며 따라서 의대 입학 정원을 줄여야 한다는 주장이 최근 다시 나오고 있다. 현재 우리나라 의사 수는 약 11만 명이고 한의사수도 약 17000 명에 달하며 매년 3400명의 의사와 850명의 한의사가 새로 배출된다. 의대와 한의대를 합한 입학 정원도 인구 10만 명 당 7.9명으로 미국 6.5명, 캐나다 6.2명, 일본 6.1명 보다 훨씬 많은 세계 최고 수준이다. 그러나 의사와 한의사 숫자가 많다는 사실보다 더 심각한 문제는 의대와 한의대 숫자가 너무 많고, 의료 자체가 세계에서 유례를 찾을 수 없을 정도로 철저하게 이분화 되어있다는 점이다. 이 두 문제가 우리나라 의학발전의 커다란 걸림돌인 것은 물론이고 국민건강악화, 건강보험재정적자, 연구의 부실화, 세금낭비, 고급인력 낭비와 이에 따른 이공계의 부실, 등 국가 발전에 심각한 해악을 끼치고 있다.

현재 우리나라 의대(의학전문대학원 포함)수는 41개이며 한의대 11개, 그리고 3년 전에 의료계의 반대 속에 신설된 한의학 전문대학원 1개로 모두 53개이며 이 숫자는 인구대비 미국, 영국, 일본의 2.5배로 OECD 국가 중 가장 많은 숫자이다. 이렇게 많다 보니 대학 간 교육의 질에도 큰 차이가 있어 교수와 학생 비율 한 가지만 보더라도 신입생 정원 50명에 총 교수 수가 불과 30명인 대학에서부터 입학정원 40명에 교수 수가 무려 604명인 대학도 있다. 그나마 의대에는 (비록 구속력은 없지만) 인정평가제도라는 질 관리 프로그램이라도 있지만 한의대에는 이 마저도 없다.

현대의학과 한방으로 완전히 분리된 의료이원화로 인한 피해는 이루 말할 수 없이 많다. 특히 암과 같이 치료가 복잡한 병일 경우 더 심해 판단이 어려운 환자들이 양쪽 의료를 사이에 두고 우왕좌왕 하느라 치료 시기를 놓치거나, 또는 검증되지 않은 잘못된 치료를 받느라 '몸 버리고 돈 버리는' 이중고를 겪는 일이 흔히 일어나고 있다. 또한 CT 촬영이나 초음파검사 등 현대의료기기사용에 대한 한의사들의 요구가 급증하면서 의료계와의 갈등도 끊임없이 발생하고 있고 그 피해는 고스란히 환자들에게 돌아가고 있다. 한의대 학생교육에 현대의학 교육과정의 많은 부분이 포함된 것은 잘 알려진 사실이며 현대의학의 동참 없는 한의학 연구의 상당 부분이 부실할 가능성이 높아 세금 및 고급인력 낭비로 이어질 위험이 있다.

이와 같은 문제들 때문에 현대의학과 한의학을 통합하려는 시도가 과거 두어 번 있었으나 양측 이해관계의 충돌로 번번이 실패하였다. 그러나 이제는 한방 진료와 연구에서 현대의학으로부터의 협력이 필요하다는 인식이 점차 부각되고 있다. 또한 한의사들의 개원 상황이 과거와 달리 어렵고 한의대 졸업생들의 취업과 수련 받을 기회도 쉽지 않은 지금이 바로 의료일원화의 가장 적시라고 판단된다.

이제 의대와 한의대를 통폐합하고 정원을 줄여서 신입생을 선발하여 현대의학교육과정을 모두 마친 다음 졸업 후 수련과목을 선택할 때에 한의학을 공부하고 싶은 학생은 한방소아과, 한방산부인과와 같이 각자 전공분야를 선택하면 될 것이다. 그리하면 진료 상의 혼란도 없어지고 결과적으로 의료비 절감 뿐 아니라 의료의 질도 높아지면서 환자의 만족도도 높아질 것이다. 또한 표준화되고 정량분석이 가능한 과학적 접근을 통하여 의학과 한의학을 접목하여 신 의료 기술과 신약에 대한 공동연구와 개발을 한다면 그 성과는 세계 어느 나라도 따라 할 수 없는 우리나라 만의 고유한, 그리고 강력한 미래성장동력이 될 것이다. 나아가서 통폐합 후 구속력 있는 인정평가제도를 도입한다면 학생교육의 질이 높아질 것이고 그 혜택은 고스란히 국민들에게 돌아갈 것이다. 의료계 당사자들과 정부 당국의 현명하고 과감한 결정을 기대한다.

의협신문 2011년 5월 16일

한의학 전문대학원 신설 안 된다

정부가 국립대학에 한의학 전문대학원을 신설하겠다고 발표했다. 과거에도 이러한 시도가 있었으나 성사되지 못했다. 이번에는 정부에서 강경하게 밀어붙이니 여러 곳에서 서로 유치하려고 물밑 경쟁이 치열한 모양이다. 지금 현대의학과 한의학으로 나뉜 의료이원화로 인한 피해가 막심한 상황인데, 이에 대한 아무런 해결책도 제시하지 못한 채 한의학 전문대학원을 만드는 것은 한의학과 현대의학의 상생에 오히려 역행하는 일이다.

우리나라에는 이미 의대 41개와 한의대 11개, 모두 52개의 '의과'대학이 있으며 인구 대비 의대 수가 미국, 영국, 일본의 2.5배로 OECD 국가 중 가장 많다. 그리고 우리나라는 의사면허증과 한의사면허증이 따로 있어서 병이 났을 때 현대의학을 공부한 의사에게 갈지 또는 한의사에게 갈지 온 국민이 혼란스러워하고 있다. 의사들이 환자들로부터 가장 자주 받는 질문은 "한약 먹어도 돼요?"이다. 또한 치료 시 설명되지 않는 부작용이 나타났을 때 의사가 환자에게 던지는 첫 번째 질문은 "한약 먹어요?"이다. 즉 국민 모두가 현대의학과 한방을 동시에 이용하면서도 만족도는 낮고 불안해하고 있다. 이와 같이 의료이원화로 인한 문제들은 치료시기를 놓치거나 중복 치료에 따른 부작용, 개인과 국가의 의료비 중복 지출로 인한 경제적인 손실 등등 이루 말할 수 없이 많다.

한의학은 수술, 응급처치, 중환자 관리가 불가능하다는 점 등의 결함 때문에 단독 의술로 볼 수 없다. 또한 한의학은 한약제의 성분 분석, 정량화, 표준화가 되어 있지 않기 때문에 세계적인 경쟁력을 갖추기 어려워 현대의학과의 공동연구만이 살길이다. 반면에 현대의학도 해결되지 않은 문제들이 산적해 있어, 그 해결의 실마리를 한의학에서 찾으려는 노력이 필요하다. 현대의학의 치료약들도 원래 식물에서 발견된 것들이 많으므로 한약에도 분명 치료 효과를 가진 중요한 성분들이 있을 것이다. 그러므로 이를 과학적으로 증명하고 정량화, 표준화, 임상실험을 통하여 신약을 개발한다면 국가 경쟁력 향상에도 기여할 것이다. 일본의 경우 의과대학 안에 '한의학과'가 존재하여 양 의학의 공동연구를 진행하고 있다.

사정이 이러한데도 지금 한의학 전문대학원을 추가 신설한다는 것은 의료이원화로 인한 부조리와 비효율 등 각종 문제들을 영구히 고착시키는 정책일 뿐이다. 이에 대한 가장 이상적인 대책은 의대와 한의대를 통폐합하고, 국고 지원과 정원 보장 등 지원책을 마련하여 세계적인 경쟁력을 갖춘 의대를 만드는 것이다. 이와 같은 논쟁을 밥그릇 싸움으로 보아서는 안 된다. 이는 국민건강의 백년대계를 세우는 일의 초석이다.

지금처럼 환자들이 우왕좌왕하면서 돈 버리고 병 키우고, 의사 집단과 한의사 집단이 서로 반목하고 불신하는 상황을 그대로 내버려 두는 것은 의료인과 정부 모두의 직무유기이다. 한의학 전문대학원은 문제 해결이 아니라 문제를 더 키우는 결과를 낳는다. 이제라도 막아야 한다.

조선일보 2006년 9월 1일

국립한의대 신설 막아야 한다

현대의학과 한의학으로 나뉜 의료이원화로 인한 피해가 막심하여 의료일원화를 이루어야 한다고 많은 사람들이 그렇게 부르짖고 있음에도 불구하고 이에 단 한발자국도 접근하지 못하고 있는 상황에서 이에 역행하는 일들이 점점 더 많아지고 그 강도도 높아지고 있다. 의료계가 이를 해결하고자 노력하였으나 오히려 상황은 악화일로이고 의사사회는 속수무책으로 바라만보고 있는 형편이다. 장차 국민 모두가 겪어야할 혼란과 피해, 경제적인 추가 부담이 눈에 보이는 것 같아서 참으로 안타깝고 참담한 심경이다. 잘못된 결정이라면 이제라도 고치도록 조언을 하는 것이 의료인의 도리이기에 이 글을 쓴다.

정부에서 국립대학에 한의대를 신설하겠다고 발표하였다. 과거 서울대를 비롯한 두어 개 국립대학에 한의대를 설립하려는 시도가 있었으나 의대 교수들이 반대하여 성사되지 못하였다. 그러나 이번에는 정부에서 강경하게 밀어 붙이니 국립대학 여러 곳에서 서로 유치하려고 물밑경쟁이 치열한 모양이다. 그리고 요즈음 각종 언론매체가 총동원되어 이를 정당화시키기 위한 여론몰이라도 하려는 듯이 연일 한의학이 만병통치인 듯한 보도를 내 보내고 있다. 또한 과학적 지식이나 내막을 알 리 없는 일반국민들은 "우리 것이 좋은 것이여"라는 막연한 국수주의, 민족주의에 젖어 냉철한 판단 없이 한의로 몰리고 있으며 언론과 정부가 이를 적극 부추기고 있다.

과거 의료의 주류가 '양의'였다면 (양적으로만 보아서) 어느 사이 반반씩 되더니 이제는 양방, 한방의 구분조차 어려운 분야가 있는가하면 심지어는 한방이 오히려 더 우세해 보이는 분야도 생겨나고 있다. 나아가 더욱 심각하게 우려되는 점은 의료보험과 국가 연구비의 분배에서 한방이 차지하는 몫이 날로 커지는 반면 의사들의 의료정책수립과정에서의 입지는 반대로 날로 좁아지고 있다는 점이다. 복지부 뿐 아니라 과기부의 한방관련 연구비도 수백억에 달하여 이제는 연구에서 조차도 심각한 이원화가 진행되고 있는 상황이다. 다른 선진국들은 시속 500km 이상의 고속열차를 개발하는데 우리는 달구지를 다시 꺼내 타는 꼴이다.

우리나라에는 이미 의대 41개와 한의대 11개, 합해서 모두 52개의 '의과대학'이 있으며 인구대비 의대 숫자가 미국, 영국, 일본의 약 2.5배이며 OECD 국가 중 가장 높다. 학생 정원은 늘리지 않으니 한의대 하나 더 만드는 것이 무슨 큰일이냐고 대수롭지 않게 생각할 수 있다. 그러나 이는 의학교육의 부실화, 나아가서는 불량 의사들을 배출하게 되는 결과를 초래하게 될 것이다. 의대 정원이 아무리 적더라도 학생 교육에 필요한 최소한의 교수 숫자는 입학 정원이 150명인 대학과 마찬가지이다. 또한 의학지식이 날로 방대해지고 초 전문화되기 때문에 양질의 의학교육에 필요한 교수 숫자는 점차 증가하고 있다.

이런 상황에서 가장 이상적인 대책은 의대와 한의대의 통폐합이다. 그러나 이런 주제는 공식석상에서 감히 입에 올릴 수도 없을 만큼 불가능에 가깝다는 것이 지금 우리나라 의료계와 교육계의 현실이다. 그런데 통폐합은 고사하고 하물며 한의대를 하나 더 만든다는 것은 참으로 걱정스럽고 이로 인하여 우리나라 의료계(한의학계 포함), 더 중요하게는 국민 모두가 받을 피해는 상상 이상으로 심각한 일이다. 지금부터라도 의대와 한의대를 단 몇 개 만이라도 통폐합하고 관련 대학들에게 국고지원과 신입생 정원보장 등 지원책을 마련해 준다면 세계적으로 경쟁력을 갖춘 의대가 탄생할 수 있다.

한국, 중국, 일본 중 우리나라는 의사면허증과 한의사면허증이 따로 있는 유일한 국가이다. 즉 우리나라에서는 의학과 한의학이 나무토막 자르듯이 나뉘어있기 때문에 병이 났을 때 현대의학을 공부한 의사에게 갈지 또는 전통의학을 공부한 한의사에게 갈지에 대해 온 국민이 혼란스러워 하고 있다. 의사들이 전공과목과 무관하게 환자들로부터 가장 자주 받는 질문은 "한약 먹어도 되요?" 이다. 또한 특정 병에 대한 치료 시 설명되지 않는 이상한 부작용이 나타났을 때에 의사가 환자에게 던지는 첫 번째 질문은 "한약 먹어요?" 이다. 즉 모든 국민이 현대의학과 한방을 동시에 이용하고 있으면서도 만족도는 낮고 또한 매우 불안해하고 있다. 이와 같이 의료 이원화로 인한 문제들은 치료시기를 놓친다거나, 중복 치료로 의한 부작용, 개인과 국가의 의료비 중복지출로 인한 경제적인 피해, 의사들에 대한 불신 등등 이루 말할 수 없이 많고 심각하다.

이와 같이 의료 일원화는 너무나 중요하고 이미 많은 사람들이 고민하고 있지만 해결에는 접근조차 못하고 있다. 그럼에도 불구하고 많은 의료인들은 의대와 한의대의 통합을 통한 새로운 형태의 의학교육이 해답임을 알고 있다. 이미 일본과 미국의 몇 개 대학에서는 침술을 비롯한 한방치료도 가르치며 미국 일부 주에서는 시험을 거쳐서 침술면허를 주기도 한다. 그러므로 이미 졸업하여 진료과목이 고정된 사람들을 설득하기 보다는 차라리 의대와 한의대를 합한 새로운 형태의 의대에서 현대의학과 전통의학을 동시에 가르치고 이런 식의 교육을 받은 학생들이 졸업 후 전공의 수련과목을 선택할 때에 현대의학이나 한의학의 각종 과를 선택하게 하는 것이 가장 좋은 해결방법이라고 생각된다.

한의학은 수술, 응급처치, 중환자 관리가 불가능하다는 점 등의 치명적인 결함 때문에 효과적인 치료제가 분명 있음에도 불구하고 단독 의술로 볼 수 없다. 또한 한의학의 각종 치료방법들, 특히 한약제의 성분 분석, 정량화, 표준화가 되어있지 않기 때문에 세계적인 경쟁력을 갖추는 것이 어렵다는 문제가 있다. 이러한 이유로 한의학도 현대의학과 통합하여 공동연구를 하는 길만이 살길이다. 즉 한의학도 현대의학을 보완한다는 의미의 보완의학의 일부라는 개념으로 이해하고 접근해야한다. 또한 현대의학에서도 해결되지 않은 문제들이 산적해 있으며 그 해결의 실마리를 어쩌면 한의학을 포함한 여러 종류의 보완의학에서 찾는 시도가 필요할 것이다.

원래 현대의학의 치료약들도 그 근원은 식물에서 발견된 약제들이 많다. 그러므로 한약에도 분명 치료 효과를 가진 중요한 성분들이 포함되어 있을 것이다. 그러므로 이를 과학적으로 증명하고 정량화, 표준화 하고 임상시험 등의 절차를 거친다면 중요한 신약개발을 할 수도 있으며 나아가서 국가 경쟁력 향상에도 크게 기여할 것이다. 상황이 이러한데 지금 한의대를 하나 더 신설한다는 것은 의료이원화로 인한 부조리와 비효율 등 각종 문제들을 영구히 고착시키는 잘못된 정책이다. 이와 같은 논쟁을 밥그릇 싸움으로 보아서는 안 된다. 이는 국민건강의 백년대계를 세우는 일의 초석일 뿐이다.

정부에서 이런 정책을 추진하는 분들에게 묻고 싶다. 가슴이 조여 오듯이 아파오면, 아기에서 선천성 심장병이 발견되었을 때, 아이의 성장이 멈춰버리면, 그리고 유방에서 작은 혹이 만져진다면 어떤 의사에게 가겠는가? 한의사 또는 양의사(?) 또는 둘 다? 그러면 누구의 지시를 따를 것인가? 지금과 같이 환자들은 우왕좌왕하면서 돈 버리면서 병 키우고, 의사집단과 한의사집단이 서로 반목하고 불신하는 이런 상황이 영원히 지속되도록 내버려 두는 것은 의료인 모두의 직무유기이다.

항아리가 완전히 깨진 후에 하소연해야 무슨 소용이 있겠는가? 설사 항아리가 깨지더라도 한 두 조각으로 깨진다면 그래도 접착제로 붙여 사용할 수 있다. 한의대 신설을 그냥 보고만 있는 것은 항아리가 완전히 박살나도록 내버려두는 것과 마찬가지이다.

의협신문 2006년 8월 28일

로스쿨과 한의학 전문대학원

40여개 대학들이 오랫동안 준비해왔고 수많은 수험생들이 학수고대하였던 로스쿨(법학전문대학원) 설립이 계속 난항을 겪는 것에 대한 사회의 비난이 커지고 있다. 이에 반해 의대학장협의회 등 의료인들의 강력한 반대에도 불구하고 정부의 당근과 채찍을 이용한 강압에 못 이겨 많은 의대들이 의학전문대학원으로 전환 하였으며 더 심한 것은 최근 한의학 전문대학원 설립도 막지 못한 의료계의 일원으로써 로스쿨 설립저지를 바라보는 심경은 착잡하기만 하다. 상황이 왜 이 지경이 되었는지 그 배경을 살펴보고자 한다.

의사와 변호사는 두 가지 공통점과 두 가지 다른 점을 가지고 있다. 첫 번째 공통점은 최고 성적의 학생 만이 법대와 의대에 입학한다는 점이요, 또 하나는 언론에서 탈세, 병역비리, 부정입학, 부동산 투기 등 각종 비리에 연루된 '사회의 지도층'을 질타할 때에 의사와 변호사는 빠지지 않고 단골로 언급된다는 것이다. 이러한 공통점이 있는 반면에 극명하게 대비되는 점도 두 가지 있다. 첫째는 업무의 대가로써 변호사 수임료는 많게는 억대에 이르지만 의사의 진찰료는 적게는 수 천원으로 대단히 모욕적인 수준이다 (*요즈음에는 수 십 억 원 대의 수입을 올리는 의사도 있고 반대로 도산직전의 변호사도 있지만 이는 극히 예외인 경우로 치자). 둘째로 극명하게 다른 점은 자신들의 고유 업무와 관련된 제도와 정책은 물론이고 나아가서는 국가와 사회도 바꿀 수 있는 '칼자루를' 가졌는지 못 가졌는지의 차이이다. 다시 말해서 정치력과 로비 파워의 차이이다.

언론 보도에서 알 수 있듯이 로스쿨설립 저지에는 변호사들의 영향이 매우 크다. 현재 국회의원 294명 중 51명, 특히 법사위원 16명 중

11명이 변호사이다. 이에 반해 의사 국회의원은 단 4명이며 그나마 교육위원회에는 아무도 없고 보건복지위원회에 단 한사람만 있을 뿐이다. 게다가 "의료계의 정치세력화"라는 플래카드를 걸고 이를 공개 선언할 정도로 의사들은 순진하기까지 하며 더 심각한 것은 한 목소리를 낼 강력한 구심점도 없다는 것이다. 이러다 보니 정부에서 의료계에 부당한 요구를 해도 이를 거부하지 못하고 매사 정부의 강요대로 끌려가는 상황이 되었다.

국내 의대 41개 중 27개가 이미 전문대학원으로 전환한 시점에 이런 논의를 하는 것이 늦었으나 그래도 이에 따른 문제점들을 지적하고자 한다. 정부가 의학전문대학원으로의 전환을 주장하였던 이유는 사교육비 절감, 인성교육 강화, 그리고 연구력 강화로 국가경쟁력을 높이고자 하는 것이 주목적 이었다. 그러나 정부의 바램과는 반대로 학부모의 교육비 부담은 훨씬 더 많아졌으며 또한 다른 목적들도 지금까지의 상황을 미루어보아 부정적으로 생각된다. 나아가서 의학전문대학원으로의 전환으로 말미암아 이공계의 쇠락도 매우 염려되는 부분이다. 이런 상황에서 의료계의 반대를 무릅쓰고 정부가 일방적으로 밀어부친 한의학 전문대학원 신설도 결국 정부 안 대로 결정되었고 이로 인하여 의과대학과 지역사회에 깊은 갈등의 골만 남겼다. 한의학 전문대학원의 설립으로 인하여 의학 발전은 또다시 반대방향으로 퇴행하는 꼴로, 엄청난 폐단을 안고 있는 의료이원화는 이제 한층 더 굳어지는 양상이다. 이 나라의 장래를 걱정하는, 양심 있는 지식인과 교육자, 정치가가 있는지 의심스럽다. 로스쿨 설립저지에서 변호사들의 일사 분란한 행동을 보면서 그 반대 상황에 처한 의료계와 나아가서는 국민 모두에 대한 걱정이 앞선다.

변호사는 남을 설득시키고 주장을 관철시키는 일이 본업이지만 의사들은 매사를 사실과 증거위주로 생각하고 판단하기 때문에 환자와 보호자

이외에 정부와 언론, 국민을 설득시키는 능력이 태생적으로 변호사와 비교하여 부족한 것이 사실이다. 그럼에도 불구하고 의사들도 정부와 국민들을 설득시켜 의사들의 주장이 의사들만을 위한 것이 아니라 국민 모두를 위한 주장임을 알리는 노력을 기울여야 한다. 이제까지, 특히 근래에 와서 의사들은 참으로 억울한 일을 많이 당하고 있다. 그러나 의사가 아닌 사람들은 이에 대해 매우 냉소적이다. 일반 국민들은 그 내막을 모르나 우리 모두 알다시피 지금의 의료정책 중에는 크고 작은 많은 문제들이 산적해 있으며 이로 인하여 환자와 의사 모두 희생을 강요당하고 있다. 잘못된 정부 정책으로 인한 의사들의 억울함이 문제가 아니라 궁극적으로는 국민 모두가 피해를 입게 되는 것이 더 큰 문제이나 정작 피해의 당사자인 국민들은 이런 사정을 이해하지 못하고 오히려 의사들을 나무라고 있다. 의사들의 설득력과 문제를 해결하려는 강한 의지가 부족한 탓이다.

우리 모두 눈앞의 작은 이익은 다소 희생하더라도 사심을 버리고 진정으로 해야 할 일이 무엇인지를 따져보아야 한다. 의사들만으로 어려우면 변호사를 비롯한 타 직종 및 시민단체로부터의 적극적인 도움을 구해야 한다. 그리고 무엇보다도 중요한 것은 의사단체의 수장의 '섬김의 리더십', '통합의 리더십'이다. 진정한 리더십은 오로지 봉사와 희생에서만 나올 수 있다.

지금 우리에게 절실하게 필요한 것은 도덕적으로 깨끗하고 솔선수범하는, 그래서 의사들 모두로부터 깊은 신뢰를 받는 수장이 의료계의 앞날을 그리는 마스터플랜을 구상하고 이를 성취하기위한 전략을 제시하는 것이다. 그래야만 우리도 살고 국민들도 행복해질 것이다.

의사신문 2006년 12월 14일

정통의료가 사이비 의료에 점령당하고 있다

나라 안팎이 온통 큰 걱정거리로 가득 찬 시점에 나마저 우울한 글을 써야하는 것이 마음 내키지 않지만 그래도 희망은 절대 버릴 수 없는 것이기에 의료계가 모두 함께 고민하고 해결책을 찾아보고자 이 글을 쓴다.

지금의 의료계를 '술 취한 운전기사가 가속페달과 브레이크를 동시에 밟고 있는 형국', '풍랑이 내몰아치는 바다에 내팽개쳐진 선장 없는 배', '고속도로에서 역주행하는 자동차'라고 한다면 너무 심한 표현일까? 사실 작금의 의료계는 정말 어려운 안건들이 많다. 우선 당면한 굵직한 현안들만 보아도 한미 FTA 협상으로 인하여 야기되는 의료계 문제, 식약청 문제, 상대가치점수 전면개정의 문제, 한의학전문대학원 신설과 한의사들에 의한 의료기기 사용문제를 포함한 의료 이원화 문제, 수많은 건강보조식품과 기구들의 난립, 과대광고 등이 있다. 게다가 설상가상으로 이런 문제들의 해결에 사활을 걸고 앞장서서 나서야할 의료계 수장의 부도덕과 무책임, 리더십 부재가 우리를 더욱 암울하게 한다. 이 많은 문제들 중 이 글에서는 최근 걷잡을 수 없이 폭증하고 있는 사이비 의료에 대하여 생각해보기로 한다.

잘 알다시피 우리나라는 거의 모든 국민이 '보약'을 먹는 세계적인 '보약 왕국'이다. 의료보험료를 0.1%만 올려도 시민단체를 위시해서 전 국민이 들고 일어나서 반대하지만 한약이나 '보약', 건강보조식품 등의 사이비 의료에 드는 몇 십 만 원, 몇 백 만 원은 전혀 아까워하지 않는다. 신생아건 노인이건, 병이 있건 없건 상관없다. 그 이름도 다양하다. "임신되기 전에 먹는 브약, 임신 된 후에 먹는 보약, 고3 수능준비생이 먹는 고3탕, 이를 대비하여 고2때 미리 먹으라는 준비탕, 성적 올려주는 총명탕, 키 크는 보약, 수술 후 기력 회복하는 보약", 등 수 없이 많은 종류의 '보약'을 우리 국민들이 먹고 있다.

다른 예를 들어보겠다. 강남 지역주민들에게 공짜로 배달되는 지역신문을 살펴보면 총 80면 중 절반이 의료관련 광고이며 그것도 대부분이 상식적으로 도저히 믿기 어려운 과대광고이다. 한 산부인과 한의원 광고를 그대로 옮겨보겠다. 여성 불임의 원인이라고 열거한 항목 중에는 "몸이 찬 것, 남자처럼 생긴 여성, 복부 비만, 감정 기복이 심한 여성, 키가 큰 여성, 몸이 혼탁한 여성, 땀을 많이 흘리는 여성", 등이 포함되어 있었다. 이 외에도 "자녀들의 성적을 올려준다, 자궁을 맑게 해 득남하도록 해준다, 키를 크게 해준다." 등 그야말로 상식을 벗어나는 광고가 버젓이 대문짝만하게 지면을 채우고 있다. 비단 한의사 뿐 만 아니라 일부 의사들, 의료기 제조업자들, 일반인, 기업가들도 이러한 사이비 과대광고에 편승하고 있고 방송과 언론도 이에 질세라 사이비 의료의 전파에 한 몫을 하고 있다. 최근 텔레비전에서는 '치매 예방약'을 한의학계에서 개발하였다는 '반가운 뉴스'도 있었다. 실로 세계 제약업계를 뒤집을 만한 사건이 아닐 수 없으나 대부분의 '획기적인' 의료관련 언론보도와 마찬가지로 이를 정말로 믿는 의사는 없다. 이와 같은 검증되지 않은 사이비 의료와 상식선을 넘어도 한참 넘는 이런 과대광고로 인한 피해는 고스란히 국민들에게 돌아가고 있으나 국민의료를 책임 질 의료계와 정부는 뒷짐만 지고 나몰라하고 있다. 실로 의료인과 정부의 직무유기라고 밖에 볼 수 없다.

이제 우리는 어쩌다가 이 지경까지 되었는지 그 이유를 생각해보고 이에 따른 해결책을 모색해야한다.

첫째, 지금과 같이 사이비 의료가 기승을 부리는 것은 국민들의 의료인에 대한 신뢰가 추락한 것도 한 이유라고 생각된다. 보건의료란 국민(소비자), 의료인(공급자), 정부(관리자), 이 세 축이 상호간의 존중과 신뢰를 바탕으로 협동하면서 함께 이끌어가야 성공할 수 있다. 그런데 의사들이 의료소비자(국민) 입장에서 생각하기 보다는 눈앞의 작은 이익에 급급하여 매사 의사와 병원의 입장만 주장하는 듯한 인상을 주었기 때문에 국민의 신뢰와 사랑을 잃게 된 것이 한 원인이라고 생각된다. 물론 아주 극소수 의사들의 비윤리적인 행위, 그리고 이를 마치 모든 의사들의 잘못인양 떠벌리는 언론과 정부의 태도도 이런 의사 불신 분위기 조장에 크게 한몫을 한 것도 사실이다. 그러므로 신뢰를 회복하기 위해서는 이제부터라도 눈높이를 고객(환자, 국민)에 맞추어야하며 동시에, 외압에 의해서가 아닌, 의료계 내부로부터 시작되는 자정활동도 반드시 병행되어야할 것이다. 일시적으로 의사들 개인의 희생과 인내가 요구 될 수도 있으나 의료계 발전과 국민건강을 위한 일이라는 대의를 위하여 반드시 거쳐야할 필수 과정이라고 생각된다.

둘째, 현대의학을 전공한 의사들의 의사소통능력이 한의사를 비롯한 타 전문직에 비해 부족한 것 같으며 이로 인한 피해는 의사 자신들 뿐 아니라 국민에게까지 미친다. 우리는 라디오나 텔레비전에 고정 출연하여 듣기 좋고 설득력 있는 매끄러운 말들을 쏟아내며 감성을 흔드는 의료인의 대부분이 한의사임을 잘 알고 있다. 이들의 언론장악능력이 몇 수 위 임을 인정하지 않을 수 없다. (표 참조)

물론 현대의학으로 해결되지 못하는 문제들이 많으므로 이런 틈새를 비집고 사이비의료가 기승을 부리는 것은 지푸라기라도 잡고 싶은 환자 입장에서 본다면 어쩌면 당연하다고 볼 수 있다. 단지 우리들이 우려하는 점은 이러한 잘못된 의료행위로 말미암아 환자들의 병이 더 악화되거나, 재정 파탄에 이르거나, 또는 멀쩡했던 사람이 더 건강해 지려고 욕심을 부리다가 오히려 건강을 잃을 수도 있다는 점이다. 바로 이런 이유 때문에 의료인들이 사이비 의료를 방관만하지 말고 적극적으로 국민에 대한 계몽과 교육, 그리고 연구에 앞장서야한다.

(표) 현대의학과 한의학, 보완의학, 기타 사이비 의료와의 비교

	현대의학	한의학, 보완의학, 기타 사이비의학
국민 인식	비 호감(?) 비 민족적 국민정서와 불일치	호감 우리 고유의 '민족의학' 국민정서와 일치, "우리 것이 좋은 것"
의사소통	부정적 "치료가 잘 안 될 수도 있다."	긍정적 "무엇이든 고친다."
설명	이해하기 어렵다	이해하기 쉽다
대화 수준	너무 높다	상대방수준에 맞거나 더 낮게
치료결과	"잘해야 본전"	"안 되도 그만"
치료결과가 잘못된 경우	의사 탓	환자 탓
의료분쟁의 가능성	높다	낮다
대상 질환	모든 질환	제한적 (수술, 응급, 중환자관리 불가능)
대상(이용자)	질병(환자) 위주	사람 위주 (건강상태와 무관하게 '모든' 사람)
국제사회 인정 (SCI 논문발표)	급격히 향상 일부분야는 세계적 수준	국제적 검증 어려움
연간 지출 비용	약 8조	(?) 수십조에 달할 것으로 추정

셋째, 의료계가 갈등과 분열의 늪에 빠져서 허우적거리는 사이 정부는 사이비 의료를 막지는 못할망정 앞장서서 이를 조장하는 일을 벌이고 있다. 의대와 한의대의 통폐합만이 정답임에도 불구하고 의료계가 항의 한번 제대로 못하고 귀중한 시간을 허비하고 있는 사이 국립 한의학전문대학원을 신설할 대학 선정이 조만간 마무리될 모양이다. 그리고 이것만으로도 부족해서 최근 보도에 의하면 정부는 '허준 엑스포', 한방 체험관, 신 동의보감 편찬, 그리고 남북공동으로 '통일 의학(무슨 의학인지?)' 등의 토대조성을 할 계획이라고 한다. 또한 한의학 관련 연구비는 최근 수 년 동안 급증하면서 이미 수 백 억 원의 세금이

퍼부어지고 있다. 가히 현대의학의 경쟁상대는 400년 전에 활동하였던 허준인 셈이다. 의사들이 그렇게 열심히 주장해왔던 의료 일원화는 '의사들만의, 의사들만을 위한' 공허한 메아리로 되어버렸고 일반국민과 정부는 이를 의사들의 "밥그릇 지키기" 구호정도로 밖에 인식 하지 못하는 것 같다. 한의학과의 통합은 고사하고 정부는 오히려 한의학을 우리나라 '민족의학'으로 육성하고자하는 의지를 더욱 강하게 표명하고 있으며 이러한 일련의 움직임들이 유별나게 '순수 혈통주의'를 고집하는 우리 국민 정서와도 맞아 떨어지면서 '의료 민족주의'를 낳고 있어 현대의학의 입지를 더욱 어렵게 만들고 있다.

상황이 이러한데 현대의학을 전공하는 우리가 어디서부터 개입을 하야하는지, 아니 도대체 우리가 원한다고 개입을 할 수나 있는지 정말 걱정이 된다. 한의사들 단독으로 과연 이런 엄청난 국민 세금을 퍼부은 만큼 가치 있는, 세계적으로 인정받고 실용 가능한 연구결과가 나올 지 매우 의심스럽다. 또한 한의학도 결국 human science를 연구하는 학문이므로 현대의학 연구자들과의 합동연구가 절대 필요함에도 불구하고 정부출연 대형 한의학 연구과제에 수준급 임상연구자들이 포함된 것 같지 않아 더욱 걱정된다.

넷째, 현재 의료계가 당면한 가장 심각한 문제는 리더십과 구심점이 없다는 점이다. 어느 단체나 언젠가는 위기를 맞게 마련이고 조직의 구성원 모두가 합심하여 노력하면 극복하지 못할 위기는 없다. 단 이에는 한 가지 필수 조건이 있다. 즉 강력하고도 도덕적으로 똑바른 리더가 있어야만 가능하다는 것이다. 이런 측면에서 볼 때 현재의 위기를 극복하고 거듭나는 의료계가 되려면 가장 먼저 리더십을 회복해야한다. 현재의 의료계는 구심점이 없이 크고 작은 여러 단체들이 난립하면서 소속 집단의 이익만을 대표하는 상황이다. 이런 와중에 8만 의사들을 대표하는 의협 수장의 도덕 불감증과 리더십 부재로 인하여 이미 추락한 신뢰를 회복하기는커녕 의사사회 전체가 국민과 정부로부터 비웃음과 불신임의

대상이 되고 있는 것 같아 매우 안타까우며 나아가서 향후 의사사회 전체가 받을지도 모를 불이익이 심히 우려된다.

이제 대세가 이렇다면 우리 자신은 물론이고 국민과 국가가 입을 피해를 최소화하기 위하여 우리가 할 수 있는 일이 무엇인지를 모색해야한다. 시간이 없으나 그렇다고 지름길이 있는 일도 아니다. 이미 실타래같이 엉켜버린 일련의 사태들을 하나씩 차근차근 풀어가야 한다. 인내와 끈기를 가지고 매 사안마다 문제 제기와 함께 최선의 대안을 마련하면서 국민과 언론, 정부를 이해시키고 설득시켜 나가야 한다. 단 매사를 소비자인 국민의 눈으로 보아야한다는 점을 기억해야 할 것이다. 소위 '고소득층', '기득권층'으로 분류되는 의사가 개업이 어렵다고, 병원이 망할 지경이라고 아무리 부르짖어도 국민과 정부는 눈 하나 깜빡하지 않는 냉정한 현실을 직시해야한다. 신뢰와 존경을 회복하는 길만이 유일한 해결책이고 우리가 앞으로 해야 할 일이다. 이제부터라도 과거 의약분업 파업 때와 같이 의료계의 모든 구성원들이 합심하여 일사분란하게 제대로 된 하나의 목소리를 내야한다.

리더가 얼마나 중요한지, 그리고 리더의 도덕성이 얼마나 중요한 덕목인지를 우리는 과거와 현재의 우리나라와 외국 여러 나라들을 보면서 새삼 가슴에 사무치게 깨닫고 있다. 뼈를 깎는 어려움이 있더라도 의료계의 도덕성 회복과 더불어 산산이 쪼개진 리더십을 재정비하는 것이 지금 가장 먼저 해야 할 일이다.

의사신문 2006년 10월 26일

의학용어

거꾸로 가는 의학용어

> "복통을 호소하는 55세된 남자환자입니다. 수년 전 막창자꼬리염 수술을 받았고 이자염을 앓은 적도 있습니다. 감별진단으로 괴사작은창자큰창자염, 거짓막잘록창자염, 깔때기콩팥염이 의심되며 환자가 각종 위창자길 암에 대한 걱정이 많아 샘창자, 잘록창자, 큰창자 보개검사 받기를 원합니다. 심전도법에서 심방잔떨림과 심방된떨림이 보였고 . 피배양검사에서 포도알균과 구슬알균이 자라서 오염이 의심됩니다. 굴 엑스선 사진에서 굴염이 보였고 빗짱뼈, 넙다리뼈, 두덩뼈 사진에서 뼈엉성증이 의심됩니다. 과거력 중 관상동맥에 덧대를 넣은 상태입니다."

의학용어를 순수 우리말로 바꾸었을 경우 벌어질 가상 장면이다. 나는 언어학자도 아니고 다만 매일 학생과 전공의들을 교육하고 환자를 진료하는 임상의사로써 과거 십 여 년에 걸쳐 추진되어온 의학용어 개정에 관하여 아래와 같은 문제점을 지적하고 이의 개선을 촉구하고자 한다.

첫째, 언어라는 것은 상호간의 보편적인 약속이다. 그러므로 사회적인 공감대나 합의 없이 일부 학자가 우긴다고 모든 국민이 사용하는 언어를 어느 날 갑자기 바꾸어서는 안 된다. 우리나라 의학용어 사전은 과거 매 수년마다 재 발간하면서 그때마다 새로운 용어사용을 주장하여왔다. 그러나 변경된 용어를 진료나 강의도중 사용하는 의사는 아무도 없다. 아니 대부분 용어가 바뀐 줄도 모르며 이에 관심도 없다. 다만 의사시험을 앞둔 의대생들, 그리고 국내학술지에 논문을 보내는 의사들 만이 바뀐 용어를 사용할 뿐이다. 또한 이렇게 써진 한글논문을 읽는 독자들도 [생소한 '순 한글' 용어] → [기존의 한글 용어] → [영어]로 이중 번역을 해야 하는 불편한 과정을 거쳐야만 비로소 논문 내용을 이해할 수 있어 국내학술지를 쉽게 읽게 되지 않는다.

짐작컨대 의학용어를 순수 우리말로 바꾸려는 시도는 민족주의의 발로라고 생각된다. 즉 우리가 일상 사용하는 언어에서 중국과 일본의 흔적을 없애려는 시도라고 밖에 볼 수 없다. 그러나 지난 수 천 년에 걸쳐서 우리 말 속에 깊숙이 뿌리 내린 한자를 어느 날 갑자기 모두 지우고 순수 우리말로 바꾸려는 시도는 필요 없을 뿐 아니라 가능하지도 않다. '균'도 한자인데 연쇄상 구균을 구태여 '구슬 알 균'으로 바꾼다고 순수우리말이 되는가? 그리고 골다공증, 대장암이라고 하면 쉽게 이해하는데 이를 '뼈엉성증, 잘록창자암'으로 바꾸라고 의사들 뿐 아니라 국민 모두에게 강요할 권한은 그 누구에게도 없다. 지금 새삼스럽게 의학용어를 바꾸려는 것은 우리나라 의학발전, 나아가서 국가경쟁력을 저해하는 일이다. 이제는 이러한 민족적 피해의식에서 벗어나도 될 만큼 우리국민들, 특히 젊은이들의 의식이 성숙하였고 자신감이 넘치고 있다.

둘째, 의학용어는 의사들만의 위한 전유물이 아니라 간호사, 기사, 언론인, 나아가서 모든 국민들이 매일 사용하는 보편적인 의사소통 수단이다. 또한 의학용어를 바꾸면 의사 국가고시 뿐 아니라 간호사, 기사 자격 시험문제도 모두 바꾸어야 할 것이며 학술지, 의학 서적 뿐 아니라 간호사, 기사들의 교과서, 생물학 교과서, 초 · 중 · 고 학생 교과서도 모두 바꾸자는 것인가? 의사들만 용어를 바꾸면 직종 간, 그리고 의사와 환자, 의사와 국민 간의 의사소통은 어떻게 할 것인가?

셋째, 세계는 지금 국경 없는 무한경쟁 시대이고 영어실력이 곧 국가경쟁력인 세상이다. 우리나라가 세계적인 경쟁력을 갖추려면 전문 분야에서의 전문성은 물론 영어실력도 매우 중요하다 그러나 거의 모든 국민이 영어교육에 매달려 엄청난 돈과 시간을 쏟아 부었음에도 불구하고 영어 공포증에서 벗어나지 못하는 나라는 아마 우리나라와 일본 뿐 일 것이다. 영어 교육의 중요성은 말할 필요도 없지만 구태여 나열한다면 다음과 같다.

1) 우리는 일본의 실패에서 배워야 한다. 일본의 논문이 전문 학술지 발표에서는 상당히 높은 수준에 도달하였음에도 불구하고 일본학계가 세계의료계에서 비주류로 머무는 이유는 영어로 발표와 토론이 원활하지 못하기 때문이다. 일본 학자들 스스로 인정하듯이 이의 가장 큰 원인은 일본어 교과서 때문이라고 한다. 당장 한글 교과서를 중지하자는 말이 아니라 원서와 영어논문 읽는 실력, 그리고 영어로 발표하고 토론할 수 있는 실력을 키워야 한다는 말이다. 최근 일부 국내 학술대회에서 초록 구연을 영어로 발표하도록 권장하는 것은 바람직한 변화이다.

2) SCI 논문의 중요성은 너무 강조해도 지나치지 않을 정도로 크며 거의 모든 교수들이 이에 사활을 걸다시피 하고 있다. 개인의 임용, 승진, 연구비신청 등에 필요하며 대학 평가의 중요한 기준이다. 최근 국내 학술지를 SCI에 등재하기 위하여 영어논문을 적극 권장하여 어떤 학술지는 아예 영어논문만 받고 있으며 SCI 논문을 발표하는 교수에게 장려금을 주는 기관도 많아지는 것은 바람직한 현상이다.

3) 많은 대학에서 교수에게 전공을 영어로 강의하는 제도를 시행하고 있으며 이런 제도는 더욱 확산되고 있다. 심지어는 인문학도 영어로 강의하도록 강요하는데 응용과학의 결정체라고 할 수 있는 의학을 영어로 강의하지 않는다는 것은 시대에 뒤떨어진, 의료계만의 안일한 태도 때문이라고 생각된다. 추세가 이럼에도 불구하고 영어강의를 시작하려는 의과는 아직 없다. 차제에 의대에서도 영어로 강의하는 제도를 도입하는 것도 고려해야 할 것이다.

4) 이외에도 학생, 전공의, 교수들의 해외 연수, 외국환자 유치,

외국의료진의 국내 연수 등 을 위해서도 영어교육이 중요한데 그러지 않아도 새로 습득해야 할 의학지식들이 폭증하고 있는 상황에서 기존의 우리말 용어에 덧붙여서 새로 바뀐 순 우리말 용어까지 배우라고 강요하는 것은 후배들을 도와주지는 못할 망정 이들을 더욱 힘들게 하는 일이다.

결론으로 의학용어개정에 관하여 다음과 같은 제안을 하고자 한다.

(1) 이미 보편화된 의학용어들은 바꾸지 말고 그대로 사용하자.

(2) 각 명칭마다 우리말을 하나씩만 사용하자.

(3) 기존의 한자명칭이 어렵고 우리말이 더 쉬운 경우에는 쉬운 우리말로 바꾸자. (예: macroglossia: 거설증→큰혀증)

(4) 인플루엔자, 스텐트, 빌리루빈, 미토콘드리아, 등과 같이 이미 우리나라말 化한 단어들은 영어발음을 그대로 사용하자.

출발선도 이미 뒤처진 달리기 경기에서 영어권 의사들은 날개를 달고 뛰는데 반해 우리는 후배들 발목에 모래주머니를 달아주는 이런 일은 그만두어야 한다. 개정용어 사용을 주장하는 것은 실익 없는 민족주의이자 국경 없는 세계에서 스스로 고립을 자초하는 일이다. 이제 더 이상 과거의 망령에 사로잡혀 앞을 보지 못하는 시대착오적인 우를 범하지 말아야 한다. 앞만 보고 달리기에도 바쁜 세상이다.

의협신문 2010년 5월 17일

한글의학용어 '개정' 이대로 둘 것인가?

한글의학용어 제 4집이 나온지 6년이 되었다. 의협은 기회 있을 때마다 새 용어 사용을 강요하여 왔으나 대부분의 의사들은 변경된 용어를 거의 사용하지 않고 있다. 새 용어를 외우려는 사람은 시험을 치러야 하는 학생들과 일부 교수 들 뿐 이다. 이와 같은 무관심 속에 개정된 의학용어가 정착되지 못하고 있는 상황에서 학생들만 고생을 하는 안타까운 일이 벌어지고 있다. 그러므로 이제는 이러한 '부자연스럽고 생소한' 개정한글용어 사용을 계속 주장할 것인지를 다시금 생각해보고자 이 글을 쓴다.

몇가지 예를 들어보겠다. [원어]→[의학용어집 제 3집]→[제 4집 용어] 순이다. Appendicitis→충수염→막창자꼬리염, Atrial fibrillation→심방세동→심방잔떨림, Clavicle→쇄골→빗장뼈, Colonoscopy→결장내시경술→잘록창자보개검사, Duodenum→ 십이지장→샘창자, Glomerulonephritis→사구체신염→토리콩팥염, Femur→대퇴골→넙다리뼈, Osteoporosis→골다공증→뼈엉성증, ale→수포음→거품소리, Sinusitis→부비동염→굴염, 동염, stent→스텐트→덧대, Sternum→흉골→복장뼈, Streptococcus→ 연쇄상균→사슬알균, Thyroid→갑상선→방패샘.

개정된 용어 사용을 반대하는 이유는 다음과 같다.

첫째, 세계는 지금 국경 없는 무한경쟁 시대이다. 그런데 다행히 우리의 동료와 선후배들의 노력 덕분에 의학 분야, 특히 임상분야는 세계적인 수준에 이르렀다. 그런데 이를 위해서는 물론 의사들이 영어를 잘 해야 한다. 영어로 발표도 해고 외국 환자도 보아야한다. 영어논문,

특히 SCI 논문을 잘 써야 교수임용도 되고 승진에서 누락되지도 않고 연구비도 탈 수 있다. 또한 장차 우리 국민들을 먹여 살릴 신약이나 신기술을 개발하여 외국에 팔아야 한다. 그런데 의대교수들이 학생들을 돕고자 펴내는 한글 교과서들이 아이로니하게도 이들의 세계경쟁력을 오히려 떨어뜨리지 않을까 하는 노파심이 있어 왔고 실제 그런 우려가 현실로 나타나고 있다. 일부 학생들이나 전공의들의 영어 원서나 논문 읽는 실력이 걱정스러운 수준이다. 우리는 과거 그 많은 해부학의 원어 이름들을 외우는 것이 얼마나 힘들었던지 기억한다. 영어권 의대생들은 이름 한 개만 외우면 되지만 우리나라 의대생들은 각 단어마다 이름을 적어드 세 개씩 외워야한다. 우수한 학생들에게 공부하는 재미를 불어넣어 주어야하는데 오히려 이들을 괴롭히는 셈이다.

둘째, 의학용어는 의사들만 쓰는 것이 아니라 간호사, 기사, 환자, 기자 등 여러 직종의 의료인들이 사용하는 전문용어이자 일반인들도 사용하는 언어의 일부이다. 따라서 이들도 모두 새 용어를 다시 외워야 한다면 과연 그럴만한 가치가 있는 일인지 생각해 볼일이다.

셋째, 이와 같은 용어변경의 배경은 1992년에 의학회에 만들어진 남북한의학용어 비교연구위원회의 연구결과라고 짐작된다. 물론 우리 모두의 염원인 통일에 대비하여 북한 사람들과의 원활한 의사소통에 대비하고자하는 의도는 알겠으나 세계화 시대에 다른 나라 사람들과의 의사소통이 더 중요하고 시급하기 때문이다.

넷째, 법률용어는 일반인들이 이해하기 어려운 것으로 악명이 높기 때문에 최근 법제처에서는 '알기 쉬운 법률용어 만들기' 캠페인을 벌이고 있다. 이에 반해 의학용어 개정은 '어렵고 생소한' 용어로의 변경이다. '알기 쉬운 말'과 '순수 우리말'과 혼동해서는 안 된다. 즉 '순수 우리 말'이 대부분의 국민들이 난생 처음 듣는 단어라면 그런 단어로 용어를 바꾸는 것은 바람직하지 않다. '토리', '덧대', '복장뼈'가 무슨 뜻인지 아는 사람이 있는지 묻고 싶다.

상황이 이러한데 개정된 의학용어 사용을 고집하는 것은 날로 방대해지는 첨단 의학지식을 습득하려고 불철주야 노력하는 후배들에게 불필요한 짐을 더 얹어주는 것이다. 의학은 과학이고 과학에는 세계 공통언어가 있다. www를 구태여 '세계에 깔린 거미줄'로 바꾸자고 할 사람은 없을 것이다. 개정용어 사용을 주장하는 것은 실익 없는 민족주의이자 국경 없는 세계에서 스스로 고립을 자초하는 것이다.

다음과 같은 제안을 하고자 한다. ① 각 명칭마다 우리나라말을 하나씩만 알자. (위 예문 중 가운데 단어) ② 이미 보편화된 단어들은 그대로 사용하자. ③ 한글표기가 어려운 용어는 영어발음을 그대로 사용하자. 인플루엔자, 스텐트, 빌리루빈, 골프, 라디오, 등과 같이 의학용어도 우리나라말 化하여 그대로 사용하자. 더 이상 새 이름을 만들어 후배들에게 강제로 외우게 하면서 귀중한 시간을 낭비할 정도로 이 세상은 한가롭지 않다.

의사신문 2007년 2월 22일

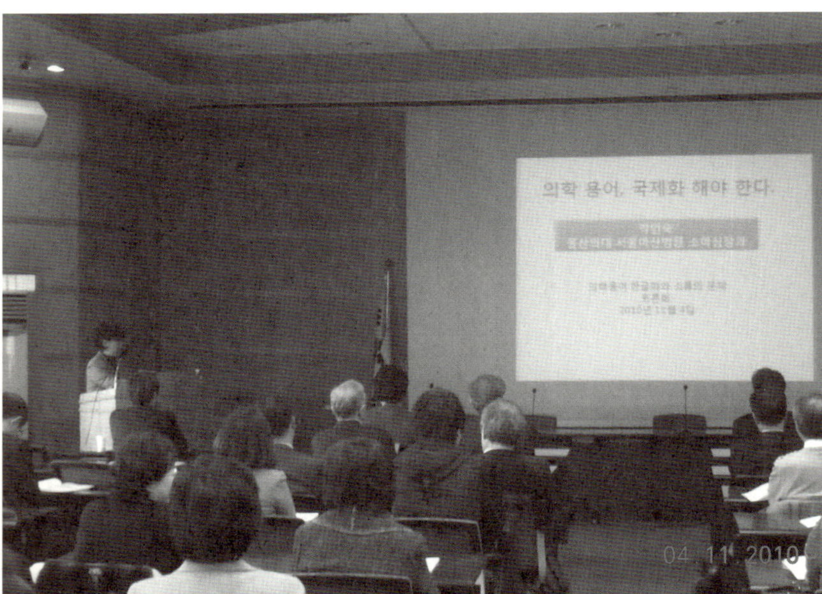

의학용어, 국제화 해야 한다. 심포지엄 주제발표 2010년 11월 4일

의학교육

교수 및 의사들을 위한 유익한 교육 프로그램의 필요성

— 좀더 다양한 분야에 관심을 가지고 지속적인 교육과정을 개설합시다.

지난 6개월간에 걸쳐서 국립 암 센터에서 주최한 생명과학 최고연구자 과정을 마치고 이제 3월부터 다시 6개월간 보건복지정책고위과정에 등록을 하고 나서 느낀바 있어서 이 글을 올립니다. 교수 수만도 282명이고 수련의까지 합하면 모두 1000명이 넘으며 의과대학생까지 포함하면 더 많은 의사들이 있는 본원에서 이러한 지속적이고 깊이 있는 교육 과정들이 반드시 필요하다고 생각하며 이러한 교육의 실천은 빠르면 빠를수록 좋을 것이라는 확신이 들어서 이 글을 띄웁니다.

먼저 생명공학 연구자과정에 관하여 말씀 드리겠습니다. 의료환경을 비롯하여 사회전반에 걸쳐서 많은 분야가 광속으로 변하고 있습니다. 미래를 이야기하라면 이제 많은 사람들이 IT, BT, NT 등을 말합니다. 이중에서도 특히 가장 중요한 biotechnology 즉 생명공학의 궁극적인 목표는 인류의 삶의 질 향상으로써 미래의 국가 경쟁력은 BT가 결정할 것이며 BT에서 주도권을 놓친 나라는 결국 다른 나라의 경제 식민지로 전락하게 될 것입니다. 이러한 BT 연구에는 환자 치료를 포함한 human science를 바탕에 깔아야 하므로 생명공학연구도 의사들이 리드해야 합니다. 물론 의대졸업생이 아닌 연구자들과의 협동이 필수적이지만 생명공학 연구의 주체는 어디까지나 의사들이어야만 경쟁력있는 연구결과가 나올 것입니다. 따라서 첨단 생명과학에 관한 교육과정은 의과대학에서부터 시작하여 교수에 이르기까지 지속되어야 하며 이런 과정들이 특히 이제 갓 교수직을 시작하는 젊은 연구자들에게 지속적인 intellectual stimulation과 함께 연구에 직접적인 도움을 주게 될 것입니다. 대학에서 배운 지식만 가지고 날로 빠르게 발전하는 생명공학을 이해할 수 있는 사람은 아무도 없으며 각자 전공 분야가 다르므로 생명공학 전반에 걸친 강의가 필요합니다.

둘째, 의료정책 과정에 관하여 말씀 드리겠습니다. 의료환경은 앞으로 더욱 어려워질 것이 분명합니다. 다른 전문가 집단에 비하여 의사집단은 그 전문성과 우수성에도 불구하고 제 목소리를 낼 수 있는 공식 창구가 절대 부족합니다. 목적이 학문 연구이든 진료이든 돈 버는 것이든 막론하고 모두들 자기 일에만 열심히 몰두하면서 세월을 보내다가 문득 주위를 둘러보니 온통 집단 전체가 목소리를 내지 못하는 그래서 결국 다른 전문가 집단이 우리를 대신해서 중요한 결정들을 내리고 우리는 그 결정을 따르기를 강요 받는 상황이 되어 버렸습니다. 법학이나 인문계통의 비의료인들이나 설사 의료인이라도 일선에서 환자를 직접 진료해본 적이 없는 사람들이 우리에게 환자를 어떻게 치료하라고 지시하면서 진료행위를 제한하고 감시하고 있습니다. 전쟁터에 가본적도 없는 지휘관이 일선에서 싸우는 군인들에게 작전명령을 내린다면 그 전쟁의 결과는 너무나 뻔하지 않습니까?

상황이 이렇게 된 데에는 여러 이유가 있겠으나 의사들이 자신들의 미래를 결정하는 중요한 의료정책 결정에 참여하지 못한 것이 중요한 원인이라고 생각됩니다. 또한 사회에서 비 의료인들이 의사를 바라보는 시각이 그다지 곱지 만은 않은 것도 사실이며 이는 의사들이 사회적인 이슈 들에 관하여 무관심하였기 때문이라고 생각합니다. 전에 미국 클린톤 대통령 부인 힐러리여사가 의료개혁에 섯불리 나섰다가 실패하였고 그 원인 중 하나는 의료의 주체인 의사들의 지지를 받지 못했기 때문이었습니다. 그만큼 미국에서 의사의 조직력과 영향력은 막강합니다. 그런데 더욱 부러운 것은 비록 다른 나라이지만 최근 미국 부시대통령이 국정연설에서 의료의 주체는 의사가 되어야 한다는 너무나 당연한 그러나 매우 속 시원한 바른 말을 했다는 사실입니다. 이에 비해 우리의 상황이 너무 나쁘고 늦었다고 절망할 필요는 없습니다.

이제 우리들 스스로 과거의 이러한 무관심에서 나와 우리자신과 의료계의 앞날을 개선해야 합니다. 이를 위한 가장 평화적이고 지혜로운 방법은 여지껏 우리가 외면하여왔고 그래서 생소하게만 느꼈던 그러나 실제로 환자치료 다음으로 중요한 분야들, 즉 의료정책, 의료법, 의료보험, 병원경영, 의료시장개방, 공중보건, 복지분야, 일반사회학, 윤리, 심리학, 등 의료 전반에 걸친 주요 이슈들에 대하여 관심을 가지고 공부하는 것입니다. 이러한 분야들에 관하여 전문의, 교수들은 물론이고 의과대학 학생들을 대상으로 적극적이고 지속적인 교육과정을 만들어서 다양한 미래의 지도자들을 양성하여 정부기관, 입법부, 언론 등 여러 분야에 포진시켜야 합니다.

초등학교 때의 "아는 것이 힘이다" 라는 흔하지만 너무도 당연한 표어가 생각납니다. 이런 것들을 제대로 알지 못한 채 머리에 붉은 띠 두르고 삭발하는 식의 투쟁방법으로는 얻는 것 보다 잃는 것이 더 많은 지는 게임이 될 것입니다.

울산의대 교수협의회보 2003년 2월

울산의대 학장 취임사

존경하는 정정길 울산대학교 총장님, 민병근 전임학장님, 김기용 전임학장님, 홍창기 전임 학장님, 김원동 학장님, 박건춘 의무부총장님, 이문호 전 서울아산재단 병원장님, 홍창의 명예교수님, 그리고 부족한 저에게 울산의대 학장이라는 막중한 임무를 맡겨주신 동료 교수님들, 그리고 학생 여러분과 내빈 여러분, 지금 저는 제 생애에 가장 중요한 직책인 울산의대 학장직을 시작하려고합니다. 올해는 울산의대가 개교한지 16년이 되며 새로운 연구교육관이 완공되는 해입니다. 또한 대내외적으로 급변하는 정치, 사회 및 의료 환경 안에서 제가 이러한 중책을 맡게 되어 책임감이 매우 무겁게 느껴집니다.

저는 학생교육, 그리고 더 나아가서는 의사들의 평생교육에 의과대학이 주체가 되어야 한다고 생각합니다. 그리고 지금 의료계가 당면하고 있는 많은 문제들의 해결방법도 교육, 특히 학생교육에서부터 찾아야한다고 믿습니다. 그러나 주위상황은 그다지 좋지 않습니다. 최근 미국 의학교육학회장의 연설문 중에서 우리의 현실과도 매우 비슷한 부분을 발견하여 이를 인용하겠습니다 "의과대학이 거대한 교육병원의 vestigial appendage로 전락할 위기에 처해있다. 의과대학의 핵심 mission은 교육이지만 현실을 보면 환자 진료와 연구에 교수들이 모든 에너지를 소모하고 있는 것이 문제이다. 역할 분담이 하나의 해결방법이다." 라고 하였습니다. 교수들의 역할, 그리고 대학과 교육병원과의 관계에 대해서 현명한 해답을 찾아야 할 때입니다.

저는 네 분 전임 학장님들이 이미 이룩해 놓은신 탄탄한 업적을 토대로 제 임기동안 울산의대의 제2의 탄생을 이루어 국내 최고의 의과대학으로 만들겠습니다. 그러나 고통 없이는 더 큰 도약을 기대할 수 없으며 이러한 고통을 모든 구성원들이 함께 나누어야 할 것입니다. 이를 위해서는 신뢰가 가장 중요한 요소로써 상호간의 신뢰 없이는 아무것도 이룰 수 없습니다. 학장과 보직자들 뿐 만 아니라 모든 교수들, 교육병원장들, 재단이사장, 학생, 졸업생, 학부모, 등 이 모든 분들이 울산의대를 사랑하는 마음과 신뢰를 바탕으로 인화, 양보, 인내, 그리고 남의 입장에서 다시 한번 생각해보는 마음을 가지고 똘똘 뭉치면 얼마든지 가능한 일이라고 봅니다. 저는 태산이라도 옮기겠다는 각오와 끈기로 이를 추진할 것입니다.

올해는 울산의대가 인정평가를 받는 해이기도 합니다. 저는 이를 단지 외부 기관으로부터 성적표를 받는 일회성 행사라고 하기보다는 오히려 평가를 받는 과정이 대학 발전을 위한 자극과 채찍이 되어 울산의대가 단시일 내에 큰 도약을 할 수 있는 계기가 되도록 만들겠습니다.

이 자리를 빌어서 저를 믿고 학장임무를 맡겨주신 울산의대 모든 교수님들, 그리고 진료와 연구로 바쁘신 중에도 의과대학을 위해서 보직을 수락하여주신 박영서 교무 부학장, 조경식 학생 부학장, 문희범 연구 부학장, 김성윤 교무과장, 조성우 연구과장, 이제환 대학원과장, 선우성 기숙사사감, 이희란 대학원과장보, 김미나 임상교무과장보, 김장한 기초교무과장보, 이철환 연구과장보, 그리고 각종 위원회를 맡으실 여러 교수님들에게 학교발전을 위해서 봉사하여주심을 진심으로 감사드립니다. 울산의대 학생과 교수, 그리고 의대 직원들은 울산의대라는 한 배를 같이 타고 있습니다. 이 배가 목표를 향하여 순조롭게 항해 하는 데에는 한분 한분이 모두 중요합니다. 앞으로 울산의대를 국내 최고의 의과대학으로 만들려는 목표를 달성하기 위하여 우리 모두 할일이 참으로 많습니다. 이와 관련하여 제가 최근에 신문에서 본 글을 하나 소개해드리겠습니다.

시작과 창조의 모든 행동에 한 가지 기본적인 진리가 있다. 그것은 우리가 진정으로 하겠다는 결단을 내린 순간 그때부터 하늘도 움직이기 시작한다는 것이다.

끝으로 저는 이 자리를 빌어서 모든 교수님들, 교육병원, 그리고 재단이 좀더 학생과 학교에 애정 어린 관심과 열정을 보여주심으로써 저와 함께 울산의대의 제2의 탄생을 이룩하는데 동참하실 것을 간절히 부탁드립니다.

울산의대 교수협의회보 2004년 3월

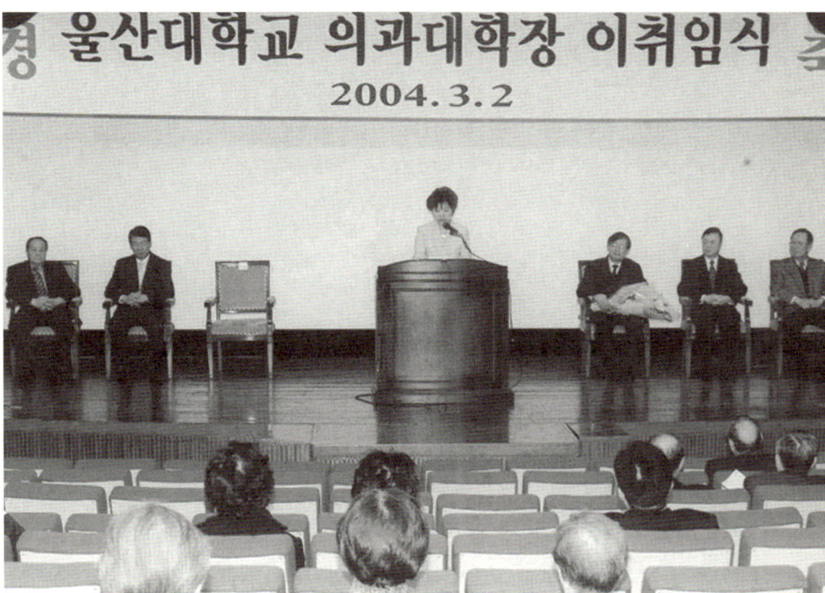

울산대학교 의과대학장 취임식 2004년 3월 2일

울산의대 연구교육관 개관에 즈음하여

울산의대의 오랜 숙원의 하나인 새 교육연구관이 2년 여 공사 끝에 드디어 완공되어 새해부터는 국내 의대 중 최고의 시설에서 교육과 연구가 이루어지게 되어 대단히 기쁘게 생각합니다. 그리고 이를 가능하도록 지원해주신 아산재단과 서울아산병원에 깊이 감사드립니다. 그러나 건물과 설비라는 hardware 만 가지고 훌륭한 교육과 연구가 이루어질 수 없음은 당연하며 이에는 알찬 software, 즉 인적자원에 대한 투자와 재정적인 지원이 필요합니다. 이러한 기대를 가지고 앞으로 울산의대가 세계적인 수준의 의대로 발돋움하기 위하여 나아가야할 방향에 관하여 함께 생각해보고자 합니다.

먼저 연구에 관해서입니다. 잘 아시다시피 훌륭한 대학은 튼튼한 재정적 지원을 바탕으로 훌륭한 교수와 학생들이 만드는 것이며 우수한 연구가 뒷받침되지 않으면 우수한 대학이 되지 못합니다. 다행히 서울아산병원에는 국내 최대의 임상시료가 있으며 이런 점에서 울산의대 교수들은 매우 유리한 입장입니다. 이와 같은 엄청난 진료실적과 이에 따른 임상자료들을 우수한 연구, 논문, 및 특허로 연결시키는 합동연구야말로 우리가 나아가야할 길이며 대학이 그 중심이 되어야 합니다.

날로 열악해지는 의료 환경에서 진료부담이 큼에도 불구하고 연구 분야에서 울산의대교수들의 업적과 외부연구비가 날로 증가하고 있는 것은 매우 고무적이라고 할 수 있습니다. 이제 이러한 임상자료를 바탕으로 새 교육연구관의 준공에 힘입어 울산의대에서의 연구가 한 단계 upgrade 될 것으로 예상됩니다. 즉 더 넓은 연구공간의 확보, 그리고 바이오

벤처 회사들의 입주로 임상과 기초와의 공동연구가 한층 더 활발해지고 대형 국책연구비획득과 이에 따른 우수한 연구결과와 특허 출원이 더 많아지면서 본 대학이 국내 의생명과학연구를 선도하고 나아가서는 세계적인 연구센터로 발 돋음 하게 될 것입니다.

다음은 학생교육에 관해서입니다. 이제 새 캠퍼스에서 공부하게 될 학생들의 기대가 무척 큽니다. 새 건물에는 강의실, 실습실, 동아리실, PBL실, OSCE실, learning center, 개인 사물함, 등 학생관련 hardware는 가히 국내 최고라고 할 수 있을 정도로 훌륭하게 갖춰졌읍니다. 다만 software적 보강이 이제부터의 주요 과제입니다. 그리고 새 캠퍼스는 공간배치 측면에서 보면 학생과 교수 간의 접촉이 구 건물에 비해서 훨씬 용이하여 학생교육이 좀더 효과적으로 이루어질 것으로 생각됩니다. 그러나 한편 병원건물과의 거리는 더 멀어진 탓에 학생과 교수들 간의 교류가 오히려 더 어려워지지 않을까 염려도 됩니다. 결국 학생교육과 선도에는 건물 간의 거리나 공간배치보다는 학생에 대한 교수님들 개개인의 관심과 애정이 가장 중요한 요인이라고 판단됩니다.

교수들은 학생들에게 단순한 지식전달만 할 것이 아니라 인성교육, 그리고 사회, 국가적 문제의식도 갖춘, 미래를 이끌어갈 지도자로써의 소양도 겸비할 수 있는 교육을 실시하여야합니다. 이를 위해 교수님들이 학생교육과 학교업무에 좀더 많은 관심을 기울이고 참여하여야 합니다. 아울러서 최고의 의과대학으로 발돋움하기 위해서는 의학교육전문가가 필요하며 이에 대한 지원을 강화하려고 합니다. 이제는 환자진료와 연구 도중 틈틈이 학생강의를 하는 아마추어 식 의학교육으로는 국제경쟁력을 갖춘 미래의 의사나 연구자를 배출할 수 없습니다.

끝으로 우리를 둘러싸고 있는 의료 환경에 관하여 생각해보려고 합니다. 세상에 단 한 순간도 변하지 않는 것은 없지만 그래도 최근의 의료계

안팎의 상황이 변하는 속도를 보면 이에 적절히 그리고 발 빠르게 대처하는 자만이 살아남을 것은 자명합니다. 이러한 변화에 대응하기 위하여 타 의과대학들이 교육병원과 합심하여 매우 공격적인 전략을 펼치는 것을 볼 수 있습니다. 우리는 남이 일으킨 변화를 따라가기보다 변화를 선도해야합니다.

역사에서 항상 그러하였듯이 지금이 가장 중요한 시기입니다. 새 교육연구관 준공에 즈음하여 대학과 교육병원이 합심하여 울산의대의 수십 년 앞을 바라보는 성공 전략을 세워야합니다. 과감한 선택과 집중이 필요할 것이며 몇 가지 구체적인 예를 들어보면 기초와 임상의 합동연구 강화, 연구 지원에서의 엄격한 평가와 선택, 의학교육전문가 육성, 새로운 의료 환경에 적응할 수 있는 교육과정 개편, 교수법에 대한 교육 강화, 국제교류 활성화, 봉사활동 강화, 등입니다.

이러한 계획의 구상과 실천에는 모든 교수들의 적극적인 협조와 참여가 필수적이나 이 밖에 재학생, 졸업생, 재단, 그리고 교육병원, 지역사회 등 관련된 모든 기관과 조직이 확고한 의지를 가지고 합심하여 세계적인 수준의 울산의대를 만드는데 동참할 것을 부탁드립니다.

울산의대 소식지 2004년 12월

임상실습을 시작하는 의대 학생들을 위한 축사

기다리던 흰 눈이 내리는 날 이런 행사를 갖게 되어서 참으로 기쁩니다. 이제 여러분들이 드디어 병원에서 환자 옆으로 다가가는 임상실습을 시작합니다. 또한 여러분들은 울산의대 마크가 들어간 흰 가운을 처음 입는 학년입니다.

그러나 처음부터 의대 마크를 넣어서 가운을 제작한 것이 아니라 기존의 가운에 붙이느라고 모양이 매우 촌스럽게 되어서 미안합니다. 그래도 의대마크가 새겨진 가운을 입고 병원 실습을 하게 된 것이 울산의대 학생들의 정체성 확립에 도움이 될 것이며, 또한 이런 행사로 인하여 학생들과 교수님들 간의 유대관계도 돈독해 질 것으로 기대됩니다. 지난 16년간 풍납동 캠퍼스에서 울산의대의 발전상을 처음부터 지켜본 교수의 한 사람으로써 개교 이래 처음 이런 행사를 갖게 되어서 저 자신 매우 기쁩니다.

사람들이 연설이나 글에서 흔히 저지르는 잘못으로 남이 듣고 싶은 말이 아니라 자기가 하고 싶은 말만 하는 것이 문제이고 오늘 저도 똑같은 오류를 범하고 있는 줄 압니다. 그럼에도 불구하고 여러분들 중 단 한 분이라도 오늘의 제 말씀으로 인하여 인생행로가 좋은 방향으로 바뀌게 된다면 더 바랄게 없다는 심정으로, 그리고 여러분들을 한꺼번에 이렇게 만나는 기회가 흔치 않으므로 오늘 저는 여러분들에게 하고 싶은 부탁을 모두 하겠습니다.

첫째, 여러분들이 앞으로 의사의 삶을 살아가면서 다양한 주제들에 관심을 가지기 바랍니다. 의사의 3대 적은 무지, 무관심, 악덕이라고 합니다. 그리고 의사를 네 종류로 나눈 동양의 명언이 있는데, 병을 고치지도 못하면서 환자를 괴롭히기만 하는 의사를 악의, 병만 고치는 의사를 소의, 병과 병든 인간을 같이 고치는 의사를 중의, 병든 인간과 병들게 하는 사회를 고치는 의사를 대의라고 하였습니다. 여러분들은 최소한 중의 이상은 되어야 하고 더 나아가서 사회와 국가의 다양한 문제들에 관심을 가지고 해결하려는 대의가 울산의대 출신들 중에서 많이 배출되어야 합니다,

현재 우리나라 의료계에는 불행히도 해결해야 할 문제들이 산적해 있습니다. 그리고 과거와 달리 지금은 의대 졸업생들이 대학이나 병원 근무 또는 개원 이외에 다양한 진로를 모색하고 있으며 이는 의료계 전체를 위해서 다행스런 일입니다. 졸업생이 40명으로 적지만 제 욕심은 이 중에서 법조인, 언론인, CEO, 생명과학 연구자, 국회의원, 보건복지부 등 정부 각 부처의 관리, 장관, 국립보건원장, 환경문제 전문가, 복지기관장 등 다양한 직종에서 울산의대 출신들이 활약을 하고, 그럼으로써 우리나라 의료계와 사회를 바꾸고 이끌어갈 leader들이 여러분들 중에서 많이 나오기를 부탁 드립니다.

이러기 위해서는 다양한 책을 읽어야 합니다. 인문, 교양, 문학, 역사, 생명과학 책을 많이 읽어야 합니다. 울산의대 의학 도서관에서는 이와 같은 책들을 구입하는데 많은 투자를 하고 있습니다. 많은 이용 바랍니다.

둘째, 위와 같은 다양한 관심도 좋지만 학생의 본분은 공부를 하는 것입니다. 사실 의사는 평생 공부를 계속해야 합니다. 무지로 인하여 환자를 치료하지 못하여 죽거나 불구로 만드는 것은 범죄행위라고 할 수 있습니다.

셋째, 이제 임상실습을 시작하면서 스스로 느끼겠지만 의사는 언제나 환자의 말을 경청해야 합니다. “Listen to the patient, He is telling the diagnosis” 라고 William Osler 경이 한 말이 있습니다. 환자가 즉 교과서입니다. 훌륭한 수사관이 미세한 단서, 또는 흘려 듣는 말 한 마디에 사건을 해결하는 것과 마찬가지입니다. 환자의 말, 어린이의 경우는 보호자, 특히 아이엄마의 말을 무시하면 오판 또는 의료사고의 쓴맛을

보게 됩니다.

넷째, 언제나 정도를 걷기를 바랍니다. 아무리 공부가 어렵다고, 현실이 어렵다고, 편법을 쓰거나 원칙에서 벗어나면 결국 끊을 수 없는 악순환의 고리에 빠지게 됩니다.

다섯 번째 부탁은, 최근에는 많은 사람들이 자기가 해야 할 의무는 하지도 않고 권리만을 주장하는 일들이 사회 각 계 각 층에서 벌어지고 있습니다. 의과대학생인 여러분들은 지식인이자 앞으로 우리사회의 리더가 될 분들입니다. 세상을 바꾸도록 작은 힘이나마 한 분 한 분 여러분들이 앞장 서야 합니다.

여섯 번 째, 여러분들은 언제 어디서나 주눅 들지 말고 항상 당당하게 행동하십시오. 우리나라 교육이 변해야 하지만 아직까지는 당당하게 자기 발표를 하는 태도가 매우 부족한 현실입니다. 제가 미국에서 수련받을 때에 회진 도중 의대생들이 교수에게 지난밤에 읽은 전문잡지 몇 페이지에서 누가 무엇을 발표했더라 하면서 잘난 척을 하는 것을 많이 보았습니다. 공부하지 않은 교수는 학생들 앞에서 당황해 하기도 합니다. 우리나라 학생들은 이에 비해서 너무 겸손합니다. 여러분들은 의사이자 싸이언티스트, 그리고 사회의 리더가 될 분들입니다. 그리고 여러분들의 경쟁상대는 세계의 모든 의대생임을 잊지 마시기 바랍니다. 겸손이 물론 중요하지만 과학에서의 침묵이나 겸손은 절대 미덕이 아닙니다.

일곱 번째 부탁은, 아직 여러분은 의사는 아니지만 앞으로 따뜻한 마음을 가진 의사가 되어야 합니다. 병을 고친다는 생각보다 병을 가진 사람, 그리고 그 가족들을 보살핀다는 생각을 가져야 합니다. 마음이 차가운 의사, 공명심에 사로잡힌 의사가 되려면 환자를 치료하기보다 차라리 지금부터 실험실에서 혼자 연구하는 방법을 모색하는 것이 인류복지를 위해서 더 좋습니다. 최근 아산병원에서 발간한 환자들의 수기인 '가슴마다 사랑을'이라는 책을 제가 읽어보았는데 임상실습하기 전에 여러분들 한 사람도 빠짐없이 끝까지 읽도록 추천합니다. 그 이유는 우리가 환자를 볼 때에 언제나 의사의 입장에서만 보았지 환자의 입장이 되어서 생각해 본적은 거의 없기 때문입니다. 그리고 환자 뿐 아니라 가족들이 어떻게 고통 받는 지도 아주 적나라하게 적혀있습니다. 의과대학에서의 어떠한 인성교육 프로그램보다 더 효과적이며 덤으로 얻는 혜택으로는 각종 질병과 환자관리에 대한 폭 넓은 지식을 손쉽게 얻을 수 있다는 점입니다. 이 책을 의대에서 일괄 구입해서 나눠줄 예정이며 학생들이 모두 읽어야 합니다.

여러분들은 선택 받은 운이 좋은 분들입니다. 이제 남은 2년의 의대생활을 무사히 끝내라는 말 대신 저는 그 2년은 앞으로 여러분들 인생의 큰 도약을 준비하는 기간이라고 생각하시기 바랍니다. 미래는 준비된 사람들 몫입니다. 제가 좋아하는 성경말씀에 "구하라 그러면 얻을 것이요, 찾으라 그러면 찾을 것이요, 두드려라 그러면 열릴 것이다" 라는 말이 있습니다. 구하지 않으면 아무것도 얻을 수 없고 해보지 않으면 어떤 일도 성취할 수 없습니다. 여러분들 한 분 한 분의 미래가 도전과 성취로 가득 찬 미래가 될 수 있도록 기원합니다.

2005년 3월

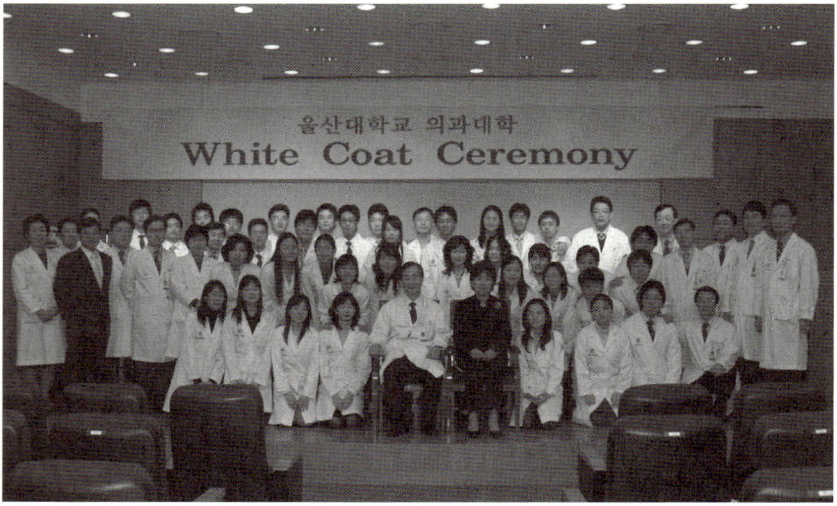

울산의대 white coat ceremony 2006년 3월 15일

울산의대 히포크라테스 선서식 축사

여러분들의 졸업을 축하합니다. 그리고 참석해주신 학부모님과 교수님들 감사합니다. 아울러 이십년 넘게 학생들의 뒷바라지를 해 오신 학부모님들에게도 진심으로 축하드립니다. 학장이 특별히 신경을 써주지도 못 햇는데 졸업생 여러분들 모두 국가고시에 합격하여서 대단히 기쁘고 고맙습니다.

'공부가 제일 쉬웠어요' 라는 책도 있지만 이 말은 정말 사실입니다. 학생 때가 제일 마음 편한 시절입니다. 이 사회에는 공부보다 훨씬 어렵고 이해하지 못할 일들이 아주 많습니다. 영어로 "welcome aboard" 라는 표현이 있습니다. "같은 배에 탄 것을 환영한다" 라는 뜻이죠, 즉 이제 여러분들은 잔잔한 바다 뿐 아니라 험한 풍랑도 우리와 함께 헤쳐 나갈 배를 탈 자격을 얻은 것입니다.

지금 여러분들은 학생신분으로써 마지막으로 들어야하는 강의가 되고 저로써도 여러분들에게 하고 싶은 말을 할 수 있는 마지막 기회이므로 다소 듣기 싫더라도 제 말씀을 들어주시기 바랍니다. 잔소리라고 생각할 수도 있는 당연한 말들이지만 여기계신 분들 중 단 한 분이라도 오늘의 제 강의로 인하여 올곧고 가치 있는 의사로써의 삶의 실마리를 찾게 된다면 큰 보람으로 생각하겠습니다.

의사를 의사답게 만드는 기본자격으로 크게 두 가지 들 수 있습니다. 즉 지식과 인성, 또는 도덕성이라고 할 수 있습니다. 평생 지속적인 교육을 통하여 얻는 탄탄한 실력은 의사의 기본이며 의사가 무지로 인하여 환자를 고치지 못하는 것은 용납될 수 없는 비윤리적인 행위입니다. 이제 여러분들은 모두 의사 면허증을 받으셨지만 의사시험이라는 것이 지식만을 검증하는 제도로써 사실 훨씬 더 중요한 도덕성은 알 수 없다는 문제를 안고 있습니다. 인터넷이 발달하고 수많은 정보가 낱낱이 온

천하에 공개되면서 세상은 점점 투명해지고 있읍니다. 그래서 진실과 정직이 최고 덕목의 자리를 되 찾아가고 있습니다. 구태여 '줄기세포 조작사건'을 예로 들 필요 없이 인터넷시대의 도덕기준이 얼마나 엄격해야 하는지 여러분들도 잘 알고 있을 것입니다.

여러분들이 학생 신분을 끝내고 수련과정을 거친 후 사회에 나가서 개원을 하던지, 교수, 또는 연구자, 관리자, 그 밖의 새로운 분야를 개척하던지, 항상 양심의 소리에 귀를 기울이고 원칙대로 산다면 돈을 좀 덜 벌고, 승진을 좀 늦게 하더라고, 또는 논문을 좀 덜 쓰더라도 후회 없이 평온한 마음을 가지고 보람된 일생을 즐기게 될 것입니다. 조금 돌아가더라도 올바른 길만을 간다면 당장에는 미련해 보이고 손해를 보는 것 같지만 결국 그길 만이 진정한 승리로 가는 길입니다.

이제 여러분들이 의사가 되었다고 진로모색이 끝난 것이 아닙니다. 어제 오늘 새삼스러운 일도 아니고 인류역사상 항상 그래왔지만 현재 우리나라 의료계에는 해결해야할 문제들이 산적해 있습니다. 진료 이외에도 다양한 분야에서 우리나라 의료계와 사회를 바꾸고 이끌어갈 leader들이 우리 울산의대 졸업생 중에서 많이 나오기를 기대합니다.

지금 세계의 대통령, 수상, 총리, 등 국가 지도자들 중에는 의사 출신이 많습니다. 그 중 몇 예만 들어보면 우루과이대통령은 암 전문의, 말레이시아 총리는 산부인과 의사, 최근 당선된 칠레의 최초 여자 대통령은 소아과의사, 에콰도르 대통령은 심장전문의, 등입니다. 여러분들에게 대통령이 되라는 말이 아닙니다. 다만 인간을 다루는 의사라는 숭고한 직업을 선택한 여러분들 앞에는 이와 같이 무궁무진한 가능성과 기회가 열려 있다는 것을 새삼 말씀드리려고 이런 예를 들었습니다.

"불가능을 꿈꾸는 사람을 나는 사랑한다" 이 말은 제가 하고 싶은 말인데 괴테가 먼저 했습니다. 의사, 연구자, 리더에게는 끊임없는 도전정신이 필요합니다. 여러분의 재산은 여기 같이 앉아있는 동료 들과 교수님들,

그리고 가족입니다. 여러분들은 이 곳 울산의대를 더 큰 도약을 위한 베이스 캠프로 생각하고 더욱 더 밖으로, 세계로 뻗어나가야 합니다.

끝으로 짧은 시 한편을 읽고 마치겠습니다. 에밀리 디킨슨의 시인데 장영희 서강대 교수의 책에서 베낀 것입니다

> 내가 만약 누군가의 마음의 상처를 막을 수 있다면
> 헛되이 사는 것 아니리
>
> 내가 만약 한 생명의 고통을 덜어 주고
> 기진맥진해서 떨어지는 울새 한 마리를
> 다시 둥지에 올려놓을 수 있다면
> 내 헛되이 사는 것 아니리.

여러분들의 졸업을 다시금 축하드리며 앞날에 무궁한 영광이 있기를 진심으로 기원합니다

2006년 2월 21일

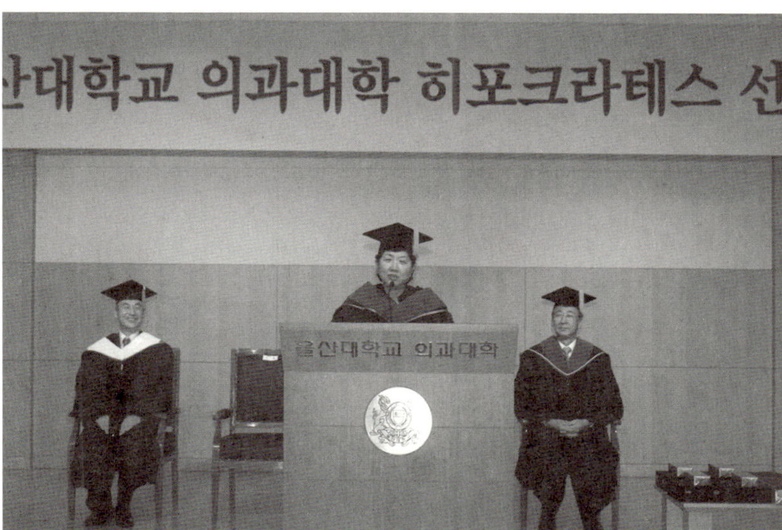

울산의대 히포크라테스 선서식

제 9대 울산의대 학장을 마치며

세월이 참으로 빠릅니다. 2003년 가을 세 교육병원의 구석구석을 뛰어다니며 교수님들을 만났고 많은 대화를 나누었던 기억이 바로 엊그제 같이 느껴지는데 지금 이런 글을 쓰게 되니 참으로 감회가 깊습니다. 학장(dean)과 죽음(dead)과의 차이는 알파벳 글자 하나 뿐이라는 우스개소리의 의미를 전에는 몰랐으나 이제 그 뜻을 조금은 알 것 같습니다. 사실 학장이라는 직책이 쉽고 즐거운 일 보다는 남에게 싫은 말을 해야 할 일이 훨씬 더 많아서 어려운적이 많았습니다. 그러나 교수님 한 분 한 분 모두 부족함이 많은 저를 믿고 울산의대 학장이라는 중책을 맡기신 것에 대하여 항상 고마운 마음을 가지고 매순간 즐겁게 업무에 임하였습니다. 그리고 각종 회의와 행사에 참석하면서 많은 교수님들을 다시 만나면서 참으로 많은 것을 느꼈고 배웠습니다. 그러면서 의대 학장, 그 중 특히 울산의대 학장이 얼마나 중요하고 어려운 직책인지, 그리고 의과대학이 잘 되는 것이 병원 발전과 우리 모두의 발전에 얼마나 중요한지를 새삼 깨달았습니다. 이 글에서 저는 임기 중 제가 학장으로써 이룬 일과 미처 끝내지 못했던 일들, 아쉬운 일들, 그리고 차기 학장에 대한 부탁의 말씀을 드리고자 합니다.

저는 지난 2년간 교내 및 외부의 끊임없는 일상 업무와 출장 이 외에도 학장을 맡자마자 의대 인정평가를 준비하여 좋은 평가를 받았고, 학생들에게 대학의 소속감과 자부심을 심어주고 폭넓은 지식을 주기 위하여 학생 실습 가운에 의대로고 부착, 보직교수들과 학생전체와의 모임, white coat ceremony 신설, 학부모 모임, 총 25회에 걸친 월요특강, 필독도서 배부, 학생들과 문화공연 관람 등을 하였습니다. 교수님들을 위해서는 교수수상제도(연구상, 봉사상, 교육상)신설, 교수수첩 제작,

퇴임 교수님들을 위한 기념패 제작 및 연구실 확보, 그리고 이밖에도 의대와 연구소의 종합 소식지 발간을 시작하였으며 홈페이지 개편, 홍보물 제작, 의과학과 의학과의 석, 박사 학위 수여식 시작, 등등의 일들을 추진하였습니다.

그러나 어려운 외부여건들로 인하여 뜻 한대로 이루지 못한 일들도 있습니다. 대학생자녀 학자금 보조 문제는 대학 본부로부터의 동의는 얻었으나 병원으로부터의 재원을 얻지 못하여 취임 시의 약속을 지키지 못한 점 미안하게 생각합니다. 또한 의대가 새 건물로 옮긴지 이미 1년이 지났으나 건물 외벽에 의대 간판도 달지 못하였으며 장학금과 발전기금 기증자들(의대교수 포함)의 이름을 새긴 동판도 부착하지 못하였습니다. 심지어는 학생들이 자신들의 정체성을 확립하기 위하여 개교 이래 자발적으로 모금한 기금으로 의대 건물(?) 앞에 설치하고 싶어 하는 히포크라테스 동상도 세우지 못하여 학장으로써 참으로 민망스럽습니다. 의대가 입주(?)해있는 건물 안에서의 의대의 위상과 자율성이 불명확한 상황에서 학장으로써 학생들과 교수님들의 다양한 건의나 희망사항들을 모두 수용할 수 없었던 점을 이해하여 주시기 바랍니다.

학생관련 업무에 관하여 말씀 드리겠습니다. 우선 우수 신입생 선발 자체를 어렵게 만드는, 해마다 바뀌는 정부의 이상한 입시정책에도 불구하고 최우수 학생을 뽑으려는 열망으로 해마다 입시정책을 검토하고 선발과정에 참여하여 주신 여러 교수님들의 열정과 헌신에 깊은 감사를 드립니다. 학생 curriculum에 관하여는 개교 이래 지금까지 여러 차례에 걸쳐서 개선되어 왔으며 지난 2년 동안에도 교과과정의 일부가 개편되었습니다. 작년에는 특성화 과정이 신설되어 첫 해라 미흡한 점이 있었음에도 불구하고 성공적이라는 평가를 받았습니다. 뿐만 아니라 기초과정, PBL, CPX, OSCE 등도 해당 과 교수님들과 협의해가면서 필요한 부분을 조금씩 개정해나가고 있는 중입니다. 아울러 작년

의사국가고시에서 한명의 탈락자가 있었으나 올해에는 전원 합격하여 대단히 기쁘고 학생들이 자랑스럽습니다. 그러나 여러 사정으로 인하여 학생들과 보다 친밀한 관계를 만들지 못하여 아쉽고 학생들에게 미안하게 생각합니다.

저는 지난 2년간 학장직을 수행하면서 학교 일들 뿐만 아니라 외부의 여러 일들에도 참여하면서 의대 학장이라는 직책이 우리나라 의료인의 양심을 대표하고 의료계의 미래를 위한 교육을 책임지는 대단히 중요하고 따라서 어려운 직책임을 새삼 깨달았습니다. 특히 울산의대 학장은 비록 학생 수는 적지만 교수 숫자가 많을 뿐 아니라 질적으로도 자타가 공인하는 우리나라 최고 수준이므로 타 의대 학장들에 비하여 그 영향력이나 중요성이 훨씬 더 크다는 것을 실감하였습니다. 따라서 울산의대 학장은 본교 뿐 만 아니라 타 의대들을 포함해서 우리나라 의료계 전체를 선도하려는 노력을 기울여야합니다.

동서고금을 막론하고 대학 본연의 업무는 교육, 연구, 그리고 사회와 국가에 대한 봉사라고 할 수 있습니다. 의과대학은 이에 한 가지 더 추가하여 진료업무가 있으나 이는 교육병원의 고유 업무이므로 의대학장이 관여할 일이 아닙니다. 학생교육은 의대만의 고유 업무로써 하루아침에 성취되는 것이 아니어서 역대 학장님들과 보직자들의 부단한 노력과 정성으로 지속적으로 발전하여 왔습니다. 이에 반해 연구관련 업무는 의대가 주축이 되어 병원과의 teamwork와 network를 통한 공동의 노력으로 시너지 효과를 얻는 것이 가장 이상적입니다. 즉 연구관련 업무는 의대를 중심으로 병원과 연구소가 협력하는 체계가 되어야만 외부 연구비 획득도 용이해지고 대학의 위상이 높아지게 되며 그 결과 우리가 속한 병원도 좋아지는 상승효과를 기대할 수 있습니다. 그러나 연구주체로서 대학을 배제하려는 시도가 제가 학장을 맡기 전부터 지속적으로 이루어져 왔으며 제 임기 도중 이러한 시도가 심화되어 연구지원 업무에서 의대와 학장으로써의 역할을 제대로 수행할 수 없었습니다. 저는 울산의대가 앞으로 10~20년 후에도 지금과 같은 최고 수준의 연구 성과를 유지할 수 있도록 의대 중심의 연구 활동을 지원하고자 대내외적으로 많은 분들로부터 조언도 구하면서 백방 노력하였으나 저의 뜻을 실현하기에는 어려운 장애물들이 너무 많아 제대로 추진하지 못하였습니다. 이 점 새 학장이 해결해야할 중요한 부분입니다. 배의 선장이 가장 두려워하는 것은 배가 어디로 흘러가는지를 모르는 것입니다. 지금 우리의 주변 환경은 매우 빠른 속도로 변하고 있으며 저는 울산의대의 지금 상황을 위기라고 생각합니다. 그런데 더 큰 문제는 우리들 대부분은 이를 깨닫지 못하고 있다는 것입니다. 학교의 모든 구성원들이 함께 공유하는 사명감과 뚜렷한 목표의식, 그리고 올바른 가치관이 절실히 필요한 시점입니다.

저는 제가 2년 전에 여러분들에게 한 약속들을 한시도 잊은 적이 없으며 애초에는 매우 낙관적으로 생각하며 희망을 가지고 최선의 노력을 기울였으나 예상과 달리 제한된 권한 만을 가진 학장으로서는 일을 더 이상 추진 할 수 없어서 안타까웠고 저를 뽑아주신 교수님들에게도 면목이 없습니다. 학장직을 수행한 지난 2년간은 저 개인에게 진정으로 보람된 시간이었으며 저에게 이러한 귀한 기회를 주셨던 교수님들 모두에게 저는 큰 빚을 졌다고 생각하며 이를 평생 기억하겠습니다. 또한 제가 교수님들에게 원칙을 지켜주실 것을 고집함으로써 본의 아니게 몇 분의 교수님들에게 마음의 상처를 입혀 드린 것에 대하여 미안하게 생각합니다.

진정으로 바라건대 의대의 모든 구성원들이 탄탄한 실력과 부단한 노력을 기본으로 하되 더 중요하게는 상호 존중과 신뢰를 쌓아감으로써 우리 모두 함께 최고 수준의 명성을 이어갈 것을 기대합니다. 울산의대와 교수님들 모두의 무궁한 발전과 건강을 기원하면서 다시금 진심으로 감사의 뜻을 전합니다.

울산의대 교수협의회보 2006년 2월 7일

의학 교육이 나아갈 길

울산의대가 개교한지 20년이 지났다. 그 동안 사회 모든 분야에서 격심한 변화가 있었고 의료인들도 이에 따른 큰 풍랑을 겪고 있다. 의료계에도 수많은 난제들이 앞을 가로막고 있고 가까운 시일에 좋아질 기미조차 보이지 않고 있어 지금의 의대생들도 이를 피해가지는 못할 것이다. 이런 와중에 2004년부터 울산의대 학장직을 수행한 2년이라는 기간은 다소 짧은 감은 있지만 그래도 본인에게는 참으로 많은 것을 배우고 생각하게 한 소중한 시간이었다. 이제 개교 20년을 기념하는 글을 부탁 받고 학장 임기 중 못 다한 일들, 후회스러웠던 일들에 대한 회상은 마음 뒤 편에 접어두고 대신 앞으로 울산의대의, 나아가서는 우리나라 의학교육이 나아갈 방향을 모색해 보는 것도 가치있는 일이라고 판단되어 이를 요약하고자한다.

> Half of what the faculty teaches to medical students is wrong, but the faculty does not know which half.

오래 전에 하바드 의대 학장이었던 Dr. C. Sydney Burwell이 했던 말이라고 한다. 의과대학에서 학생들에게 가르쳐야할 지식이 기하급수적으로 증가하고 있다. 그러나 현재 옳다고 알려진 모든 지식을 학생들이 전부 알아야 할 필요도 없고 그렇게 하는 것도 물리적으로 불가능에 가깝다. 그러므로 의대 교육에서는 의학의 기본 원리를 중심으로 필수 교육을 하면서 지식보다 더 중요한 인성교육과 윤리교육, 그리고 사회현상에 대한 통합적인 교육을 포함시키는것이 옳다고 생각된다.

현재 우리나라 의학교육의 가장 큰 문제는 상상력과 창의력을 갖춘 글로벌 인재를 키우기 어렵다는 점이다. 아마도 이는 의대 뿐 아니라 우리나라 교육 전체의 공통된 문제일 것이다. 모든 것이 시험성적 순의 서열화, 심지어는 인턴, 전공의 선발도 점수를 기반으로 하고 있다. 과외가 성행하는 중 · 고등학교와 별반 다르지 않다. 그야말로 상상력, 창의력이 말살되는 교육이다. 과거에도 그랬지만 특히 앞으로는 창의력이 뒷받침되지 못하고 남이 이루어 놓은 것을 따라만 해서는 절대 남을 선도하지 못할 것이다. 우리나라에서 극소수 최고의 인재들이 모인 의대에서 이런 교육을 하지 못한다는 것은 안타까운 일이고 인적자원의 낭비라는 생각조차 드는 것은 필자만의 생각이 아닌 것 같다. 암기 잘하고 정답 잘 맞추는 붕어빵 의사들을 양산하는 것은 아닌지 반성해볼 필요가 있다. 이런 식의 교육을 받고 졸업한 후에 다시 인턴과 전공의 채용시험 역시 점수로 결정되는 것이 현실이니 이들의 고민을 이해 못할 바는 아니지만 우려되는 상황이다. 앞으로의 의대 교육은 전문성과 창의성을 모두 겸비한 의료인을 양성해내는데 초점이 맞추어져야 할 것이다. 이들에게는 전문 지식도 중요하지만 동시에 사회, 정치, 경제, 문화, 철학, 예술 등 다양한 분야에 관심을 가지도록 도와서 세계를 선도하는 리더가 탄생할 수 있는 환경을 만들어 주어야 한다.

또 하나 강조하고 싶은 것은 타인의 생명을 다루는 의료인 양성에 인성교육과 윤리교육을 좀 더 적극적으로 그리고 효과적으로 해야 한다는 점이다. 몇 해 전 서울아산병원 인턴이 숙소에 더운 물이 나오지 않는다고 자기 어머니에게 불평하니 그 어머니가 병원장에게 전화를 해서 항의했다는 이야기가 자주 회자되고 있다. 또한 어렵게 선발한 전공의들이 수련 도중 아무런 대책없이 갑자기 그만두는 일은 이제 아주 흔한 일이 되어버렸다. 물론 이런 일들이 일어나는 것이 반드시 의대 교육이 잘못되어서 만은 아닐 것이다. 최근에 만연하는 사회 풍조만 보아도 개인의 책임이나 의무보다는 권리만을 주장하는 잘못된 방향으로 가는 것 같다. 그런데 남들보다 좀 더 많은 교육을 받았고 최고의 지성인으로 선택받은 의대학생이나 의사들조차도 이런 점에서 별로 예외가 아닌 것 같아서 매우 유감스럽다. 최근 의료기술의 눈부신 발달로 말미암아 의료관련 윤리문제들도 점차 복잡해지고 있으므로 이에 발맞추어 윤리교육도 변해야 한다. 임상에서의 다양한 윤리문제들은 물론이고 연구윤리도 좀 더 구체적이고 현실에 맞게 달라져야 한다.

또 하나 우리나라 교육의 근본적인 문제는 말하기와 글쓰기 실력의 부족이다. 본인이 미국 대학병원에 처음 갔을 때 받은 충격은 그곳 학생과 전공의들의 발표력과 토론실력이었다. 선진국에서는 어릴 때부터 토론 문화가 발달되어있고 essay 쓰는 훈련을 강하게 받는다. "침묵은 금이다" 라는 우리나라의 오랜 유교전통사상으로 말미암아 말하기 능력이 떨어지는 것은 사실이다. 현대 사회에서는 단순히 알기만 해서는 경쟁력을 키울 수 없다.

> In science the credit goes to the man who convinces the world, not to the man to whom the idea first occurs.

유명한 심장의사였던 Sir William Osler(1849~1919)의 말이다. 즉 아무리 훌륭한 아이디어도 이를 먼저 생각해낸 사람 몫이 아니라 이를 실천한 후에 글로 발표한 사람 몫이라는 말이다. 작금의 의료계의 수많은 문제들이 해결되지 못하는 이유도 의료계가 설득력 있는 말과 글로 국민과 정부를 이해시키지 못한 것도 중요한 요인 중 하나라고 생각된다. 따라서 의대 학생교육부터 발표력과 essay 실력을 향상시켜 줄 것을 부탁한다.

마지막 제안이 하나 더 있다. 의과대학 학생 때 물론 국내 의료봉사도 중요하지만 저개발 국가에 가서 하는 해외의료 봉사를 한번은 꼭 가보도록 권하고 싶다. 의사가 되려는 학생들에게 봉사정신은 아무리 강조해도 지나치지 않겠지만 그 방법도 우리나라보다 훨씬 어려운 나라들의 비참한 현실을 직접 눈으로 목격하는 것도 다른 어떤 봉사활동 보다 더 값진 경험이 될 것이다. 이를 통해서 얻을 수 있는 또 다른 수확은 global health issue를 직접 체험함으로써 미래를 바라보는 눈을 좀 더 멀리, 그리고 넓게 둘 수 있고 그럼으로써 글로벌 리더의 자질을 좀더 충실히 배양할 수 있다는 점이다.

이제 울산의대 졸업생들이 울산의대 뿐 아니라 국내 유수 의과대학의 교수로 진출하고 있으며 교수직이 아니더라도 다방면에서 두각을 나타내고 있는 것은 매우 기쁜 일이다. 모쪼록 앞으로도 울산의대가 격동하는 외부환경에 발 빠르게 대응함으로써 미래에는 울산의대 출신들이 우리나라 의료계에서 뿐 아니라 세계적으로도 훌륭한 업적을 많이 이루기를 기원한다.

울산의대 20년사 2009년 1월

건강 HEALTH

신뢰할 수 있는 건강 뉴스, 한국일보 건강면은 보건 의료 제약 영양 등 다양한 최신 건강정보를 제공합니다.
-전화(02)724-2108 팩스(02)722-5744

선천성 심장기형 대부분 완쾌 가능

"무작정 아기 지우려 하지 마세요"

의사의 세계

서울아산병원 **박 인 숙** 소아심장과교수

1973년 서울대 의대를 졸업한 후 30여년 만에 얻은 인생의 방학…. 3월부터 연구년을 맞은 박인숙(54) 울산대의대 서울아산병원 소아심장과 교수(보건복지부지정 선천성 기형 및 유전질환 유전체 연구센터장)는 여전히 매일 병원에 출근하고 있다. 연구활동에만 몰두할 수 있도록 주어진 1년의 휴가를 자진해서 6개월로 줄였다. 실은 1주에 한번 외래 진료까지 하고 있다. 그는 "환자의 맥이 끊어질까봐"라고 말하지만, 얼마든지 건강하게 키울 수 있는 태아가 부당하게 죽임을 당하는 일을 조금이라도 줄이고 싶고, 한명의 생명이라도 더 구하고 싶다는 의사로서의 열정에서다.

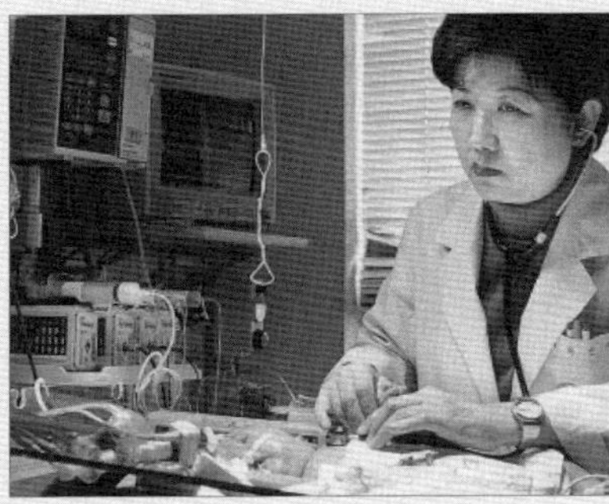

박인숙 교수는 "태어날 때 눈에 보이는 선천성 기형이 없다고 평생 완벽한 삶을 누리는 건 아니다"고 말한다. /최홍수 기자

"손가락 한 개만 더 있어도, 심장에 구멍 하나만 발견돼도 무조건 아기를 지우겠다고 우깁니다." "기형아 진단을 위한 양수검사나 혈액검사에서 조금만 수치가 높아도, 의사가 고개만 갸우뚱해도 산모들은 더 이상의 정밀 검사를 거부하고 아기를 지우지요."

박 교수는 현대의학의 발달로 점점 정교하게 이루어지는 각종 기형아검사가 오히려 무분별한 낙태로 이어지고 있다고 안타까워한다. 3차원에서 이제는 4차원 영상기술로 태아가 엄마의 자궁 안에서 손가락을

한해 22만명 태아가 기형우려 낙태
수술받은 신생아 90%가 '정상생활'
"기형 의심되면 전문가 진단 받아야"

그는 현대의학으로 대부분 선천성 심장기형은 완쾌가 가능한데도, 기형이 발견됐다고 무조건 아기를 지우는 것은 부당하다

라고 있다. 산모의 산전 검사에선 태아의 심장기형이 의심됐으나, 정상아로 태어난 경우도 많다. 심장 칸막이에 구멍이 있거

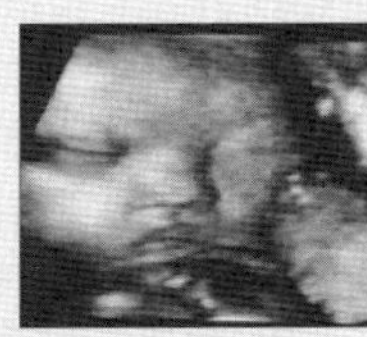

엄마 자궁 안에서 손가락을 빨고 있는 태아. 초음파로 본 영상.

한국일보 2003년 3월 28일

생명

안타까운 기형, 소중한 생명 살리기: 대한 선천성 기형 포럼

선천성 기형의 종류는 매우 다양하며 완치가 가능한 기형도 많다. 그러므로 선천성 기형이 있다고 무조건 절망할 필요는 없으며 전문가의 상담이 필요하다. 감기약 한번 잘 못 먹어서, 또는 임신인 줄 모르고 한번 찍은 가슴 X-선 사진으로 인공임신중절을 하는데 이는 고쳐져야 할 관행이다.

생명경시, 방치 할 수 없다

기형을 가진 아기들이 버려지고 있다. 요즈음 신문지상에 생명경시현상, 특히 어린이의 생명에 대한 경시 풍조가 위험수위에 이른 것 같다. 기형을 가지고 태어나는 아이들은 더 말할 나위가 없다. 기형을 가지고 태어나는 아이를 부모가 열심히 고치려고 해도 친척, 친지 등 주위의 협조가 부족하고 오히려 치료를 방해하여 부모들을 더욱 어렵게 하는 경우가 많다. 또한 아기들의 부모가 대부분 젊고 갓 사회생활을 시작한 경우로 경제적인 부담도 치료에 큰 장애요인이 되고 있다. 일본과 같이 2세 미만의 영 · 유아의 의료비는 무조건 정부가 부담하는 제도를 입법화한다면 많은 아기들을 살릴 수 있으며 나아가서는 출산율을 높일 수도 있을 것이다.

무조건 절망할 필요 없다

산전 검사에서 기형이 조금만 의심되어도 무작정 아기를 지우려는 경향이 있다. 산전 기형아 검사에는 산모 혈액검사, 융모 검사, 양수검사, 태아 혈액검사, 그리고 초음파 검사가 있다. 이러한 검사에서 기형이 확실하지 않아 검사를 다시 해보자고 하거나 또는 큰 병원에 가보라고 하여도 아기를 지우는 경우가 종종 있다. 이런 결정은 부모의 무지 때문이기도 하지만 상담하는 의료진의 태도도 매우 큰 영향을 미치게 된다.

선천성 기형의 종류는 매우 다양하며 완치가 가능한 기형도 많다. 출생하는 신생아의 약 4~5%가 선천성 기형을 가지고 태어나며 1%는 선천성 심장병이다. 기형 중에는 시간이 지나면서 저절로 없어지는 기형(작은 심실중격 결손과 같은 심장기형, 폐의 낭종), 치료 없이 그대로 가지고 살아도 큰 문제가 없는 기형(작은 심실중격결손, 판막의 경한 협착), 수술로 완쾌가 가능한 기형 (언청이, 대부분의 심장병, 항문기형, 식도기형), 수술해 주면 정상생활은 가능하나 약간의 후유증과 약물 복용이 필요한 경우(복잡 심장기형), 출생 후 점차 나타나는 기형(요로나신장 기형), 출생 전에 자연 유산되거나 출생 후 치료를 해 주어도 사망률이 높은 기형(심한 염색체 이상, 심한 폐 형성 부전) 등등 그 종류가 매우 다양하다. 그러므로 선천성 기형이 있다고 무조건 절망할 필요는 없으며 전문가의 상담이 필요하다.

선천성 기형 원인 찾기 어려워

선천성 기형의 원인은 아직 대부분 알려져 있지 않다. 다운 증후군이나 그 밖의 염색체 이상, 또는 몇 가지 약들이 기형을 일으킨다고 알려져 있다. 그러나 이는 시중에서 오래 전에 사라졌거나 산모가 쉽게 얻을 수 없는 약들이다. 유전자의 돌연변이가 원인인 경우 이러한 돌연변이가 왜 일어나는지는 현대 의학으로 대부분 알 수 없다. 간혹 감기약 한번 잘못 먹어서, 또는 임신인 줄 모르고 한번 가슴 X-선 사진으로 인공임신중절을 하는데 이는 고쳐져야 할 관행이다.

선천성 기형의 대부분은 원인을 알 수 없음에도 불구하고 아기가 기형을 가지고 태어나면 엄마가 시댁에서 쫓겨나거나 이혼당하는 안타까운 경우를 드물지 않게 본다. 평생 "아기에게 기형을 만들어 주었다."는 근거 없는 죄의식에 시달리는 경우도 많다. 대부분 태아의 주요 장기는 수태 후 9~10주 내에 완성되며 그 후 임신기간에는 크기가 커지게 된다. 그러므로 실제 임신을 확인했을 때 아기의 장기는 이미 모두 완성 된 후 이다.

따라서 선천성 기형의 발생에 관해 태교나 상식을 벗어나는 특별한 조심은 필요하지 않다.

안타까운 생명 살리기 위해

산부인과 의사들도 수난을 당하는 경우가 많다. 모든 기형을 산전에 알 수 없음에도 불구하고 분만을 도운 의사에게 항의를 하거나 금전적인 요구를 하는 경우가 있다. 또 산전검사 중 아기에게 문제가 발견되면 기형의 종류와 무관하게 막무가내로 임신중절수술을 요구하여 산부인과 의사의 입장을 매우 어렵게 만든다. 치료가 가능한 기형은 산전에 부모에게 알리지 않아도 되는 법을 만든다면 태아는 물론 산부인과 의사도 보호하는 장치가 될 것이다.

이와 같은 문제들을 실제 임상 진료에서 흔히 경험하면서 안타까운 생각이 들어 소아심장과, 소아심장외과, 산부인과, 진단방사선과(영상의학과로 명칭변경), 성형외과, 정형외과, 신경외과, 소아외과, 비뇨기과, 재활의학과, 등의 여러 기형 전문가들이 모여서 본 모임이 탄생하였다. 본 포럼은 4월 25일 창립 심포지엄을 개최하여 창립 총회를 개최하였다. 향후에는 구청이나 보건소, 신문사, 병원, 등과 연계하여 일반인 대상의 강좌를 개최하고자 한다. 또한 지방에 지회도 만들어서 전국적인 규모의 홍보 캠페인도 개최 할 예정이다. 앞으로 홈페이지 (www.kbdf.or.kr)를 이용한 상담과 교육을 실시 할 예정이다.

가정의 벗 2004년 6월

대한선천성기형포럼 창립총회 기조연설

최근 의료기술의 눈부신 발달, 사회, 윤리관의 변화 등으로 인하여 태아기형 검사가 폭발적으로 증가하는 추세이며 이에 대한 관심과 수요가 급증하고 있다. 산전 검사는 원래 태아 이상을 조기 발견하여 출생 직후(일부 기형이나 질병은 출생 전에도 치료 가능) 적절한 치료를 해주어서 완쾌 시키거나 또는 장애 발생을 예방하고자 하는 것이 목적이었다. 그러나 이러한 긍정적인 면이 있는 반면에 부작용이 심각하여 이에 대한 대책의 필요성이 대두되고 있다.

이 포럼의 목적은 산전진단, 특히 태아초음파검사의 증가로 인하여 많은 태아들이 '기형'이라는 진단(오진? 포함)을 받고 태어나 보지도 못하고 지워지는 현실, 그리고 기왕에 태어난 아이도 선천성 기형이 있다는 이유로 버려지는 상황이 너무나 안타까워서 이런 일을 자주 접하게 되는 의사들(산부인과, 진단방사선과, 소아과 중에서 기형을 가장 많이 보는 소아심장과)의 연구모임에서 이런 단체를 만들어서 상황파악도 하고 일반인들과 의사들을 교육시켜야한다는 필요성을 절감하게 되어 시작된 모임이다.

불행히도 일반인들은 물론이고 많은 의사들이 선천성 심장병을 포함하여 여러 선천성 기형들이 최근의 발달된 의술 덕분에 완쾌가 가능해졌다는 사실을 잘 알지 못하고 있으며, 또한 우리 사회에 만연한 생명경시 풍조로 인하여 산모와 가족 측에서도 기형이 조금이라도 의심(확진이 아니라!)만 되어도, 또는 생명과 아무 상관이 없는 사소한 기형이라도 태아를 함부로 지우거나 출생 후에 아기를 버리는 경우가 종종 일어나고 있다.

의사는 질병의 치료와 예방뿐 아니라 건강에 대한 상담과 올바른 정보를 대중에게 제공할 의무도 있다. 그러나 임산부와 그 가족들을 포함한 일반인들은 물론이고 의료인들에게 조차 선천성 기형에 대한 산전진단, 자연경과, 치료방법, 치료 결과, 예후 등에 대한 적극적인 교육과 홍보의 기회가 부족하여 올바른 정보를 얻기 어려운 상황이었다. 이로 말미암아 태아 또는 출생한 아이에서 선천성 기형이 발견되거나 의심되는 경우 기형 전문가에 의한 올바른 평가와 충분한 상담이 부족한 상황에서 기형이 발견된 환자와 그 가족들이 최선의 관리를 받기 어려운 경우가 종종 발생하고 있다.

따라서 본 포럼에서는 여러 장기의 선천성 기형에 대한 출생 전 및 출생 후 진단과 치료를 담당하는 다양한 분야의 전문의들이 협진하여 진단, 치료, 예후에 대한 정보를 교환하고자한다. 또한 의사들은 물론이고 일반인 들에게도 올바른 정보를 제공함으로써 기형을 가진 환자와 그 가족들을 도우며 나아가서 생존 가능한 기형인 경우 최선의 진료를 받을 수 있도록 하여 귀중한 생명을 살리고자 하는 것이 본 포럼의 목적이다.

2004년 4월 25일

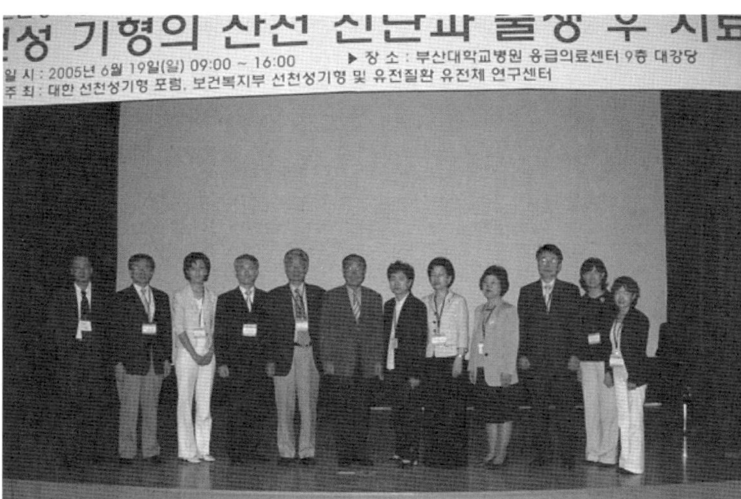
일 시 : 2005년 6월 19일(일) 09:00 ~ 16:00
▶ 장 소 : 부산대학교병원 응급의료센터 9층 대강당
주 최 : 대한 선천성기형 포럼, 보건복지부 선천성기형 및 유전질환 유전체 연구센터

대한선천성기형포럼(Korean Birth Defect Forum) 심포지엄 2005년 6월 19일

'생명의 환희' 책 서문

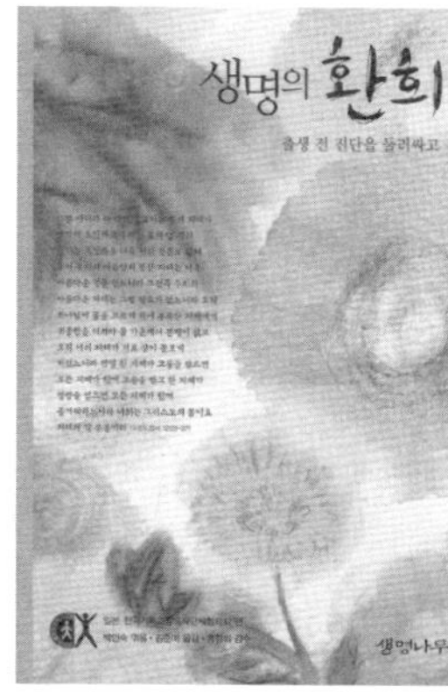

일본 전국기독교장애자단체협의회 편
박인숙 엮음, 생명나무, 2005년

2003년 봄 홍창의 선생님으로부터 이 책을 처음 소개 받은 지 2년 만에 우리나라에서 번역본을 출간하게 되어 대단히 기쁘게 생각합니다.
저는 소아심장 전문의로써 선천성 심장기형을 가진 아이들을 돌보다가 최근 태아초음파검사가 급속도로 발전함에 따라 지난 7~8년 전부터는 출생 전 태아의 심장 초음파검사도 산부인과와 같이 시행하고 있습니다. 이 중에는 선천성 심장병으로 산전진단 받고 계획분만 후 신속하고 적절한 치료를 받고 완쾌되어 건강한 삶을 살고 있는 보람되고 기쁜 경우들도 많습니다. 그러나 반대로 고칠 수 있는 기형임에도 불구하고 임신중절수술로 인하여 태어나지도 못하는 안타까운 경우들도 접하게 되었습니다. 또한 기형이 있는지 모르고 출생한 아이가 적절한 치료를 받지 못하거나 심지어는 버려지는 경우도 있습니다. 이러한 상황은 심장 전문의 뿐 아니라 다른 장기의 기형을 다루는 전문의들도 비슷한 경험을 하고 있습니다. 이에 모든 종류의 선천성 기형을 전공하는 전문의들이 모여 같이 고민하고 상황을 개선해 보고자 대한선천성기형포럼(Korean Birth Defect Forum. www.kbdf.or.kr)이라는 단체를 만들었고 그 사업의 일환으로 이 책을 발간하게 되었습니다.

평생을 살다보면 불행히도 많은 사람들이 다양한 종류와 다양한 정도의 장애를 가지게 되므로 이 책이 선천성 기형으로 인한 장애 뿐 아니라 후천적으로 생긴 장애로 고통 받는 모든 이들에게도 위안과 도움이 되기를 바랍니다. 아울러 '선천성 기형은 곧 장애'라는 잘못된 개념도 고쳐져야 합니다. 현대의 의료기술로 많은 선천성 기형은 완치가 가능하며 산전에 발견된 어떤 종류의 기형은 저절로 좋아지거나 없어지는 경우도 있으므로 기형 전문가와의 상담은 이루 말할 수 없이 중요하다고 할 수 있습니다.

출생하기도 전 태아의 모습을 핸드폰 동영상으로 언제든지 볼 수 있을 정도로 발달된 기술 수준에 비해서 생명에 대한 가치관은 이에 못 미치고 있는 것 같습니다. 이러한 국내 현실에 비해서 일본 기독교계에서 선천성 기형의 산전진단이라는 주제를 가지고 생명윤리문제를 이미 오래전부터 심도 있게 토의하고 고민해왔다는 사실이 다행스럽게 생각되며 이 책의 발간을 계기로 이런 문제들이 우리나라에서도 좀더 심도 있게 토의되고 개선되기를 바랍니다.

기독교서적인 관계로 타 종교를 가진 분들이 접하기 어려울까 염려도 되나 생명존중사상은 어떤 종교나 근본적으로 마찬가지라고 생각되어 종교를 초월하여 모든 환자와 가족들에게 이 책이 도움이 되기를 진심으로 바랍니다.

이 책의 발간은 다음에 열거한 여러분들의 헌신적인 기여가 없었으면 불가능했을 것입니다. 이 책을 처음 일본에서 발간하고 우리나라에서의 판권을 무료로 허락해주신 일본 전국기독교장애자단체협의회와 본인들의 개인적인 이야기를 써주신 일본 환자와 그 가족들, 이 책을 처음 저에게 보여주시고 감수까지 해주신 서울대학교 명예교수이자 전 울산의대 교수 홍창의 선생님, 무료로 번역을 해주신 고려대학교 일어일문학과 김춘미 교수님, 원고를 교정해주신 성균관의대 삼성제일병원 영상의학과 송미진 교수님, 출판사를 찾느라 어려움을 겪을 때에 흔쾌히 출판을 맡아주신 생명나무 이준환 사장님께 깊은 감사를 드립니다.

2005년 8월

SBS '그것이 알고 싶다(선천성 기형)'

우리나라의 인공임신중절 수술율이 매우 높은 것은 잘 알려져 있는 사실이다. 2001년 5월 한국 보건사회연구원이 발표한 바에 의하면 15~44세 우리나라여성의 임공임신중절 이유로 1위가 자녀를 원하지 않아서(38.7%), 2위가 터울조절(15.3%), 3위가 임산부의 건강(13.7%), 4위가 태아이상 우려(10%), 그밖에 경제적 곤란(7%), 혼전 임신(5.3%), 태아 이상(4.6%), 태아가 딸(1.8%), 가정문제(1.6%), 기타 (10%) 순 이었다. 1,349명을 대상으로 한 이 조사 결과를 토대로 하면 우리나라의 한해 출생 수는 약 60만 명, 한 해 낙태 건수는 약 150만 명으로 추정된다. 위의 조사를 토대로 볼 때 낙태 이유 중 4.6%가 태아 이상, 10%가 태아이상을 우려해서라고 한다면 한해 약 22만 명의 태아가 세상에 나서보지도 못하고 사라져가고 있다. 여기서 눈 여겨 보아야할 것은 명확한 태아 이상은 4.6%이고 태아 이상이 우려되는 경우가 10%라는 사실이다. 태아 이상이 우려될 뿐이지 정확히 태아 이상이 없을 수도 있음에도 불구하고 낙태를 하는 안타까운 일이 벌어지고 있다. 임신중절이 허용되는 태아이상으로는 염색체이상으로 인한 기형, 또는 염색체검사는 정상이더라고 여러 장기들, 특히 심장, 뇌, 그리고 신장 등 주요 장기들의 기형이 동반된 경우들이다. 그러나 많은 경우 심각하지 않는 완쾌가 가능한 심장기형인 경우에도 임신중절수술이 시행되고 있다.

선천성 기형아가 태어날 확률은 대개 4~5% 정도이며 선천성 심장병은 출생 신생아 100명당 약 1명에서 발생한다. 이중 약 절반에서 수술이 필요하며 이렇게 수술이 필요한 경우라도 약 90%이상에서 완쾌가 가능하여 평생 정상생활을 할 수 있다. 따라서 대부분 완치가 가능한 병인데도 또는 아예 병이 있는지도 확실하지 않은 상태에서 조금이라도 의심이 가면 이에 대한 확진을 받기보다는 손 쉽게 임신중절수술을 해버리는 풍조가 우려된다.

최근 5년 동안 울산의대 서울아산병원에서 산전 심장초음파 검사를 시행하여 선천성 심장병으로 확진되었던 204명의 산모들과 아기들을 추적 조사한 결과 이중 약 30%에서 임신중절수술이 시행되었으며 33%가 외과적 또는 내과적 치료를 받고 완쾌되었으며 20%는 수술받지 않고 양호한 상태이며 12%는 출생 또는 수술 전 후에 사망하였다. 특히 임신중절수술이 시행된 것으로 확인되거나 추정되는 60 여명 중 약 절반은 염색체 이상, 또는 염색체검사는 정상이더라도 심장 이외 다른 주요 장기들의 기형이 동반된 경우들로써 생존이 어려운 기형을 가진 태아들이었으나 나머지 절반은 치료가 가능한 심장병, 그중 많은 경우 완쾌도 가능한 기형임에도 불구하고 임신중절수술이 시행되었다. 여기에는 인명경시 풍조 뿐 만 아니라 인터넷의 급작스런 확산도 한 몫을 한다고 생각된다. 우리병원 게시판이나 이 메일을 보면 선천성 심장병이 의심되는 경우 전문가와 상담을 하기보다 먼저 여기저기서 들어서 알고 있는 잘못된 지식을 가지고 산모와 가족들 스스로 섣불리 판단하고 결정을 내리는 경우가 많다.

이와 같은 본원의 통계는 전국적으로 행해지고 있는 임신중절수술에 비하면 빙산에 일각에 불과한 것으로 전국 통계를 나타내는 대표성은 없다 하더라고 이제껏 이와 같은 구체적인 통계가 발표된 것은 처음이다. 본원으로 내원하는 산모들의 특성을 살펴보겠다.

본원으로 오는 산모들은 일단 일차진료기관에서 심장기형이 의심되어 출생 직후 필요한 치료를 고려해서 의뢰되어온 고 위험군 산모들이므로 복잡기형 등 어려운 기형들이 많으므로 임신중절수술의 빈도가 높을 수 있다. 그러나 반대로 이들은 일차, 이차 의료기관에서 일단 태아의

심장병이 의심된다고 하여 본원으로 진단을 재차 확인하려고 의뢰되어 내원하는 산모들이므로 스스로 이미 임신중절수슬을 하지 않겠다고 결정한, 의지가 확고한 부모들인 경우가 많다. 따라서 치료가 매우 어려운 아주 드문 복잡 심장기형인 경우를 제외하고는 임신중절수술을 받는 가능성이 낮아진다. 따라서 본원 통계만 가지로 전국에서 벌어지는 상황을 짐작할 수는 없으나 여러 상황으로 미루어보아서 전국적으로 행해지고 있는, 기형아를 우려하여 시행되고있는 무분별한 임신중절수술은 훨씬 더 광범위하게 시행되고 있을 것으로 짐작된다.

완전 대혈관 전위는 신생아기에 치료를 제대로 받으면 완쾌가 가능하나 일찍 진단 받지 못하면 대부분 신생아기에 사망하는 선천성 심장병으로써 산전진단이 가장 중요한 대표적인 심장기형이다. 이러한 완전 대혈관 전위의 경우를 예로 들어보겠다. 본원에서 과거 4년 동안 완전 대혈관 전위로 산전진단을 받고 본원에서 계획 분만된 13명은 후유증 없이 한번의 수술로 완쾌되었다. 그러나 같은 기간도중 산전진단 받지 못하고 출생 후 상태가 나빠져서 발견되어 늦게 전원 된 63명에서는 수술 받지도 못하고 사망한 경우가 3명, 수술 시 사망한 경우가 2명, 4명에서는 이미 신생아시기가 지나서 늦게 발견되었으므로 두 번에 나누어서 완치수술을 받았으며 1명에서는 수술을 거부하여 사망하였다. 다른 기형에서도 마찬가지이지만 이와 같이 특히 완전 대혈관 전위와 같이 출생 직후 응급처치와 수술이 필요하나 성공적인 수술 후에는 완쾌가 가능한 선천성 심장기형에서는 산전진단이 특히 중요하며 치료 후 결과도 좋다.

태아기형이 의심되는 모든 경우, 특히 심한 선천성 기형이 확실하여 임신중절수술을 받고자 할 때에는 반드시 second opinion을 구하는 것이 중요하며 반드시 선천성 심장병 전문가에 의한 이중 점검(double check)을 받도록 하는 제도적인 장치가 필요하다. 나아가서 선천성 기형이 의심되는 태아에서 임신중절수술을 하는 경우에는 반드시 부검을 실시하고 (법정

전염병을 보고하듯이) 부검결과를 공적 기관에 보고하도록 하는 제도적 장치가 마련된다면 무분별한 임신중절수술을 예방하고 동시에 국가적인 차원에서의 선천성 심장병의 database를 구축하는 데에도 도움이 될 것이다.

요약하면 일차진료기관에서 심장병이 의심되면 즉시 선천성 심장병 전문의에게 산모를 보내서 진단을 확인하고 출생후의 치료에 대한 적절한 상담을 함으로써 무분별한 임신중절수술을 예방할 수 있으며 또한 심장병 아이들이 좋은 상태에서 계획된 치료를 받을 수 있게 함으로써 치료성적과 향후 뇌신경발달 등 장기적인 측면에서의 삶의 질과 예후를 향상시키는 데에 큰 도움이 될 것이다

2005년 1월 방송 자료

SBS '그것이 알고 싶다(선천성 기형)'에 관한 나의 의견

며칠 전 SBS TV의 '그것이 알고 싶다'에서 선천성 기형에 대한 심층취재가 방영되었다. 대중매체가 다루는 의료관련 보도의 대부분이 성인병 위주인 상황에서 선천성 기형 전문가의 한사람으로써 환영할 만한 보도였다. 그러나 짧은 시간에 방대한 내용을 다루다보니 안타깝게도 중요한 사안이 누락되었고 오해의 여지가 있는 부분도 있었으며 산전진단의 부정적인 면만 강조된 것 같아서 이를 바로 잡고자 한다.

첫째, 산전진단을 받지 못했다면 살기 어려웠을 아이들이 산전진단 덕분에 생명을 건지고 현재 건강하게 정상인으로 살아가는 경우도 많으며 바로 이런 이유로 산전진단이 매우 중요하다. 한 예를 들면 완전 대혈관 전위라는 심장기형을 가진 아기는 산전진단을 받고 계획 분만하여 출생 즉시 수술을 해주면 완쾌가 가능하다. 산전진단 후 이러한 계획된 치료로 현재 아주 건강한 삶을 영위하고 있는 아이들이 전국적으로 수 백명에 달하고 있다.

둘째, 방송내용만 본다면 심장기형은 모두 수술을 세 번 해야 하는 것으로 오해할 여지가 있다. 그러나 사실 어떤 심장기형은 저절로 좋아지기도 하여 수술이 필요 없으며 수술이 필요하더라도 대개 한번 수술로 완쾌가 가능하다. 세 번 수술하는 경우는 드물다.

셋째, 선천성 기형의 종류는 매우 다양해서 머리에서 발끝에 이르기까지 기형이 생기지 않는 부분이 없다. 그래서 임상양상이나 진단의 난이도도 서로 매우 다르다. 예를 들면 태아는 자궁 내에서 먹지도 않고 변을 보지도 않고 숨도 쉬지 않으므로 기도나 항문이 막혀있어도 태어나기 전에는 알 수 없는 경우가 많다. 또한 기형 마다 증상이 나타나는 시기, 자연경과, 치료 후 예후도 매우 다양하다. 즉 기형에 따라서는 출생 전이나 출생 후에 저절로 없어지거나 특별한 치료가 필요 없이 정상생활이 가능한 기형, 수술로 완쾌되는 기형, 수술 후 약간의 후유증이 있으나 일상생활이 가능한 기형 등을 들 수 있다. 그러므로 모든 기형을 일률적으로 나쁘게 취급해서는 절대 안 된다.

넷째, 수술을 받으려면 본인 부담 비용이 상당히 들지만 의료비를 지원해주는 각종 민간단체들이 점차 많아지고 있으나 안타깝게도 이를 필요로 하는 환자와의 연결이 원활하지 못한 경우가 많아서 이에 대한 해결책 마련이 필요하다.

요약하면 산전진단으로 말미암아 귀중한 생명을 건질 수 있는 기형을 미리 발견하기 위해서도 산전진단검사는 중요하다. 그러나 프로그램에서 지적했던 바와 같이 기형으로 인한 무분별한 인공임신중절을 방지하기 위해서는 선천성 기형에 대한 올바른 홍보가 필요하다. 또한 일차 의료기관에서 기형이 의심되는 경우 산모를 삼차기관으로 보내어 적어도 두 명 이상의 기형 전문가에게 진단을 확인하고 올바른 상담을 받도록 해야 한다. 나아가서는 완쾌가 가능하거나 치료가 필요 없는 기형은 부모에게 통보해주지 않아도 되는 제도를 만들어서 출생 전 태아는 물론이고 산전진단을 담당하는 의사들도 보호해줄 수 있는 법적 장치가 필요하다. 첨단기술의 급속한 발달에 필연적으로 수반되는 생명윤리에 대한 고찰과 계몽이 시급한 시점이다.

2005년 1월

생명 경외 : 무분별한 낙태

"아기 심장에 이상이 있을 지도 모른다고 해서"
"아기가 태어난 후에 심장수술을 받아야한다고 해서"
"임신 초기에 감기 약을 먹었기 때문에"
"임진 도중 가슴 X-선 사진을 찍었기 때문에"

아기를 지우려고 합니다.

첨단기술의 급속한 발전이 삶의 질을 높여주고 인간의 수명을 연장시켜 줄 것으로 다들 생각하였고 부분적으로 이것은 현실로 다가왔다. 그러나 이러한 기대에 반대되는 경우가 있다. 바로 태아심장초음파검사를 포함한 각종 기형아 검사가 바로 이러한 모순된 경우이다. 판도라의 상자를 잘못 열어본 상황이 되어버렸다. 초음파 기계의 경이로운 발달 덕분에 태아의 얼굴이나 심장을 직접 들여다보듯이 3차원 영상으로 생생하게 보여주고 급기야는 4차원 영상기술로 태아가 실제로 움직이는 모습까지도 볼 수 있게 되었다. 아기앨범의 첫 페이지를 배아(胚芽)에서 시작하여 엄마 자궁 안에서 손가락을 빨고 있는 태아의 사진이 장식하는 세상이 되었다. 그러나 올바른 윤리관의 정립과 법적인 제도가 뒷받침되지 않은 채 하루가 다르게 발전하는 첨단과학이 오히려 인간성을 황폐화시키고 많은 태아에게 심각한 재앙을 초래하게 되었다.

최근 우리나라 연간 신생아 출생 수는 약 49만 명이며 인공유산에 관한 정확한 통계는 알 길이 없으나 대략 150~200만 건으로 추정된다. 즉 한 명의 신생아가 출생할 때마다 약 3~4명 이상의 아기들이 이 세상에 나와보지도 못하고 사라지고 있다. 또한 우리나라 가임여성의 1/2 내지 1/3에서 인공유산의 경험이 있다. 임신중절수술이 가족계획의 한 방편으로 잘못 인식되고 있다. 살인이라는 개념은 아예 없다.

아기를 지우는 이유들도 황당하기만 하다. 2001년 5월 한국 보건사회연구원이 발표한 바에 의하면 15~44세 우리나라여성의 인공임신중절 이유 1위가 단순히 자녀를 원하지 않아서(38.7%), 2위가 터울조절(15.3%), 3위가 임산부의 건강(13.7%), 4위가 태아이상우려(10%), 경제적 곤란(7%), 혼전 임신(5.3%), 태아 이상(4.6%), 태아가 딸(1.8%), 가정문제(1.6%), 기타(10%) 순 이었다. 이 조사에 의하면 정당한 사유가 있어서 시행된 임신중절수술은 극 소수였고 대부분은 잘못된 이유들로 시행되었음을 알 수 있다. 이 통계에서 우리가 또 한가지 간과해서는 안 될 중요한 부분을 지적하려고 한다. 즉 전체 낙태된 태아들 중 4.6%가 태아 이상, 10%는 "태아 이상을 우려해서"라고 하여 한해 약 22만 명의 태아가 '기형' 때문에 세상에 나와보지도 못하고 부당하게 죽임을 당했다는 사실이다. 즉 명확한 태아 이상은 4.6%였고 태아 이상이 '우려되는' 경우가 10%라는 사실이다.

이렇게 시행된 낙태수술의 대부분은 부당하다고 결론짓는 데에는 다음과 같은 이유가 있다.

첫째, 실제로 모든 장기를 망라한 선천성 기형의 빈도는 출생 신생아의 약 5% 미만에서만 발견되므로 유산된 전체 태아의 약 10%에서는 실제 기형이 없었다는 결론이 된다.

두번째 이유는 현대 의학으로 대부분의 선천성 기형은 완쾌가 가능하므로 기형이 발견되었다고 무조건 아기를 지우는 것은 매우 부당하기 때문이다. 현재 임신중절이 허용되는 태아이상으로는 염색체이상이나 심장, 뇌, 신장 등 주요 장기들의 심각한 기형이 동반되는 경우들이다. 그러나 위 통계에서 보듯이 기형이 확실하지도 않거나 완쾌가 가능한 기형을 가진 아기들이 대부분 낙태되었다는 사실이다. 손가락이 한개만 더 있어도, 또는 완치가 가능한 단순 토순, 단순 심장기형만 있어도 무족건 아기를 지우겠다고 우긴다. 양수검사, 혈액검사에서 기형아 수치가 조금만 높아도 더 이상의 정밀검사를 거부하고 아기를 지운다.

선천성 기형 중에서 가장 중요한 심장기형에 관해서 살펴보자. 심장기형은 출생 신생아 100명당 1명꼴로 발생하는데 이중 약 절반 미만에서만이 수술이 필요하며 수술 하더라도 약 90%이상에서 완쾌가 가능하여 평생 정상생활을 할 수 있다. 따라서 대부분의 선천성 심장병은 완치가 가능하며 현대의학으로도 치료가 어려운 경우는 10% 미만이다. 이럼에도 불구하고 태아심장초음파검사를 시행하는 의사가 고개만 갸우뚱해도 임신중절수술을 해버린다.

초음파 검사를 비롯해서 산전진단의 원래 목적은 산모와 태아의 건강을 관찰하고 현대의학으로도 완치가 불가능한 유전병이나 기형을 가진 태아들을 선별하기 위함이었다. 또한 출생 즉시 치료가 필요한 심장병이나 기타 기형을 출생 전에 미리 진단함으로써 신생아 생존율을 높이고자하는 것이 원래 산전검사의 목적이었다. 이러한 측면에서 산전진단이 신생아 생존에 크게 기여한 예를 하나 들어보자. 대동맥과 폐동맥이 각각의 심실과의 연결이 뒤바뀌어 출생 후 즉시 치료해주지 않으면 사망하는 태표적인 선천성 심장병으로 완전대혈관전위를 들 수 있다. 산전검사에서 태아가 이 심장기형을 가진 것이 확인되면 산모를 응급심장수술이 가능한 병원으로 옮겨서 계획 출산을 하고 출생 직후 치료를 시작해 주면 생존율이 거의 100%에 가깝다. 이에 비해서 산전진단을 받지 못하고 출생한 아기들은 사망률이나 합병증이 생길 가능성이 높다. 그러나 그밖의 많은 선천성 심장병이나 기형들을 출생 전에 모두 알 필요는 없다. 오히려 기형이 발견됨으로써 기형의 종류와 무관하게 아기들이 낙태되는 경우가 많게 되었다. 사정이 이렇다 보니 산전진단으로 말미암아 아기 한 명의 생명을 구할 때 이보다 훨씬 더 많은 아기들이 부당하게 사라지고 있을 것으로 짐작되며 위의 통계가 이러한 추측을 뒷받침 해주고 있다.

이와 같이 태아기형에 대한 우려로 말미암아 무분별한 임신중절수술이 시행되는데에는 다음과 같은 원인들이 있다.

첫째, 인명경시 풍조와 지나친 경쟁심리를 들 수 있다. 기형이 있으나 수술 한번으로 완쾌가 가능하다고 누차 설명해도 막무가내로 아기를 지운다. 임신 말기로 임신중절수술을 할 수 없는 경우라도 기어이 아기를 지우고야만다. 무한 경쟁사회에서 모든 부모들이 완벽한 아기만을 원하는 것은 얼핏 보면 당연하다고 할 수 있다. 그러나 완벽한 아기, 완벽한 사람이란 과연 어떤 사람인가? 태어날 때 눈에 보이는 선천성 기형이 없다고 해서 평생 완벽한 삶을 누릴 것이라는 보장이라도 있다는 말인가? 정답이 있을 수 없는 질문이다.

둘째, 선천성 기형은 진단만 내리고 끝나는 일이 아니라 이에 대한 상담이 훨씬 더 중요한 부분이다. 즉 일단 기형이 확인되면 기형 전문가가 치료방법, 자연경과, 예후등에 관하여 상담해주고 출생 후의 치료에 대비해야한다. 그러나 현 의사수급 현황으로 볼 때 각 기형에 대하여 부모에게 납득할 수 있도록 상담해줄 전문가가 턱없이 부족한 것도 문제이다. 이런 상황을 더욱 꼬이게 만드는 것은 부모들이 인터넷을 통해서 손쉽게 정보를 얻는다는 사실이다. 이런 정보들은 나름대로 믿을만한 수준일 수 도 있으나 태아 한 명 한 명에서의 특이한 기형에 관해서는 무분별하고 무책임한 정보들일 가능성이 높아서 이로 인하여 오히려 정확한 판단을 그르치고 선불리 아기를 포기하게 만든다.

이와 같이 광범위하게 시행되고있는 부단한 임신중절 문제를 해결하기 위하여 다음과 같은 제안을 한다.

첫째, 일차진료기관에서 기형이 의심되면 즉시 기형전문가에게 산모를 보내서 진단을 확인하고 출생후의 치료에 대한 적절한 상담을 하고 출산을 계획 하도록 한다. 이러한 절차들은 아기들로 하여금 좋은 상태에서 출생하여 치료를 받게되어 치료성적과 향후 뇌신경발달 등 장기적인 측면에서의 삶의 질을 향상시키는 데에 큰 도움이 될 것이다.

둘째, 기형이 특히 심각하여 임신중절수술을 고려한다면 반드시 다른 기형전문가가 재확인하도록 하는 제도가 필요하다, 이러한 이중점검

과정을 거친다면 진단이나 상담 오류에 의한 잘못된 결정을 줄일 수 있을 것이다.

셋째, 선천성 기형이 의심되는 태아에서 임신중절수술을 하는 경우에는 반드시 부검을 실시하고 그 결과를 공기관에 보고하도록 하는 제도가 마련된다면 무분별한 임신중절수술을 예방하고 동시에 국가적으로도 중요한 정보이나 현재는 얻을 수 없는 선천성 기형의 데이타베이스를 구축하는데 도움이 될 것이다.

넷째, 기형을 가진 태아의 부모를 상담할 때에는 선천성 기형의 최근 치료방법과 치료성적을 정확히 알아보고 상담하는것이 중요하다. 즉 과거에는 치료성적이 좋지 않았던 기형들, 특히 심장병들도 현재의 발달된 치료방법으로 많은 경우 완쾌가 가능하게되었기 때문이다. 끝으로 가장 중요한 대책으로 올바른 성교육과 피임에 관한 홍보와 나아가서는 보다 근본적인 생명에 관한 올바른 가치관에 대한 지속적인 교육이 절실히 필요한 때이다.

연세대학교 보건대학원 의학원총서 '한국보건의료정책 혁신 어젠다' 2005년 2월

‘치료적 유산’ 유감 : ‘태아심장초음파 검사’에 대하여

초음파기계의 발달, 태아 심혈관계 생리현상에 대한 지식의 축적, 그리고 일반인들의 관심이 증가함에 따라 태아심장초음파검사는 이제 산전진단의 필수항목이 되었다. 따라서 진단의 정확성뿐 아니라 상담 내용의 적절성이 더욱 중요하게 대두되고 있다. 이와 관련하여 대한의사협회지 최근호 의학강좌 ‘태아심장초음파’ 논문은 매우 시기 적절한 주제였다. 그러나 이 논문에서 언급된 ‘치료적 유산’ 이라는 단어는 의학적으로나 윤리적으로 매우 부적절한 표현이라고 생각되어 이 글을 쓰게 되었다.

심장기형 때문에 시행하는 유산은 어떤 시각에서 보아도 절대로 ‘치료적 유산’이라고 부를 수 없다. 왜냐하면 태아의 심장병이 아무리 복잡해도 태어나기 전 까지는 산모의 건강에 아무런 해를 끼치지 않으며 또한 태아혈류의 특성 상 태아 자신의 건강도 크게 영향을 받지 않기 때문이다. 따라서 이런 경우의 유산은 태아나 산모 모두에게 ‘치료’가 되지 못한다. 나아가서는 아기로부터 현대의 발달된 치료를 받아볼 수 있는 기회를 원천적으로 박탈하는 행위라고도 볼 수 있다.

최근 개심수술의 발달로 대부분의 심장기형은 치료와 완쾌가 가능하게 되었다. 과거 예후가 나빴던 단 심실(single ventricle) 조차도 이제는 수술로 거의 정상생활을 영위하는 환자들이 점차 늘고 있다. 그리고 ‘복잡 기형’이라도 산전진단을 받은 후 계획된 분만과 신속하고도 적절한 치료를 받고 완쾌되어 건강한 삶을 영위하는 아이들도 아주 많다. 따라서 현대의학으로 ‘치료조차 해볼 수 없는’ 선천성 심장기형은 거의 없다고 할 수 있다.

태아를 유산시켜야 할 정도로 심각한 기형과 반대로 심각하지 않아서 태어나도 괜찮은 기형과의 구별, 즉 어떤 종류의 기형을 가진 태아는 이 세상에 태어나지 말아야 하는지를 판단하는 것이 누구의 몫인지 심각하게 고민해야할 주제이다. 이런 문제는 비단 심장기형에만 국한되는 것이 아니라 다른 장기의 기형에서도 마찬가지이다. 분명한 사실은 태아심장초음파검사의 시행목적이 결코 '심각한 심장기형을 조기 발견하여 치료적 유산을 하기 위함'이 되어서는 절대 안 된다는 사실을 의사협회 회원 모두에게 알리고자 이 글을 쓴다.

대한의사협회지 2005년 11월

책임을 나누는 사회

최근에 태어난 아기의 이야기입니다. 아이가 태어났는데 구순(언청이, 토순이), 구개열(입천장 갈라짐) 등 입 기형과 심장기형으로는 큰 심실중격결손(양 심실 사이 칸막이에 큰 '구멍')이 있었습니다. 아기 아빠에게 아기의 상태를 알리니 적극적인 치료를 거부하였고 아이엄마에게는 알리지 않기를 원했습니다. 의료진이 간신히 설득하여 결국 심장수술과 입술수술 모두 무사히 받고 현재 입천장 수술만 기다리고 있습니다. 외래 진료 시에 보니 아기는 잘 먹고 잘 자라서 토실토실한 모습으로 눈이 마주칠 때 마다 벙긋 벙긋 잘 웃어서 가족 모두가 대단히 행복해 하는 모습을 보면서 새삼 가슴이 따뜻해짐을 느낄 수 있었습니다.

심장기형 환자들만 돌보다보니 이와 같은 경우를 드물지 않게 경험하게 됩니다. 부모의 인식부족과 어려운 경제적 여건 때문이라고 생각됩니다. 위에 든 사례는 그래도 해피엔딩이어서 다행입니다만 그렇지 못한 경우도 많은 것이 사실입니다. 제가 겪은 안타까운 사례들을 몇 개 들어보면 아이가 심장수술을 받고 새 삶을 찾았으나 아이 엄마가 어려운 시기를 극복하지 못하고 가출하여 할머니 혼자서 키우는 아이, 자녀 셋 중 두 명이 복잡 심장기형을 가지고 수술을 여러 번 받아야만 하는 가족, 심장병가진 아이를 낳았다는 이유로 시댁에서 쫓겨나 혼자서 어렵게 아이를 키우는 젊은 엄마, 등등 상황이야 제각기 다르지만 많은 사람들이 저마다 가슴 아픈 사연들을 가지고 살아가고 있습니다.

옛말에 병만 고치는 의사를 소의, 사람을 고치는 의사를 중의, 그리고 사회를 고치는 의사를 대의라고 하였습니다. 이 중 최소한 중의자격이라도 갖추려면 환자의 병뿐만 아니라 가족관계, 경제상태, 교육상태 등 다른 부분들에도 의료진의 관심이 미쳐야합니다. 또한 아이의 치료를 가족에게만 전적으로 맡길 것이 아니라 국가와 사회의 모든 구성원들이 다만 그 일부분이라도 책임을 나누어야한다는 개념이 널리 도입되어야 합니다.

어린이, 특히 정신적으로 또는 신체적으로 어딘가가 불편하거나 아픈 어린이들이 성인과 다른 점은 자기 생명이나 미래와 직결되는 결정을 본인 스스로 할 수 없고 부모나 다른 성인이 대신 해준다는 점입니다. 그러나 이들을 제도적으로 도와주고 위로해줄 수 있는 마땅한 기관이나 단체가 턱없이 부족한 실정이므로 이들의 치료와 재활에 드는 재정적인 그리고 심리적인 부담은 고스란히 부모들의 몫이었습니다. 이런 측면에서 볼 때에 어린이를 돌보는 의료진과 팀원들의 사명감이 더욱 절실히 요구되며 나아가서 더욱 중요한 것은 제도적인 뒷받침을 해 줄 수 있는 정부차원에서의 올바른 정책 수립이라고 할 수 있습니다.

국가로부터의 지원이 선진복지국가 수준으로 개선되기 전까지는 이들을 제대로 도와줄 수 있는 공익재단으로써의 세이브더칠드런과 같은 민간단체의 중요성이 바로 여기에 있다고 할 수 있습니다. 모쪼록 세이브더칠드런/어린이 보호재단이 많은 사람들의 참여와 호응가운데에서 그 역할을 충실히 하여 각종 어려움을 겪고 있을 아이들과 그 가족들에게 완쾌와 위로를 골고루 나누어줄 수 있게 되기를 진심으로 바랍니다.

세이브 더 칠드런 소식지 2005년 9월 10일

자라지 않는 아이

The CHILD who never grew / Pearl S. Buck

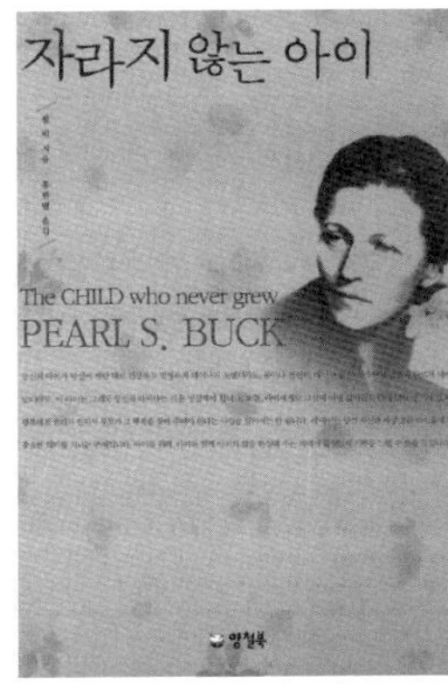

펄 벅 지음, 홍한별 옮김, 양철북

이 세상사람 '모두'가 이 책을 읽기를 진심으로 기원하는 심정으로 이 글을 쓴다. 이런 책이 있는지 조차 모르고 이제껏 나 자신이 장애인 문제, 기형아 문제에 관심이 많다고 생각한 것에 대하여 의사, 특히 소아과 의사로서 부끄럽다는 생각이 들 정도로 감동적이고 교육적이다. 내가 하고 싶었던 말들이 마치 내 마음을 읽듯이 이 책에 그대로 적혀있다. 이런 문제들에 대하여 어느 누가 글을 쓰더라도 이 책보다 더 설득력이 있을 수 없다고 본다.

펄 벅여사는 중국에서 오래 살고 '대지'를 쓴, 퓰리처상과 노벨 문학상을 받은 위대한 여성작가 이며 우리나라 전쟁고아들을 미국으로 입양시키는 기관을 만드신 분으로만 알았다. 그러나 이 책을 읽은 후에야 비로소 이 분의 진면목을 알게 되었다. 이 책에서 펄 벅 여사는 딸 캐롤이 Phenylketounia(PKU)*라는 대사성 유전질환으로 인한 심한 정신지체 때문에 겪게 되는 정신적 고통과 이를 승화하여 세계적인 위대한 휴머니스트 작가가 된 과정이 너무나도 솔직한 필치로 기술되어 있으며 이 분의 아픔이 문장 하나하나에 깊숙이 베어있다. 당시의 의학수준으로는

* PKU 는 유전성 대사질환으로 출생 직후 치료를 시작해야 하며 평생 치료가 필요한 희귀질환이다. 조기에 치료하지 않으면 심한 지능저하가 생긴다. 지금은 우리나라를 포함하여 대부분의 선진국에서 출생 직 후 모든 신생아를 대상으로 국가 부담으로 의무적으로 진단검사를 시행하고 있다.

진단이 불가능 했으므로 원인을 몰랐기 때문에 더 큰 고통을 겪었던 점이 더욱 안타깝다.

이 책을 읽는 도중 내가 1970년대 말 미국 Houston의 Baylor 의대 부속 텍사스 소아병원에서 소아과 전공의 시절 방문했던 장애인 '수용시설'('재활시설'이 아님)에서 받았던 충격적인 장면들이 새삼 머리에 떠올랐다. 투명한 유리 항아리 모양의 엄청나게 큰 머리를 가진 수뇌증 아이, 책에서만 보았던 온갖 증후군과 선천성 기형을 가진 아이 등, 이 책에서 묘사된 장애인 수용시설과 똑같았던, 거대한 창고 같은 공간에 □빽하게 수용되어 있었던 수많은 아이들, 심한 악취와 불결한 위생 상태가 새삼 생각났다. 이 책을 읽다 보면 지금은 장애인 복지가 우리나라에 비해서 훨씬 좋다고 생각되는 미국에서도 과거 수십 년에 걸쳐서 장애인에 대한 법규, 제도, 처우, 재활 등에 굉장한 발전이 있었다는 것을 알 수 있다. 그리고 이러한 발전은 저절로 얻어진 것이 아니라 펄벅 여사와 같은 수많은 사람들의 피나는 노력과 희생의 결과임을 알 수 있다. 이런 변화의 과정들이 시대별로 잘 정리 되어있어서 복지 분야에 관여하는 사람들에게 큰 도움이 될 것이다.

나는 1970년대 말부터 80년 후반까지 미국에서 살면서 거의 매년 우리나라를 방문 하였다. 그리고 그때마다 내 아이들을 데리고 다녔는데 아이들이 시끄럽다고 언제나 좌석을 비행기 맨 뒤에 배정받았다. 그런데 한국에서 출발하는 비행기에서는 거의 매번 옆자리에 미국으로 입양되어 가는 아이들이 함께 앉게 되었는데 그 아기들을 보면서 가슴이 찡하면서 대책 없는 분노를 느끼곤 하였다. 한번은 LA 공항에서 내리는데 입양기관에서 나온 미국사람이 내 아이를 입양아로 오해하여 데리고 가려고 해서 기겁을 했던 기억이 있다. 이런 인연으로 나는 입양아 기사가 신문에 나면 혹시 그때 내 옆자리에 앉았던 아기가 아닐까 하는 실없는 생각을 해보고 한다. 이와 같이 우리나라에서 과거 수 십 년간 이루어진 해외 입양과 '혼혈아' 문제는 이 책에서 다루는 또 다른 중요한 주제로 미식축구선수 하인즈 워드 덕분에 드디어 50년 만에 우리나라에서도 본격적으로 그 중요성과 심각함이 사회적 문제로 대두되고 있다. 이 문제는 남의 문제가 아니라 우리 모두가 함께 고민하고 풀어야 할 문제로써 이 책에서 저자가 해결의 실마리를 제공해준다는 점에서 꼭 읽어보아야 한다. 또한 최근 논란의 대상인 사형제도와 안락사 등 예민한 사회 문제들에 대해서도 작가의 생각들이 정리되어있다.

이 책을 읽으면 하나님이 특별히 지정한 사람에게 특별한 시련과 임무를 맡기시고 그 임무를 수행할 수 있는 능력도 함께 주시는 것 같다. 시련은 변장된 축복이라는 말이 맞다는 것을 이 책을 통하여 새삼 느낀다. 펄 벅 여사와 딸 캐롤은 이세상 잣대로 본다면 참으로 큰 고통과 시련을 겪었고 불행한 삶을 살았다고 할 수 있으나 다른 측면에서 본다면 그 어느 누구보다도 고귀한 삶을 살았다고 할 수 있다. 이 두 사람을 통하여 하나님이 이 세상에서 어떤 방식으로 역사하고 계시는지, 그리고 이들로 인하여 얼마나 많은 사람들이 구원과 위로를 받았는지도 짐작할 수 있다. 이 세상의 수많은 영재, 천재들보다 이 한 명의 아이가 왜 더 중요한지, 왜 이 세상에 나왔는지를 이해할 수 있을 것 같다.

몸 또는 마음 어딘 가에 상처를 가지고 살아가는 사람들, 그들의 가족, 특히 어머님들은 이 책에서 위로와 희망의 불꽃을 볼 것이다. 그리고 아마도 그 분들만이 이 책을 완전히 이해할 것이다. 그리고 장애인과 연관된 업무가 직업인 사람들(의료인 포함)이 항상 가슴에 새겨두고 기억 해야 할 글들로 가득 차 있다. 사실 우리 모두 예비 장애인이므로 결국 모든 사람들이 이 책을 읽어 볼 것을 권한다.

여의회보 2006년 8월 1일

해외의료봉사

캄보디아 리포트

작년 이맘때 이 나이가 되도록 해외의료봉사를 한 번도 가보지 못했다는 자책감과 호기심, 이에 막연한 불안감이 뒤섞인 복잡한 심경을 안고, 트렁크에 모기 퇴치약, 손 소독제, 컵라면, 수술복을 잔뜩 넣고 떠밀리듯 캄보디아에 의료봉사를 다녀온 후 보고서 작성을 차일피일 미루다가 일 년을 훌쩍 넘겼다. 그리고 올 2월 다시 캄보디아를 다녀왔다. 백문이 불여일견이라고 지금까지 캄보디아에 관해서 어렴풋이 들었던 것들을 직접 체험하고 보니 평소 관심이 많았다고 결코 말할 수없는 이 나라에 대해서, 그리고 나 자신과 우리나라의 과거와 미래에 대해서 많은 생각을 하게 되었다.

어떤 나라를 단 2주일동안 보고 와서 그 나라에 대하여 글을 쓴다는 것이 얼마나 무모한 일인 줄 알지만 그래도 이런 글을 쓰는 것이 캄보디아 뿐 아니라 우리나라에도 유익할 것이라는 '거창한 신념'을 가지고 짧은 기간 동안 보고 들은 것들을 요약해본다. 또한 최근 국내 의료진들의 캄보디아 의료봉사가 급증하고 있는 상황에서 이 글을 통해 해외봉사에 관하여 앞으로 우리나라와 의료계가 나아가야할 방향을 제시하고자 한다.

캄보디아 개요

우선 이 나라의 근대 역사를 간략하게 살펴보자. 땅 넓이는 남한의 1.8배이고 인구는 남한의 1/3인 나라, 캄보디아라고 하면 가장 먼저 머리에 떠오르는 세 가지를 들자면, 첫째는 킬링 필드로 대표되는 인류 역사상 가장 잔혹한 근대사, 둘째는 얼마 전까지 공산주의 지배를 받았던 지독하게 가난한 나라, 그리고 셋째는 필자가 1970년대 말 미국 병원에서 수련의 과정 도중 가끔 TV에서 보았던, 지금 뒤돌아 생각해보면 대단히 운이 좋았던 극소수의 캄보디아 '보트 피플'이 떠오른다.

캄보디아는 프랑스 · 태국 · 미국 · 베트남 등의 외세에 의해서 뿐 아니라 자기 동족에 의한 살육을 워낙 많이 당해서 온 국민이 엄청난 마음의 상처를 안고 가난과 질병과 싸우며 하루하루 어렵게 살아가고 있는 나라이다. 캄보디아의대 학생이 공허한 자랑처럼 늘어놓았듯 이 나라는 오래 전에는 싱가포르 등 주변국가에서 유학 올 정도로 부강했던 나라였고 앙코르 왓트 유적지로 대표되는 고대문명이 찬란했던 나라였다. 그러나 지금 국민들의 삶에서 그런 흔적을 찾기는 어렵다. 1954년에 90년간 이 나라를 지배했던 프랑스로부터 독립한 후에도 끊임없는 고난의 연속이었다. 그 중 가장 극악한 살육은 프랑스 유학파 공산당인 폴 포트가 크메르 루주 군대를 앞세워 프놈펜에 입성한 1975년 4월 17일부터 베트남 공산정권이 이 나라를 해방시켜준 1979년 1월 7일까지 3년 8개월 21일(이 숫자를 의대 학생이 여러 번 강조하였다!)간 지속되었고 이 기간 동안에만도 200만 명 이상이 살육되었다.

1993년 유엔의 도움으로 첫 번째 선거를 치른 후 차츰 나라가 안정을 찾아가기 시작하였고 1998년부터 외국인 선교사에게 나라를 개방하기 시작하였다. 그러나 본격적인 회복은 2003년 선거로 현 훈센총리가 재집권한 후 사회가 안정되고 외국인 투자가 증가하면서 부터이다.
헌법에 불교를 국교로 정한 불교국가이지만 라오스 · 베트남과 같은 주변 국가들처럼 선교활동을 법으로 규제하지 않기 때문에 우리나라만 해도 현재 260명이 넘는 기독교 선교사들이 이 나라에서 활발히 활동하고 있다. 기독교 이외에도 천주교 · 불교 · 이슬람교 · 기타 사이비 종교들까지 포교활동을 열심히 하고 있어 지금 캄보디아는 깊은 정신적 상처를 지닌 국민들의 마음을 선점하려는 여러 종교들의 각축장이 되었다. 또한 이들을 통한 다양한 인적 교류와 경제활동이 나라 경제 활성화에 크게 기여하고 있다.

킬링 필드

의료봉사활동을 마치고 공항으로 가는 길에 마음이 썩 내키지 않았으나 그래도 세계사적으로 중요한 사건의 현장이므로 무거운 발걸음으로 킬링필드 기념관을 방문하였고 상상보다 훨씬 더 잔인한 광경에 온몸에 소름이 돋을 정도였다.

처형할 사람들 스스로 구덩이를 파게하여 그 안에 몰아넣고 목을 잘라 죽이거나 그 밖의 갖은 잔인한 방법으로 무고한 국민들을 죽인 얕은 웅덩이들이 벌판에 여기저기 널려 있었는데 아직도 땅을 파보면 이 같은 시체로 가득 찬 웅덩이들이 더 많이 발견될 것이나 더 이상 발굴을 하지 않는다고 하니 도대체 얼마나 많은 사람들이 죽임을 당했는지 아무도 모른다고 한다. 나이와 성별로 분류된 수많은 유골들이 탑 모양의 유리 건물에 보관된 모습은 사진에서 본 그대로였지만 소심한 마음에 멀리서만 보고 건물 안에는 감히 들어가지 못하였다.

사람들을 묻었던 웅덩이들 사이로 조심스럽게 걷다 땅 위로 비죽비죽 보이는 낡은 헝겊조각들이 궁금했는데 죽은 사람들의 옷자락 일부라는 말을 듣고는 땅의 어디를 밟고 걸음을 옮길지 조차 판단하기 힘들었다. 고문으로 죽어가는 사람들의 비명소리가 들리지 않도록 유행가를 크게 틀었다는 나무에 매달린 스피커들, 어린이들은 몸통을 휘둘러서 머리를 큰 나무 밑둥치에 쳐서 죽였다는 나무도 있다. 죽일 사람을 고르는 근거는 그야말로 황당무계의 극치였다. 교육을 받았다는 이유로, 손이 보드랍다는 이유로, 안경을 썼다는 이유로, 가족끼리 화목하게만 보여도 온 식구들을 찾아내서 몽땅 죽이고, 그냥 웃기만 해도, 아니 대부분은 아무 이유 없이 죽이고, 눈에 띄는 외국인도 모두 죽였다고 한다. 게다가 해외 유학 간 사람들을 불러들여 멋모르고, 짐작컨대 고국에 봉사할 기회가 생겼다고 좋아하면서 입국하던 사람들을 공항에서 곧바로 잡아다 죽였다고 한다.

기념관에는 열 개의 족쇄가 붙은 굵은 쇠막대가 전시되어있는데 사람 열 명을 한꺼번에 묶어 잠을 잘 때나, 용변을 볼 때나 한꺼번에 이동시켰다고 하니 비인간적인 잔인함의 극치이다. 결국 이런 저런 사연으로 처형당한 사람들이 당시 이 나라 국민의 40%였다고 하니 광기도 이런 광기가 없다. 아마도 세계 역사에서 같은 동족에 의해 죽임을 이렇게 많이 당한 나라도 없을 것이다. 정말 분개할 일은 이런 만행을 저지른 희대의 광인 폴 포트는 끝까지 잘못을 인정하지 않고 자신의 행위를 정당화 하는 발언만을 일삼았고 끝내 아무런 처벌도 받지 않은 채 정글에서 19년을 더 살다가 1998년 '자연사'했다고 한다. 그러나 대학살의 주범 중 한명이 올 2월 17일 드디어 전범재판 법정에 섰다는 신문보도를 봤는데, 이렇게 증거가 명명백백한 만행을 저지른 범죄자를 정의의 심판대에 세우는데 30년이나 걸렸다니 참으로 놀랍고 이해하기 어렵다.

평소 얌전하던 의대 남학생이 역사에 관한 질문을 하니 갑자기 흥분하면서 눈에 살기가 등등해 지는 것을 보고 가슴이 섬뜩했다. 자신의 친척 중 프랑스 유학파 · 조종사 · 교수 · 엔지니어 등 지식층이 많았는데 모두 이때 죽었다고 한다. 그런데 그는 폴 포트는 물론이고 다른 나라에 대해서도 매우 분개하였다. 그 이유는 이웃 나라들이 폴 포트 정권을 은근히 지지하면서, 캄보디아 국민들을 도와주기는커녕 오히려 살육을 도왔기 때문이라고 한다. 캄보디아 사람들이 국경을 넘어 이웃 태국 · 베트남으로 도망가면 모두 잡아서 다시 캄보디아로 돌려보내져 죽임을 당했고 캄보디아 국내에 있는 외국 대사관으로 도망가도 이들을 다시 캄보디아 경찰에게 보내서 죽였다고 하니 이 나라 사람들이 이웃 나라들에 대해 분개하는 것도 이해가 간다. 이제 대 학살은 지난일이 되었지만 국민 모두가 받은 극심한 충격으로 인한 정신적인 그리고 사회적인 문제들이 나라 구석구석 남아있어 이를 완전히 극복하는데는 오랜 시간이 필요할 것 같다.

물부족, 환경문제

지금 이 나라는 모든 것이 파괴되어 남은 것이 아무것도 없는 '절대 無'인 상태에서 지난 4~5년 전부터 나라를 완전히 새로 만드는 작업을 시작한 상황이다. 국민 1인당 GDP가 $380로 너무 가난하여 도시 빈민의 거주 지역은 해방 직후 우리나라의 청계천변과 비슷해 보인다. 물이 없으니 물청소는 상상도 할 수 없고 개인위생도 아예 언급할 상황이 못 된다. 근본적으로 이 나라에 당장 필요한 것은 물 관리 제도라고 생각된다. 여름 우기에는 많은 비가 오고 몇 년마다 한번씩 메콩강의 대범람이 일어나지만 막상 이를 담아둘 댐이나 운하 같은 물 관리 시설이 없어 일 년의 대부분을 물 부족 상태에서 살다보니 상수도는 물론 없고 엉망인 위생 · 질병 · 가난의 악순환이 지속되고 있다. 병원도 크게 다를 바 없어 진료 도중 손을 씻으려면 병원에 몇 안되는 멀리 떨어져있는 수도꼭지로 가야만 했다. 그나마 수압이 낮아 자주 끊어진다. 운하나 댐은 시간이 걸리니 우선 집집마다 우물이라도 파주는 사업이 지금 당장 할 수 있는 일이 아닐까 생각된다. 병원 주위 길거리의 쓰레기 수거도 아예 없어 어디를 보아도 쓰레기와 비닐봉지가 사방에 널려있어 먹고사는 문제도 중요하지만 지금부터 환경보호에 대한 관심도 절실해 보였다.

높은 문맹률

캄보디아의 국민 전체 문맹률은 15세 이상 남자의 21%, 여자의 43%, 농촌인구의 50%를 넘을 정도로 매우 높다. 가장 큰 이유는 물론 가난이겠지만 또 한 가지 지적할 사항은 이 나라의 어려운 글씨체도 중요한 원인인 것 같다. 위정자들이 일부러 국민 통치를 쉽게 하려고 이런 어려운 글씨를 계속 사용하는 건 아닐까 하는 근거 없는 의심조차 들 정도로 이 나라 글씨체는 참으로 이상하고(?) 어렵다. 현지 한국인의 표현에 의하면 "라면을 부셔서 땅에 내던진 것 같은 모양"의 이 나라 글씨는 지능이 어느 수준 이상이 되어야만 배울 수 있을 것으로 생각된다. 그런데 또 하나의 이유가 있다. 캄보디아 글씨는 산스크리트에서 유래하여 인근 태국 글씨와도 70%가 유사하다고 한다. 그런데 태국어는 많은 부분 개량되어 읽고 쓰기가 비교적 쉬운 반면 캄보디아에서는 학자들 대부분이 죽어 개량작업을 하지 못하여 아직도 이 글자를 그대로 쓴다. 한 시대의 지식인을 전멸시킨 사건이 한 세대에 그치지 않고 후대에 까지 영향을 미치는 무서운 후유증이 또 한번 확인되었다. 그리고 새삼 우리나라 한글이 너무 자랑스럽고 세종대왕에게 고마운 생각이 든다.

열악한 의료 환경

의료보험은 아예 없고 질병도 너무 많다. 현대 의학으로 얼마든지 고칠 수 있거나 예방 가능한 질병들, 즉 AIDS · 말라리아 · 뎅기열 · 류마티스성 판막질환 · 고혈압 · 피부병 · 피부 종기 · 기생충 감염 · 빈혈 · 각종 암 · 고혈압 · 당뇨 등 끝없이 많은 질병들이 이 나라 사람들을 괴롭히고 있으나 치료조차 받지 못하고 조기 사망에 이르고 있다. 또한 신생아 4~5명당 한명씩 발생하는 각종 선천성 기형도 많고 심한 종류도 많다. 물 부족 때문에 피부병도 아주 많다. 한 KOICA 의사에 의하면 피부병으로 내원한 아이에게 치료방침으로 손을 깨끗이 씻으라고 했는데도 피부병이 전혀 낫지를 않아서 아이가 거짓말을 한다고 생각하여 직접 사는 곳을 가보니 씻기는 씻되 물이 시궁창물이였다며 대책 없음에 한숨짓는 것을 보았다.

위생이 이러하니 영양상태 역시 최악의 상황으로, 체격을 보고 아이들 나이를 도무지 짐작할 수가 없다. 2~3세 캄보디아 아이는 우리나라 한 살짜리 아이와 비슷하고, 10세 캄보디아 아이는 우리나라 아이 5~6세 정도 체격으로 신체발육이 아주 나쁘다. 성인도 마찬가지여서 초음파 검사를 하면서 보면 성인 대부분이 피골이 상접할 정도로 말라있다. 그러나 한 부류의 사람들은 예외로 피부에 기름이 흐르고 지방층이 약간 있었는데 우리가 일했던 병원의 직원들이었다(이들은 모두 한국 의료진으로부터 초음파검사를 받고 싶어 하였다). 이들은 그래도

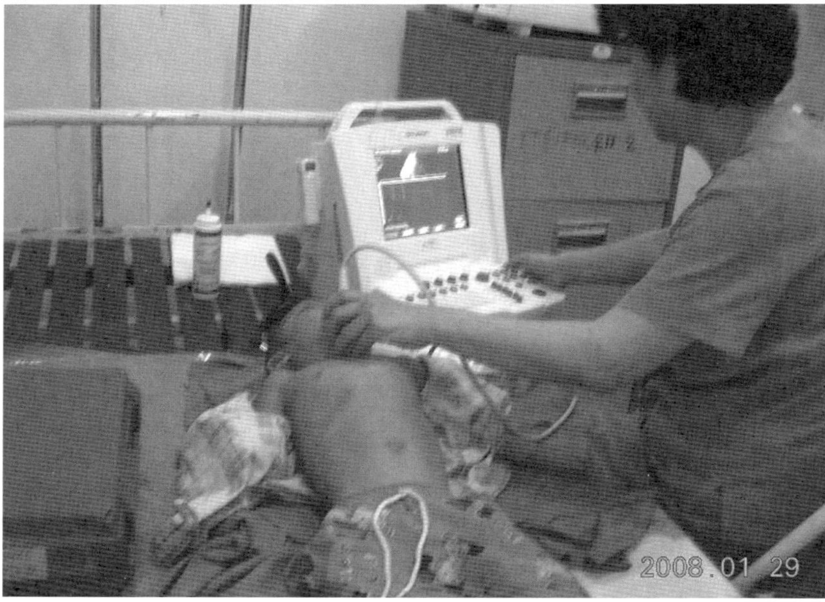

캄보디아 의료봉사 2008년 1월

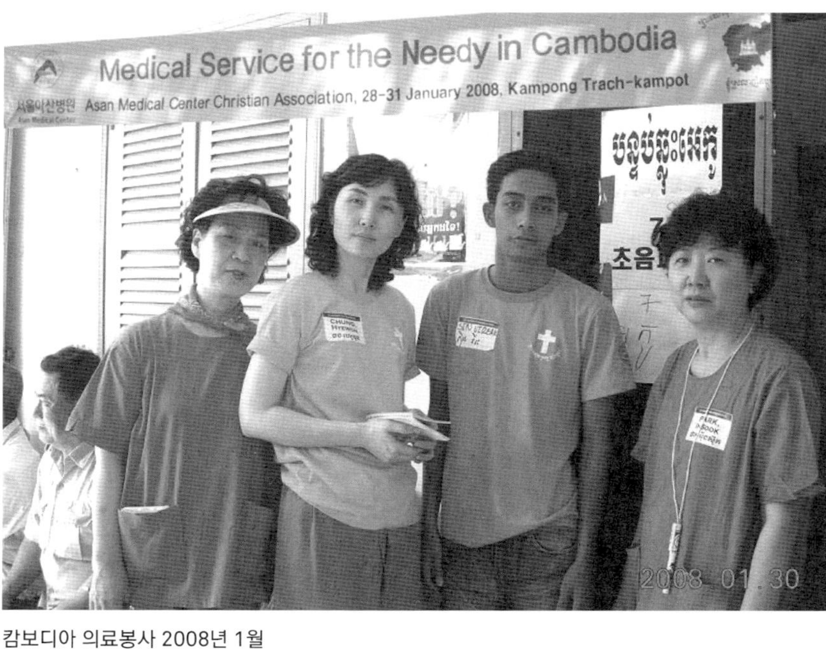
Medical Service for the Needy in Cambodia
서울아산병원
Asan Medical Center Christian Association, 28-31 January 2008, Kampong Trach-kampot
2008.01.30

캄보디아 의료봉사 2008년 1월

고정수입이 있는 직장인들로 외연 상 시골의 가난한 사람들과 확연히 구별되어 일반 국민들의 영양불량의 정도를 짐작할 수 있었다.

의료봉사 활동

상황이 이러한데 일 년에 한 번 반짝 와서 진단만 내리고 그 중 한두 명 데려다가 수술 해주는 이런 의료봉사가 무슨 의미를 가지는지, 마치 큰 암덩어리에 파스하나 붙여주고 오는 것 같은 자괴지심이 들 때도 간혹 있다. 그러나 이런 방문이라도 하여 진단이라도 내려주고 치료가 가능한 경우 성심껏 치료해주면서 그들에게 관심을 보이는 것 자체만으로도 중요한 의미가 있다고 생각된다.

작년에는 4일 동안 무려 3000명이상의 환자들을 진료하였고 올 해에는 약 1900명의 환자들을 3일에 걸쳐서 진료하였다. 그런데 환자들 대부분이 남녀노소 할 것 없이 모두들 온몸이 아프다고 호소한 것이 기억에 남는다. 모두들 열악한 위생 상태와 영양부족, 이에 설상가상으로 여기저기 몸의 질병이 겹쳐서인 것 같다. 작년에는 Kampong Trach에 위치한 Kampong Trach Health Center(AIDS 병원)에서, 그리고 올해에는 Kampot 도립병원에서 진료를 하였는데 모두 캄보디아 남단에 위치한 병원들로서 이곳 수준으로는 꽤 괜찮은 병원이라고 하였으나 두 곳 모두 손 씻을 곳도 부족했고 도로포장도 없어서 공기중에 항상 누런 먼지가 휘날리며 위생도 아주 불량하였다. 이러한 열악한 시설에도 불구하고 우리 팀은 34건의 수술을 시행하였는데 농양제거, 탈장수술, 담낭제거, 심지어는 (용감하게도?) 유방 절제술 까지도 성공적으로 시행하였다.

서울아산병원 의사 · 간호사 · 약사 · 의료기사 · 일반 직원 그리고 타 병원 의사들, KOICA 의사들과 간호사 그리고 의료진의 자녀들까지 모두 쉬지 않고 일한 덕분에 이 많은 환자들을 모두 진료하고 약도 지어주고 수술도 한 것을 보고 참으로 대견하다는 생각이 든다. 우리나라 젊은이들은 마음만 먹으면 특유의 부지런함과 우수함으로 놀라운 성과를 만들어내는 능력을 가진, 참으로 대단한 민족이라는 생각이 든다. 어느 나라 의료 봉사단도 단기간에 이런 엄청난 일을 해낼 수는 없을 것이다.

심장병 환자들

내가 3일 동안 심장 초음파 검사를 시행한 43명의 환자들 중에서 당장 심장 수술이 필요한 환자가 25명이나 되었다. 선천성 심장병의 경우 조기 수술로 완치 되는 단순 기형인 심방 중격 결손이나 심실 중격 결손도 수술 시기를 놓쳐서 폐동맥 고혈압으로 폐혈관이 모두 망가져 이미 수술이 불가능한 상태로 되어 고통을 받으면서 시한부 삶을 살고 있어 너무나 안타깝다. 청색증이 심하여 파랗다 못해 새까만 아이들, 그리고 우리나라에서는 거의 사라진 류마티스 성 승모판 질환으로 고생하는 젊은 여자들도 많다. 우리나라에서는 풍선을 이용한 판막 확장술이나 개심수술로 쉽게 치료했을 환자들이라 더욱 안타깝다.

좀 생뚱맞지만 칭찬 해주고 싶은 물건이 하나 있다. 본원에서는 낡고 오래되어 영상이 좋지 않아 쳐다보지도 않던 작은 포터블 심장초음파기계를 이런 열악한 지역에 가지고 가면 얼마나 요긴하게 쓰이는지 모른다. 이 기계로 나는 캄보디아에 갈 때 마다 소아는 물론이고 성인 환자 검사도 한다. 또한 본원 김영휘 교수도 필리핀 의료봉사 갈 때마다 이 기계를 가지고 가서 환자들을 선별해서 데려와 수술해 준다. 심장병 아이들을 살리는 참으로 고마운 기계인 셈이다. 비록 생명이 없는 물건이지만 전에 천덕꾸러기 취급을 했던 것에 대해 미안하다는 생각조차 들 정도로 이제는 병원에서 내가 제일 아끼는 기계가 되었다.

귀국 길에 프놈펜에 있는 프랑스 원조로 지은, 이 나라에서 유일하게 심장 수술이 가능한 Calmette 병원을 방문하여 병원장과 의사들을 만나보았다. 이 병원은 완전 사립병원으로 심장 수술을 받으려면 미화 약

4000 달러라는, 이 나라 기준으로는 엄청난 돈을 지불해야 하므로 대부분 환자들이 속수무책으로 죽을 수밖에 없다. 어쨌든 현재 이병원에 심장 수술 대기자만 1500명이라고 한다. 우리나라의 밀알재단이 지원하여 국내 병원 수술 팀이 와서 두 어 명 수술 해주었고 스웨덴, 미국, 프랑스 팀이 가끔 와서 수술을 하고 간다. 또한 캄보디아 의사 세 명도 수술을 하고 있다. 그러나 단순 선천성 심장병만 수술이 가능하며 이도 작은 아이에서는 못하고 체중이 10kg이 넘어야만 가능하다고 한다. 결국 영양부족에 심장병까지 겹쳐 체중이 10kg 까지 자라지 못하는 아이들은 모두 죽을 수밖에 없는 셈이다.

활로 4징을 포함하여 약간이라도 복잡한 심장병은 캄보디아 안에서는 수술이 불가능하다. 게다가 병원 여건 상 한 달에 15건 이하의 수술만 가능하다. 결국 한국으로 (또는 다른 나라로) 환자들을 데려와서 수술 해주는 것만이 이들을 살릴 수 있는 유일한 길이다. 그러나 한국으로 데리고 와서 수술할 경우 환자 한 명 당 필요한 최소 경비가 1200~1500 만원이나 들어 비용 대비 효율 측면에서 많은 환자들을 지속적으로 데려오기는 어렵다. 또한 데려오더라도 복잡한 심장병이거나 예측하지 못한 수술 후 합병증이 있을 경우 사후 관리도 어렵다. 따라서 대안으로 캄보디아 병원 한곳과 협정을 맺고 우리나라 수술 팀이 캄보디아로 가서 수술을 해주고 그 다음 단계로 캄보디아 팀을 우리나라로 데려와서 교육을 시키고, 궁극적으로는 캄보디아에 심장 병원 또는 소아병원을 지어주어 캄보디아 의료진 스스로 환자 치료를 전담하게끔 도와주는 것이 가장 좋을 것이다.

이와 유사한 사례를 들자면 6 · 25 전쟁 후 모든 것이 파괴된 우리나라에 스칸디나비아 국가들이 국립의료원을 세워주고 의료진과 물자를 보내주고 우리나라 의사들을 교육시켜 주었던 방식 그대로 하는 것이 최선이다. 또 하나 좋은 사례를 들자면 역시 6 · 25 직후 미네소타

프로로젝트 라고 부르는 프로그램을 미국이 만들어서 서울대 교수들을 미네소타대학병원으로 초청하여 교육시켰고 그 대학의 교수들이 서울대학교 병원으로 와서 장기 체류하면서 우리나라 의학발전을 도와주었던 전례가 있다.

캄보디아 의대

도착 다음날 프놈펜 시내에서 의대 학생들에게 본원 교수 5명의 강의가 있었다. 선교사를 통해 연락된 기독교 단체에 소속된 학생들과 그들의 동료들이 대상이었다. 우려와 달리 학생들이 영어를 잘 알아들어 통역 없이 강의하였고 질문도 많았다. 무엇보다 이들의 배우려는 의지, 질 높은 강의에 대한 열망을 그들의 눈에서 읽을 수 있었다.

캄보디아에는 현재 International University(IU)와 University of Health Sciences(UHS), 이 두 개의 의과대학이 있는데 너무나 많은 지식인들이 죽었고 가난 때문에 학생들을 가르칠 교수와 영어교재가 턱없이 부족하다. 캄보디아 의대 학생들도 우리나라와 마찬가지로 치열한 경쟁을 뚫고 어렵게 선발된 최고의 엘리트들이다. 우리나라 의대와 다른 점은 입학 후 첫 1~2년에는 무조건 아래 20~30%를 떨어뜨리는 제도(낙제가 아니라 영구 제적)가 있어 학생들이 입학 직후부터 매우 긴장해 있다는 점이다. 학생들 일부는 진료 시 보조와 통역을 해주어 큰 도움이 되었다. 봉사활동을 마치고 귀국하는 날 프놈펜 시내에 위치한 UHS를 방문하고 의대 학장을 만나 정식으로 학생강의 요청도 받았다.

진료했던 병원 근처의 개원의들을 상대로 같은 강의를 하였는데 암흑의 30년을 거치면서 수많은 지식인들이 죽고 핍박을 받았던 까닭에 개원의들은 학생들과 달리 영어도 안통하고 기초의학지식이 부족해 보였다. 근래에는 캄보디아 남단에 한국 간호사들이 주축이 되어 간호대학(Life University)을 설립한 것은 아주 좋은 일로 연세대 간호대학

학장과 대한간호협회 회장을 역임하셨던 김조자 교수가 이 대학의 총장으로 최근 새로 부임하셨다는 반가운 소식도 들었다.

KOICA(Korea International Cooperation Agency)

작년에 이어 KOICA소속 전문의와 간호사가 각자 근무지로부터 우리가 진료하는 도립병원까지 먼 길을 마다 않고 달려와서 큰 도움을 주었다. 우리나라가 국제사회에서의 책무를 조금이나마 분담하고 향후 외교적 측면에서도 국익에 도움이 되는 귀중한 일을 하는 이러한 젊은이들을 만나는 것은 대단히 기쁜 일이다. 이들은 열악한 나라에서 봉사활동을 하면서 그 나라 언어와 풍습을 배우고 친구들을 만들면서 비공식 외교관 역할을 톡톡히 하고 있다. 나아가 이런 활동을 통하여 얻는 경험과 지식은 무엇과도 비교할 수 없는 값진 자산이며 그 나라 전문가가 됨으로써 개인에게는 물론이고 국가 장래를 위해서도 큰 득이 될 것이 틀림없다.

앞으로도 KOICA의 규모가 더 확대되어 많은 우리나라 젊은이들이 참여할 수 있기를 기대한다. 다행히 이제 우리나라 청년들의 의식수준이 높아지면서 KOICA 지원자 경쟁률이 얼마 전까지는 1:1 이었는데 이제는 2~3:1정도로 높아졌다고 한다. 경제위기가 시작되기 전부터 차츰 인기가 높아졌다고 하니 국내 청년실업률과는 무관한 것 같다.

해외의료봉사 활동에 대한 제안

1) 어려움에 처한 이 나라 국민들에게 물고기를 줄 것이 아니라 물고기 잡는 법을 가르쳐야 한다. 10~20년 후를 바라보고 의대, 간호대 학생들, 청소년들의 교육에 지원을 아끼지 말아야 할 것이다.

2) 우리나라 정부에서 캄보디아에 장기적인 물 관리를 지원하여 깨끗한 물 확보를 통해 위생문제를 해결하는 것이 가장 시급한 기본과제이다.

3) KOICA가 더욱 활성화되어 더 많은 우리나라 젊은이들이 참여할 기회를 갖게 되기 바란다.

4) 가능하면 더 많은 우리나라 청년들, 특히 의대 학생들이 꼭 한번은 해외 의료 봉사활동을 경험하기 바란다. 국내 봉사도 중요하지만 의대생들이 미래를 바라보는 눈을 더 넓고 멀리 볼 수 있도록 외국, 특히 저개발국의 열악한 의료 환경을 직접 체험함으로써 국제보건의료 아젠다를 이해하도록 하는 것이 경쟁력을 갖춘 글로벌 리더로 키우는 지름길이 될 것이다.

5) 마지막으로, 가장 현실적인, 당장 실천해야할 것으로 생각되는 제안을 하나 하고자 한다. 현재 많은 자선단체, 종교단체, 병원, 대학들에서 여러 형태와 구성원들로 이루어진 의료봉사단을 조직하여 캄보디아로 떠나고 있다. 인도주의적 측면에서 뿐 아니라 국가 위상을 높이는 데에도 바람직한 현상이다. 다만 봉사인력과 자원, 그리고 캄보디아 환자와 의료기관에 관한 정보를 상호 교환하여 공조할 수 있는 통합 시스템이 있다면 귀한 자원을 보다 더 효율적으로 사용할 수 있을 것이고 나아가서는 이를 통해 지속 가능한 봉사활동을 할 수 있을 것이다.

어느 나라나 마찬가지지만 특히 캄보디아의 미래 희망은 젊은이들이 많은 이 나라 인구분포에서 알 수 있듯이 청소년 교육에서부터 시작되어야 한다. 일회성 봉사보다는 교육을 통한 지속 가능한 지원이 절실히 요구된다. '잃어버린 30년'을 뒤로하고 바닥부터 다시 시작하는 캄보디아에도 '시련은 축복이다'라는 말이 꼭 들어맞기를 바라며 이 나라에서 '한강의 기적'과 같은 놀라운 변화와 발전을 조만간 목격하기를 기원한다.

의협신문 2009년 3월 9, 16, 23일

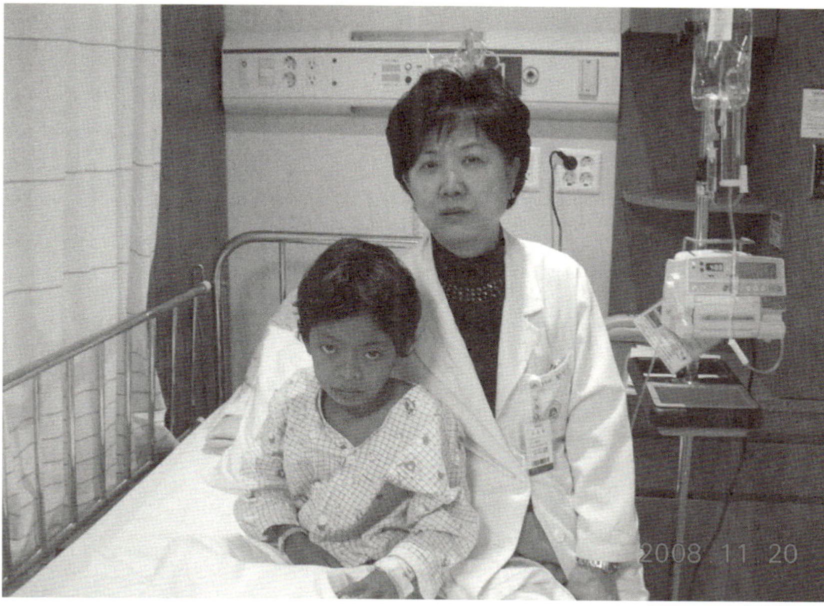

서울아산병원에서 심장수술 받기 전 캄보디아 어린이와 함께

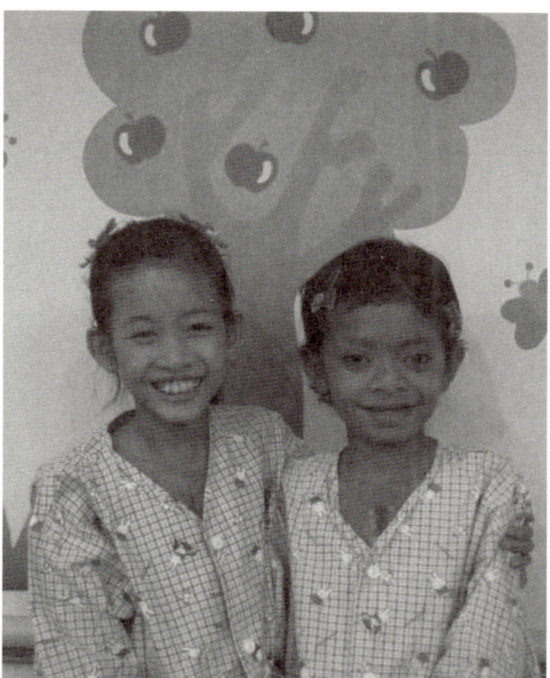

수술 후 2008년 11월

해외의료봉사단체활동 '협의체'가 필요하다

이제 우리나라 의료인들이 저개발국과 개발도상국가에서 의료봉사를 시작한지 이미 10년이 훨씬 넘었다. 한 예를 들자면 선천성 심장병을 가진 외국 환자들을 한국으로 초청하여 수술 해준 지도 이미 15년이 넘었다. 특히 과거 10년 동안에는 한국 의료진들의 해외의료봉사가 급증하여 수많은 생명을 살리는데 크게 이바지 하였다. 우리나라가 도움을 받던 나라에서 도움을 주는 나라로 바뀐 유일한 나라로써 우리 의료인들도 이에 걸맞게 국위 선양에도 큰 역할을 하고 있다고 자부한다. 이뿐 아니라 아프리카 오지에서 수 십 년 간 묵묵히 의료봉사를 해온 고 이태석 신부, 유덕종 선생, 등 슈바이처의 길을 걷는 의사들도 많으며 아직 알려지지 않는 분들까지 포함한다면 더 많을 것으로 추측된다.

그러나 국내 의료단체들의 해외봉사활동이 급증하고 있는 지금 과거에 이룩한 성과와 실익, 그리고 앞으로의 봉사활동의 방향을 신중하게 재점검해볼 필요가 있는 시점에 도달하였다고 생각된다. 현재 정기적으로 해외의료봉사활동을 하는 단체 수는 대단히 많으며 그 숫자도 계속 증가하고 있다. 수많은 종교단체, 대학병원, 종합병원, 의사단체, 동창회, 학회, 그리고 수많은 자선기관들이 해마다 정기적으로 해외의료봉사를 떠나고 있다. 봉사활동을 펼치는 나라들도 캄보디아, 필리핀, 베트남, 라오스, 중국 연변, 몽골 등에서 가장 많은 활동을 펼치고 있으며 그 밖의 동남아시아 국가들, 중앙아시아 나라들, 중동, 그리고 멀리는 아프리카까지 전세계의 거의 모든 저개발국 및 개발도상국들을 총 망라하고 있다. 전 국민 인구 수 대비 해외진료 환자 수, 참가하는 국내 의료진 수, 의료단체 수, 지원하는 국가 수, 이 모든 수치에서 세계 어느 나라도 이루지 못할 경이적인 기록일 것임이 틀림없다. 무슨 일을 해도 마음만 먹으면 확실하게 최고의 경지에 도달해야 직성이 풀리는 우리의 국민성이 해외의료봉사단체활동에서도 여지없이 나타나고 있다고 보여진다.

이와 같이 수많은 단체들이 동시다발적으로 전세계에서 봉사활동을 펼침으로써 인도주의 적 측면에서 볼 때 수치로 표현할 수 없는 엄청난 도움을 주고 있는 것은 너무나 당연한 사실이다. 그러나 의료자원의 중복투자, 비효율성, 그리고 현지 국가의 의료전달체계에 혼란을 초래하는 등의 각종 부작용들도 심심치 않게 나타나고 있다.

해외의료봉사는 국내에서 펼치는 봉사활동과 달리 외국과의 정치, 외교, 사회적 측면에서 볼 때 다분히 예민한 사안으로써 비록 선량하고 순수한 의도로 시작한 봉사활동이지만 매우 신중하게 접근해야 한다. 많은 해외의료봉사단체들이 며칠 내에 수 천명의 '환자'들에게 '일회성, 전시성' 진료활동을 펼치기도 하며 또한 여러 단체들의 중복활동으로 인하여 심한 경우 현지 국가의 '의료 생태계의 교란'을 초래한다는 극단적인 표현까지 등장하고 있는 실정이다.

따라서 이제는 이와 같은 해외의료봉사단체의 난립과 중복투자 및 중복활동으로 인한 비효율성과 문제들을 해결하기 위한 'control tower'가 필요한 시점에 와 있다고 생각되며 이 역할을 수행할 공신력 있는 기관 또는 협의체가 필요하다고 생각된다. 이런 '협의체'는 해외봉사단체들을 '관리'하는 것이 목적이 아니라 이들의 활동 현황을 파악하고 문제점들을 개선하여 비용과 자원 투자 대비 좀더 효율적이고 지속 가능한 실질적인 도움을 줄 수 있도록 하고자 함이다. 또한 이런 협의체를 통하여 해외봉사활동에 좀 더 많은 정부 차원, 또는 민간 차원의 지원을 이끌어 낼 수도 있을 것이며 나아가서 국가 간 외교에도 큰 도움을 주는 부수적인 효과도 기대해 볼 수 있을 것이다.

의협신문 2011년 4월 18일

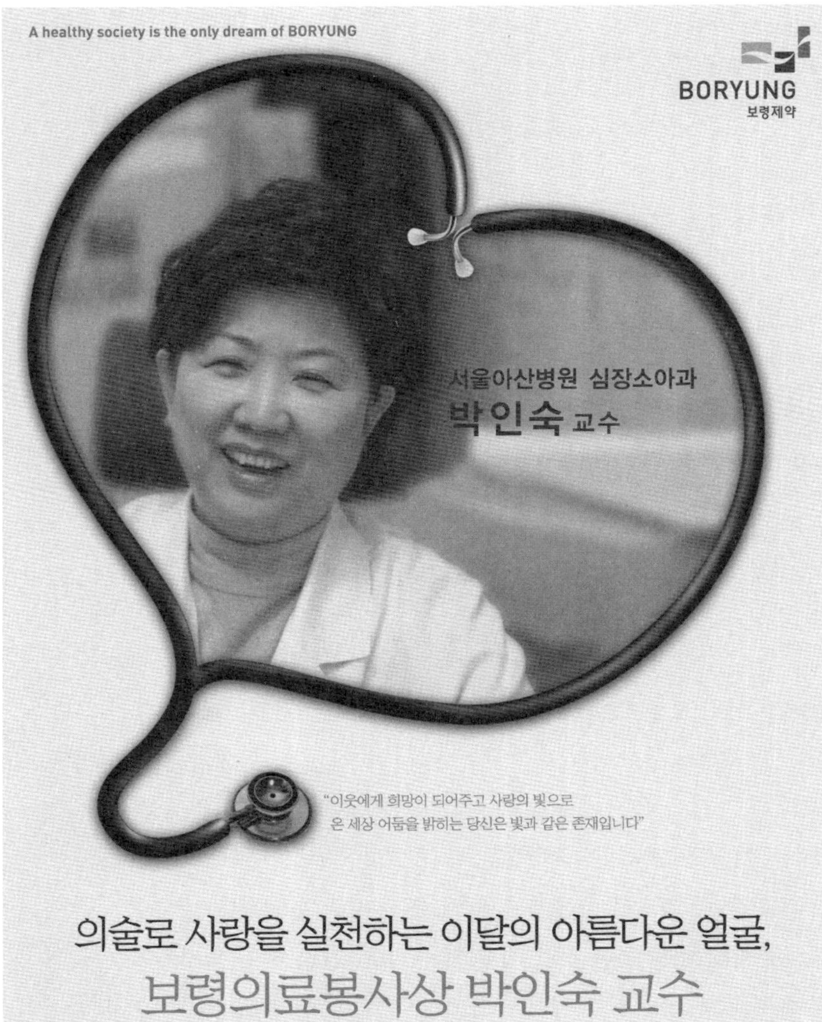

의협신문 2008년 3월

여성 · 여의사

저출산은 '여성들의 반란'

저 출산으로 인한 인구감소와 급격한 고령화 사회의 도래에 따른 국가적인 대 재앙을 우려하고 이에 대한 대책을 세워야한다는 글이 매일 언론을 장식하고 있다. 그러나 급조해낸 각종 구호나 정책들이 정작 임신과 출산의 당사자들이 공감하고 설득 될만한 것들은 별로 없어 보인다. 이 중 하나가 최근 대한가족보건복지협회와 한국모자보건학회가 만든 1,2,3 운동이다. 이는 "결혼 후 1년 이내에 임신해서 2명의 자녀를 30세 이전에 낳아서 잘 기르자" 라는 캠페인이다. 이는 국가를 운영하는 분들에게는 매우 이상적인 해결책같이 보이나 사실 저 출산의 근본 당사자인 젊은 부부들, 특히 여성들에 대한 이해가 매우 부족한 제안이어서 설득력과 효과가 극히 의심스럽다. 따라서 다른 의미의 1,2,3 운동을 제안하고자 한다.

우선 여자들이 출산을 기피하는 이유, 나아가서는 결혼 자체도 그다지 중요하다고 느끼지 않는 이유는 여러 사회, 역사, 문화, 경제적인 원인들이 복합된, 어찌 보면 과학과 생활수준 향상에 따른 필연적인 결과라고 생각된다. 저 출산 문제는 우리나라뿐만 아시아의 '경제가 괜찮은' 다른 국가들도 마찬가지이다. 이에 한 가지 확실한 사실은 저 출산 문제가 IT산업의 발달과 비례한다는 점이다. 이제 세계는 빠른 속도로 하나의 시장으로 집합되고 있으며 모든 정보를 모든 사람들이 공유할 수 있게 되었다. 이러한 상황에서 세계에서 가장 높은 보급율의 우리나라의 초고속정보망과 세계적으로 유례를 찾기 힘들 정도로 빠르게 악화되고 있는 저 출산문제가 무관하지 않아 보인다. 이런 맥락에서 나는 저 출산 문제를 '여자들의 반란'이라고 생각한다.

과학과 IT의 발달로 과거 남자나 '가진 자'들만 점유하던 모든 정보를 이제는 성별, 나이, 직업, 등 어떠한 제한도 없이 모든 사람들이 공평하게 가질 수 있게 되었다. 이에 따라 그동안 상대적으로 억압되었던 계층, 즉 여자와 청소년의 목소리가 커지게 되었고 동시에 이들의 자기 성취욕구가 급증하게 되었다. 특히 여자들의 사회진출이 급등하고 있어서 각 대학의 수석졸업, 의대, 법대 입학시험, 사법시험, 기타 자격시험과 같이 오로지 실력과 능력만으로 평가되는 각종 시험에서 여자들의 약진이 두드러진 것은 어제 오늘의 일이 아니다, 또한 과거 남자들만 가졌던 여러 직종으로의 여자들의 진출도 급증하고 있다.

이와 같은 아무도 거부할 수 없는 사회적인 변화에도 불구하고 출산, 육아, 가사, 가족부양, 노인부양, 등의 모든 의무 조항들은 수 백 년 전 과거와 비교해서 크게 달라지지 않고 고스란히 여자들의 몫으로 남아있다. 그리고 이러한 극심한 괴리에서 터져 나온 문제가 바로 결혼 기피와 저 출산이다. 따라서 여자들에게만 저 출산문제의 해결을 책임지게 해서는 안 되며 육아의 책임을 정부와 남자들이 같이 나눌 수 있는 제도만이 성공할 것이다. 그리고 이러한 정책을 만들 때에는 여자들 특히 당사자들인 젊은 여성들의 목소리에 귀를 기울이고 정책수립 과정에 이 들을 참여시켜야만 효과적인 정책이 나올 것이다.

저 출산의 구체적인 이유들을 열거해 보면 결혼과 출산 및 육아로 인하여 직장을 그만두거나 각종 불이익을 당한다, 아이가 성장한 후에 직장으로의 복귀가 어렵다, 아이를 안심하고 맡길 곳이 없다, 교육비가 많이 든다, 등이다. 이러한 현실에서 여자들이 자녀와 직장 둘 중 하나를 택해야하는 어려운 상황으로 내몰리고 있다. 전업주부인 경우도 마찬가지여서 각종 교육 프로그램에 여자들의 참여가 넘쳐나는 것만 보아도 여자들의 자기 성취욕구가 얼마나 높은지 알 수 있다. 따라서 여자들이 자녀를 키우면서 동시에 자기개발을 할 수 있는 정책들을 내놓지 않는다면 저 출산 문제는 영원히 해결되지 않을 것이다.

저 출산문제 해결에는 여러 방법들을 동시에 총동원해야 하며 다음과 같은 구체적인 방안들을 제시한다. 즉 산후 휴가 3개월 준수, 육아 휴직제도 도입, 아이 아버지도 원하면 육아휴직을 가질 수 있도록 하는 방안, 휴직 도중 대체인력 투입, 아이가 아프거나 필요 시 육아 휴가를 부모 모두에게 부여, 직장의 보육시설 의무화 및 기존시설의 확충, 육아 시설에 대한 정부보조, 육아시설에 대한 건축규제 완화, 생 후 3~5년 간 의료비 면제, 출산 장려금, 세금 혜택 강화 등 지속적인 재정 보조, 주택의 우선 분양, 파트타임 제도를 임시 직 뿐 아니라 전문직에도 도입, 등이다. 이러한 정책에는 엄청난 예산이 필요할 것이다. 이런 점에서 한 가지 도움이 될 방안은 최근 급증하고 있는 '젊고 우수한 노인' 인력의 활용이다. 이러한 아까운 인재 풀을 육아 및 어린이와 청소년 교육에 십분 활용한다면 저 출산과 노인문제를 동시에 해결하는 일석이조의 효과가 있을 것이다.

위의 여러 방안들을 당장 실천에 옮기는 것은 매우 부담스러울 것이다. 그러나 근시안적인 불이익이 두려워서 이를 지키지 않는다면 출산 기피현상을 막을 수 없다. 그리고 이러한 출산장려 정책들을 추진하는 데에는 여러 제도와 규정들을 바꾸어야 하며 열린 마음으로 융통성 있게 운영해야 한다. 한 예를 들면 의대 졸업 후에는 전공의 수련(노동의 개념 보다는 교육의 연장이라는 개념)과정이 필수이다. 그러나 수련과정 도중 여자전공의가 임신을 했을 때 산후 휴가 3개월이 제대로 지켜지지 않고 있다. 그러나 총 수련기간을 반드시 지켜야한다는 규정을 만들고 이를 엄격하게 적용하면서 동시에 전문의 시험제도 규정을 바꾼다면 당장은 다소의 혼란이 있더라고 장기적으로는 우수한 전공의 배출이라는 목적도 달성하고 저 출산문제의 해결도 이룰 것이다. 현재 의과대학 입학생의 약 절반이 여학생인 의료계에서 특히 중요한 사안이다.

끝으로 기왕에 만든 '1,2,3 운동'이라는 구호의 설명을 바꿀 것을 제안한다. 이제 하나의 거대한 시장으로 변한 세계에서 일등 국가만이 살아남을 것이고 과학이 아무리 발달하여도 인구가 적으면 절대로 일등국가가 될 수 없다. 또한 지금의 붕괴 직전의 가족제도를 다시 살려서 두 명의 자녀와 함께 삼 대(같은 공간에서 살지 않더라도 정신적인 기둥으로써)가 어울려서 살아가는 가족이 될 것을 제안한다. 따라서 1,2,3 운동의 새로운 의미로 '1등 국가를 향하여, 2명의 자녀와 함께, 3대가 같이 가자'로 바꿀 것을 제안한다.

한국일보 2005년 4월 12일 기고문의 원문

여자의사 역할을 높이자: 교육·연구 분야

미래사회를 이야기 할 때에 많은 사람들이 여성의 역할이 지금과는 비교되지 않을 정도로 커지고 중요해질 것이라고 전망한다. 그러나 실제 이런 일들이 언제 일어날지는 알 수 없다. 예상보다 훨씬 빨리 일어날 수도 있고 그 반대일 수도 있으나 이런 일들이 조만간 일어날 것은 틀림없다. 의사 사회만 보더라도 여의사 비율이 지금은 19%에 불과하지만 최근 의대 신입생의 약 절반이 여학생이므로 여자의사가 전체의사의 절반이 될 날도 멀지 않은 것 같다. 여자의사들이 수 적으로 우세할 뿐 아니라 질 적으로도 매우 우수해서 많은 의대에서 상위권 학생들의 대부분이 여학생이다. 이러한 변화는 국내뿐 아니라 전 세계적으로도 비슷한 현상이며 의학뿐 아니라 거의 모든 학문에서 여성들이 크게 두각을 나타내고 있다. 그러나 막상 오늘의 현실을 조금만 깊이 들여다보아도 금방 우울해진다. 전공의 모집에서 여학생들이 전공과목을 선택하는 데에서 심각한 제약을 받고 있다.

또한 의과대학이나 대형병원에서 여자교수나 여의사가 주요 보직을 맡는 경우는 거의 없다고 해도 과언이 아닐 정도로 매우 드문 일이다. 의대에서 여교수가 차지하는 비율도 10% 미만이며 교수채용에서 공공연히 여자교수의 채용을 꺼리는 대학들도 있다. 여자학장은 더욱 드물어서 그간 한명으로 간신히 명맥을 유지하다가 올해 처음으로 41개 의대 중 네 개의 의대에서 여자 학장이 취임하게 된 것이 그나마 다행이라고 할 수 있다. 이와 같이 현재 많은 여의사들이 실력과 업적에 걸 맞는 대우를 받지 못하고 있다. 시간이 지나면서 외부환경의 변화에 따라 점차 개선될 것이 예상되나 여의사들 스스로가 좀 더 적극적으로 개입해서 이러한 변화를 주도할 책임이 있다.

의사의 사명을 크게 넷으로 나누어 생각해본다면 진료, 연구, 교육, 그리고 봉사라고 할 수 있다. 진료부문에서는 이미 탁월한 업적을 이루신 선배 여의사들이 많이 계시며 봉사활동에서도 여의사들의 활동이 매우 활발하다고 할 수 있다. 그러나 교육과 연구 분야에서는 점차 좋아지기는 하나 아직 여의사들의 활약이 남자의사들에 비하면 많이 부족한 실정이다. 그 이유는 물론 여의사들에 대한 임명권자의 잘못된 편견이 가장 큰 이유이지만 여의사들의 소극적인 태도와 가정으로부터의 압력으로 인한 집중력 부족도 그 이유라고 생각한다. 드물지만 심한 경우 가정과 직장 중 양 자 택일을 하도록 강요받은 결과 의사일 자체를 포기하는 경우도 있다. 이렇게 심하지는 않더라도 의대와 병원에서 중요한 결정권을 가지는 직책을 여의사들에게 맡기지 않는 것도 이와 같이 외부와 내부의 요인들이 복합된 결과라고 할 수 있다. 이런 맥락에서 최근 몇 개 의대에서 여학생들을 대상으로 여의사들이 처한 특별한 상황과 불평등에 대한 대처능력을 키우기 위한 강좌를 개설하여 좋은 호응을 얻고 있는 것은 대단히 바람직하다고 생각되며 이러한 교육이 좀 더 많은 의대에서 시행되었으면 하는 바램이다.

날로 치열해지는 경쟁사회에서 육아와 가사의 부담에서 결코 자유로울 수 없는 여의사들에게 일방적인 희생만을 요구할 것이 아니라 근본적으로 제도를 개선하기 위하여 좀 더 많은 여의사들이 앞장서야 할 것이다. 이는 비단 여의사만의 문제가 아니라 최근 점차 심각한 문제로 대두되고 있는 저 출산 고령화 사회의 원인과도 일맥상통한다고 불 수 있다. 여성의 문제, 특히 전문직, 그 중에서도 특히 고급 전문직인 여의사들의 육아와 가사 문제를 우선적으로 개선할 수 있는 구체적인 방법들을 우리 스스로 강구해야한다.

도전을 택하기 보다는 적절한 선에서 현실에 안주하려는 타입의 여의사, 그리고 이와 반대로 모든 부조리와 불평등을 스스로 해결하고자 힘든 투쟁도 마다하지 않고 정면 돌파하려는 스타일('원더우먼 증후군'), 이 두 극단적인 대처반응 사이에서 가정의 행복과 전문 의료인으로써의 목표달성이라는 두 마리 토끼를 잡을 수 있는 지혜가 절실하게 요구된다.

여자의사들의 연구 활동에 대하여 살펴보겠다. 어려운 연구 환경에도 불구하고 여의사들의 연구업적이 급증하고 있으며 최근 각종 학술상을 받는 여의사들이 점차 많아지고 있어서 다행으로 생각되며 미래의 희망을 보는 것 같아서 마음이 뿌듯하다. 우리나라 생명과학분야의 연구비는 최근 급격히 증가하는 추세로 보건복지부의 보건의료기술에 관한 연구 사업비가 해마다 증액되고 있어서 올해 처음으로 천억 원이 넘었고 2006년도에도 30% 이상 더 증액될 예정이라고 한다. 이는 과기부를 비롯한 정부의 타 부처나 민간 연구비를 제외한 금액이므로 국내의 보건의료관련 연구비를 모두 합한다면 어마어마한 금액이 될 것으로 추정된다. 여자의사들도 이러한 급변하는 연구 환경에 많은 관심을 기울이고 적극 참여할 기회를 스스로 만들어야할 것이다.

또 다른 중요한 변화는 국책 연구가 점차 대형 사업단 위주로 이루어지게 되므로 개별 연구자를 위한 소규모 연구비는 점차 줄어드는 경향이다. 따라서 연구의 초기 단계에는 일단 공동연구자로 참여하여 업적을 쌓은 후에 주관 연구자가 되도록 노력해야한다. 이를 위해서는 근본적으로 실력이 튼튼해야함은 물론이지만 다른 연구자들과의 네트워크 구축도 이에 못지않게 중요하다. 홀로 열심히 연구하여 논문 쓰고 연구비 받던 과거의 방식대로는 연구를 계속 유지하기가 무척 어려운 시대가 되었다.

"Publish or perish" 라는 표현대로 연구를 하기로 일단 결정하였으면 모든 연구업적을 논문으로 남겨야한다. 호랑이는 죽어서 가죽을 남기지만 연구자는 논문을 남기고 논문으로만 말해야한다. 연구결과를 논문이 아닌 방법들, 즉 언론매체라든지 학회에서의 일회성 발표만으로는 결코 훌륭한 업적을 이루었다고 할 수 없다. 이러한 연구를 통해서 실제적으로 질병의 치료와 예방에 큰 기여를 하게 되고 나아가서 특허 등록과 제품화까지 가능하게 된다면 금상첨화라고 할 수 있으며 이를 연구의 궁극적인 목표로 삼아야한다.

의대 교육현장에서의 여교수의 역할도 좀 더 적극적으로 바뀌어야한다. 즉 기본적인 임무 외에도 의대와 교육병원 업무에 좀 더 많은 관심을 가지고 적극 참여하면서 리더쉽을 스스로 키워야한다. 언제 어떤 형태로 기회가 올지 모르므로 항상 이에 대비하는 것이 필요하다. 여의사들이 의료계 인사들은 물론이고 비 의료인들과의 교류, 나아가서는 국외 인사들까지도 교류를 확대하면서 네트워크를 만드는 것이 본인과 의료계 뿐 아니라 국가 발전을 위해서도 꼭 필요한 일이다. 이를 위해서는 적극적이며 긍정적인 사고방식, 높은 윤리관, 그리고 동료, 선, 후배를 이끌 수 있는 리더쉽이 필요하다.

고급여성인력을 어떻게 잘 활용하는 가에 국가의 장래가 걸려있다면 고급 여성 인력의 가장 큰 축인 여의사들의 약진이 국가 발전에 큰 공헌을 할 것이며 국가 경쟁력 강화에 큰 보탬이 될 것이다.

성공이란 단순한 완성이 아니라 꿈을 이루어가는 하나의 과정이다. 2006년도에는 좀 더 투명하고 공정하고 원칙이 지켜지는 사회에서 모든 여의사들이 성공의 꿈을 가슴에 품고 마음껏 높이 비상하기를 기원한다.

여의회보 2006년 1월 1일

급격히 증가하고 있는 여의사, 못 따라가는 제도와 진료환경

"여성인력을 얼마나 잘 활용하느냐에 국가의 장래가 달려있다" 라는 말이 정치가를 비롯한 많은 지도층 인사들 연설의 단골 메뉴라고 할 정도로 여성의 역할이 그 어느 때 보다 중요시 되고 있다. 여 의사의 숫자가 급증하는 것은 이제 새삼스런 일이 아니라 보편화된 사회 현상으로 지난 수년간 이러한 경향이 더욱 뚜렷해지고 있으며 우리나라 뿐 아니라 세계적으로도 공통된 현상이다. 또한 이와 같은 여성의 약진은 의료계 뿐만 아니라 법조계를 비롯한 다른 분야에서도 보이는 뚜렷한 변화로써 사법고시 합격자의 약 절반이 여자이고 특히 고득점자 중에서 여성의 비율이 더욱 높다고 한다. 또한 전투기 조종사 같은 이제껏 남성위주라고 간주되었던 직종으로의 여성들의 진출이 뚜렷하여 이제 여성이 참여하지 않는 직종이 거의 없다시피 하다. 특히 올해에는 과거 남성들의 전유물로 여겨지던 공군사관학교와 해군사관학교의 수석 졸업생이 모두 여학생이어서 화제가 되고 있다.

의료계의 현황을 살펴보면 현재 우리나라 전체 의사의 약 19%가 여의사이지만 최근 의대 신입생의 약 절반, 그리고 올해 의대 졸업생의 37%가 여학생으로 조만간 의사 두 명 중 한명은 여의사인 날이 곧 올 것으로 생각된다. 인구의 절반이 여자인 이 세상에서 어쩌면 당연한 현상이라고 할 수 있다. 이와 같은 수 적인 증가 뿐아니라 질 적으로도 우수한 여의사가 급증하여 많은 의대의 졸업식장에서 성적 우수 수상자의 대부분을 여학생이 차지하고 있으며 전문의 시험 수석 합격자도 상당수가 여자이다. 최근에는 많은 여자 의사들이 연구 분야에서도 두각을 나타내어 우수연구 상을 받는 여의사가 점차 증가하고 있다. 이와 같이 여의사들의 수적인 증가와 동시에 그 활약이 두드러지면서 과거에는 없었거나 또는 덮어두었던 문제들이 최근 가시화되고 있어 이에 대한 해결 방안을 모색하고자 한다.

숫자 상으로는 이와 같이 의사를 비롯한 전문직 여성들이 급증하고 있으나 사실 그 내면을 들여다보면 남녀차별, 그리고 여자이기 때문에 겪어야하는 부조리와 불이익은 엄연히 존재하고 있다. 우선 의사나 법조인의 선출과정을 보면 무조건 열심히 공부하고 시험에 합격하기면 하면 되는 직종이기 때문에 남녀구별이 있을 수 없고 따라서 이렇게 여성들이 많이 진출할 수 있게 되었다고 볼 수 있다. 이에 반해서 정치인이나 기업의 CEO 같이 임명이나 선거에 의해서 정해지는 직종이나 그 밖의 거의 모든 전문 분야에서 임원급이나 간부급으로 올라갈수록 여성이 차지하는 비율은 참담할 정도로 낮다.

이러한 차별은 보수성향이 특히 강한 의사사회나 교수사회에서 더욱 심각하다. 현재 의대에서 여교수가 차지하는 비율은 10% 미만이며 종합병원, 학술단체 및 각종 협회 등 의료단체의 고위직에서 여자의사가 아주 드문 것이 우리의 현실이다. 우리나라 여의사들이 잠재력과 실력에 비해서 제대로 대접을 받지 못하는, 다른 말로 표현하자면 '유리천장'이라고 하는, 눈에 보이지 않는 제약이 엄연히 존재하고 있다. 우리나라 교사들 중에서 여교사가 차지하는 비율이 매우 높음에도 불구하고 교육감이나 교육계의 고위관리는 거의 없고 교장이나 교감도 남자교사가 훨씬 많은 것과 같은 맥락이다.

흔히 여성을 기용하려고 해도 리더십을 갖춘, 소위 '준비된' 여성 리더가 없다는 말을 듣게 된다. 어느 정도 사실인 부분도 있겠으나 과장된 기우인 경우도 많을 것으로 짐작된다. 최근 급변하는 사회현상으로써 전문직 젊은 여성들의 자기계발 욕구가 커지며 사회 분위기가 바뀌고 있으므로 시간이 지나면서 점차 좋아질 것이 예상되나 동시에 적극적인 리더십 교육이 절실하게 요구된다. 이러한 여성에 대한 리더십 교육이 이제부터라도 의과대학에서 이루어져야함은 물론이지만 사실 어릴 적부터 가정과 초등교육에서부터 시작되어야하며 이를 위해서는 단기간에는 어렵겠지만 근본적으로 우리나라 교육시스템의 전반적인 변화가 있어야한다. 우선 지금 당장 가능한 방법으로는 어려운 길을 개척해온 선배 여의사들의 role model 개발과 의과대학 교육과정에 리더십 프로그램을 포함시키는 것이다. 모든 의대 학생들에게 이러한 교육 프로그램이 필요하지만 특히 여학생들을 대상으로 적극적인 교육을 해야 한다. 이미 몇몇 대학에서 이러한 교과과정을 시작한 것은 매우 고무적인 현상이라고 할 수 있다.

의대 교육현장에서의 여교수의 역할도 좀 더 적극적으로 바뀌어야한다. 교육, 연구, 진료의 기본 임무 이외에도 의대와 교육병원 업무에 좀 더 많은 관심을 가지고 적극 참여하면서 리더십을 스스로 키워야한다. 언제 어떤 형태로 기회가 올지 모르므로 항상 이에 대비하는 것이 필요하다. 여의사들이 의료계 인사들은 물론이고 비 의료인들과의 교류, 나아가서는 국외 인사들까지도 교류를 확대하면서 네트워크를 만드는 것이 본인과 의료계 뿐 아니라 국가 발전을 위해서도 꼭 필요한 일이다. 이를 위해서는 적극적이며 긍정적인 사고방식, 높은 윤리관, 그리고 동료, 선후배를 이끌 수 있는 리더십이 필요하다.

의대 졸업 후 진로에 관한 문제를 생각해보기로 한다. 의대 졸업 후 전통적으로 대부분의 졸업생들이 임상의사의 길을 선택하여 이 중의 많은 사람들이 개원을 하거나 대학에서 근무하게 된다. 임상의사가 아닌 비전형적인 진로로는 기초연구가 가장 많으나 최근에는 극소수이지만 행정, 경영, 언론, 법조계 등의 비 전형적인 진로를 선택하기도 한다. 여의사라고 특별히 다를 이유는 없으나 결혼과 출산, 육아에 따른 개인적인 상황에 따라서 최선의 진로를 선택하기보다 차선의 선택을 강요받게 되는 경우를 종종 보게 될 때는 매우 안타까운 심정이 든다.

전공선택의 문제

전통적으로 여자의사들이 선호하는 전공분야로 소아과, 산부인과, 진단검사의학과, 병리학과, 피부과, 가정의학과 등을 들 수 있으며 최근 여의사의 증가로 이러한 분야, 특히 소아과에는 전공의의 대부분이 여의사인 교육병원이 많아졌다. 이와 같이 여의사가 대부분이기 때문에 학문의 발전에 특별한 문제가 있을 수는 없겠으나 역시 우려했던 바와 같이 가장 눈에 띄는 문제는 출산과 육아와 관련된 사항들이다. 그리고 수련 후 직업의 선택에서 남자의사들에 비해서 약간의 제약이 있는 것으로 생각되나 체계적인 조사가 이루어지지 않아서 이에 대한 객관적인 통계는 아직 없다. 이러한 조사가 체계적으로 이루어지기 전에는 특정 분야에서 여자의사가 대부분이기 때문에 학문발전에 문제가 있을 것이라는 성급한 결론을 내리는 것은 바람직하지 않다.

여의사를 꺼리는 과

요즈음은 여학생이 전혀 없는 임상과는 없는 것 같다. 비뇨기과를 비롯해서 신경외과, 성형외과, 정형외과, 일반외과, 흉부외과와 같이 전통적으로 남자의사 일색이었던 과에도 여자의사들이 진출하고 있다. 그러나 이는 극히 일부일 뿐 아직도 여자의사를 기피하는 현상은 여전하다. 최근의 한 예로 의대를 최우수 성적으로 졸업한 여학생이 모교 대학병원의 소위 인기 과에 지원하였으나 탈락한 사례 두어 건이 회자되고 있다. 이와 같이 전공의 모집에서 여학생들이 전공과목을 선택하는 데에서 심각한 제약을 받고 있는 것은 어제 오늘의 일이 아니며 과거보다 약간은 좋아지기는 하였으나 크게 개선되지는 않은 것 같다. 심지어는 어떤 과에서는 여학생은 받지 않겠다고 공공연히 선언하는 '간 큰' 과장도 있다. 이를 해결하는 쉽고 빠른 지름길은 물론 있을 수 없다. 매우 어렵겠지만 의식이 깨어있는, 포기할 줄 모르는, 실력과 용기를 겸비한 여의사들의 꾸준한 도전과 노력 그리고 임명권을 가진 남자의사들의 의식 변화만이 이를 개선시킬 수 있다. 이에 하나 더 추가한다면 후배 여의사들을 위한 약간의 개인적인 희생정신도 필요할 것으로 생각된다.

출산/육아의 문제

여의사 급증에 따른 문제들을 토의하면서 출산과 육아문제를 빼 놓을 수 없으며 직장을 가진 모든 여성과 관련된 많은 문제들의 핵심이라고 해도 과언이 아닐 정도로 중요하고 해결이 쉽지 않은 문제이다. 사실 이 문제는 여자만이 아이를 낳을 수 있다는 생리적인 조건이 바뀌지 않는 한 영원히 해결되지 않을 문제이므로 이 글에서는 단지 실제로 도움이 될 만한 방안들을 모색하려고 한다. 최근 뉴스에 의하면 우리나라 직장여성 중에서 첫 아이를 출산한 후에 직장을 그만둔 경우가 절반이나 되었다고 한다. 물론 의사와 같은 전문직을 대상으로 한 조사는 아니었지만 그래도 출산 후 직장생활을 지속하는 것이 얼마나 어려운 가를 잘 보여주는 통계라고 할 수 있다. 여의사들 중에서도 결혼 전에는 아주 우수하고 모범적이었던 여의사가 결혼과 출산 후 업무능력이 저하되는 경우, 심지어는 아주 드물기는 하지만 출산 후 의사 직을 완전히 그만두는 경우를 보면 매우 안타까운 생각이 든다.

가임연령인 여의사가 급증함에 따라 출산휴가를 필요로 하는 경우가 급증하고 있으며 이는 수련과정 중인 전공의일 경우 본인의 교육이 자칫 부실해진다는 문제 뿐 아니라 전공의이건 전문의이건 같이 일하는 동료들의 업무 부담을 가중시킨다는 문제가 있다. 이러한 상황은 전공의 중 여의사 비율이 최근에는 70~80% 까지 높아진 소아과에서는 더욱 심각하므로 필자는 다음과 같은 제안을 하려고 한다. 즉 우리나라 현행 노동법은 전공의를 일반노동자와 똑 같이 간주하여 3개월의 출산휴가를 주도록 규정하고 있다. 그러므로 출산휴가를 전공의 수련기간 4년(인턴 포함하면 5년) 동안 한번은 현행법대로 3개월을 주지만 그 후 다시 출산 휴가가 필요하면 그 기간만큼은 수련을 더 받도록 해야 한다. 왜냐하면 전공의는 진정한 의미의 '노동자'라기 보다는 더 높은 교육이 필요한 피교육자이기 때문이며 학생이 수업일수를 다 채우지 못하면 졸업을 하지 못하는 것과 같은 이치라고 생각할 수 있다.

이러한 주장은 언뜻 보기에는 여자들에게 매우 불리한 제도라고 생각할 수 있으나 꼼꼼히 따지고 보면 사실은 전혀 그렇지 않고 오히려 산모와 아기에게 최선의 방법이며 또한 동료와 선후배 모두에게도 매우 공정한 제도이다. 최근 모유수유의 장점들이 명확히 밝혀지면서 아기의 건강 뿐 아니라 산모의 건강을 위해서도 모유수유를 12개월(더 오래 지속해야한다는 주장도 있다) 계속해야 한다는 것이 정설이다. 따라서 의사들과 각종 의료 단체들이 앞장서서 전 국민을 대상으로 이에 대한 계몽이 매우 활발하게 이루어지고 있다. 이와 같이 의사와 정부가 일반인들에게는 모유수유를 적극 권장하면서 막상 여의사를 포함해서 모든 직장 여성들에게는 단지 3개월만의 출산휴가를 허용한다면 큰 모순이라고 하지 않을 수 없고 많은 여성들과 아이들의 건강권을 침해하는 결과가 될 것이다. 그렇다고 모든 출산 여성들에게 1년의 유급휴가를 주기는 사실 현실적으로 불가능한 일이며 형평성에도 맞지 않다.

따라서 필자는 여자 전공의들을 위하여 다음과 같이 제안하고자 한다. 즉 3개월의 출산 휴가 후에 본인이 원하면 추가로 최대한 9개월(합해서 12개월)까지의 휴직을 할 수 있고 휴직이 끝난 후 그 기간 만큼 수련을 더 받을 수 있는 선택권을 주는 것이다. 이 세상에서 얼마간의 희생 없이 모든 것을 얻을 수는 없다. 인간사에서 새로운 생명을 잉태하고 출산하는 과정은 이 세상 그 무엇과도 비교할 수 없는, 대단히 신성하고 위대한 일이며 산모 본인에게는 굉장한 기쁨이자 동시에 충격이다. 그러므로 평생 많아야 한 두 번 경험하게 되는 출산을 위해서 최소한 몇 개월 만이라도 모유수유와 동시에 아기와의 bonding을 돈독히 하는 것은 산모와 아기의 정신적인 그리고 육체적인 건강을 지키는 가장 중요한 방법이 될 것이다. 따라서 이 정도의 희생은 감수할만한 가치가 충분히 있는, 아기와 산모에 대한 투자라고 생각된다. 이러지 않고 출산 때 마다 수련의 공백이 생기는 것은 본인이 충실한 교육을 받지 못함은 물론, 동료들, 특히 미혼의 여자 전공의나 불임의 기혼 여자전공의, 그리고 남자 동료들에게 심각한 피해를 주게 된다. 젊은 여자의사가 많다보면 거의 항상 일정수의 여의사가 출산휴가를 가게 되고 그 사람이 업무에 복귀하였을 때에는 다른 사람이 출산휴가를 가게 되어 그 자리를 메우게 되므로 이러한 일들이 해마다 반복된다면 결국 모든 사람들이 공평하게 될 것이다. 이러한 융통성 있는 제도를 도입한다면 산모와 아기의 건강 증진은 물론이고 더욱 중요하게는 가정의 행복의 토대를 굳건히 하게 될 것이다. 또한 출산율을 높이는 데에도 작으나마 기여를 하게 될 것이다.

그러나 이러한 제도가 무리 없이 정착하려면 전공의 수련과정과 전문의 시험제도, 봉직의 채용제도 등 많은 제도들의 수정이 불가피하며 이를 위해서는 융통성 있도록 제도를 고쳐야한다. 즉 미국과 같이 전공의 수련과정을 끝내고 시험을 통과하여 전문의 자격을 가진 사람(board certified)과 달리 수련과정은 마쳤으나 전문의 시험을 통과하지 못한 상태의 의사(board eligible)도 전문의 자격을 얻기 까지의 공백 기간 중에도 취업에 불이익을 받지 않도록 하는 배려가 필요하다. 또한 병원 협회 등 관련단체들도 해마다 각 분야별 전공의 숫자를 정하는 과정에서 현재와 같은 경직성을 버리고 좀 더 유연하게 대처할 필요가 있다. 여의사 수가 급증하고 있는 상황에서 현행 제도가 개선되지 않는다면 출산과 육아에 따른 문제는 영원히 해결되지 않을 것이고 결국 모든 당사자들의 불평과 불만이 증폭될 것이다.

미국에서의 필자의 경험을 간단히 소개하겠다. 미국에서는 여자의사는 (간호사나 일반직원들과 달리) 법적으로 노동자로 간주하지 않기 때문에 법적으로 인정하는 출산휴가가 없었다. 따라서 출산을 앞둔 여자의사들은 휴가기간을 미리 모으고 당직도 미리 서는 등 미리 준비를 하여 남들에게 피해를 주지 않는다. 또는 출산으로 인하여 빠진 수련 기간을 업무에 복귀한 후 보충하여 법적으로 필요한 수련기간을 모두 채우고 전문의 시험 자격을 얻게 된다. 이렇게 융통성 있게 제도가 운영되는 데에는 물론 전문의 시험제도와 취직 시 전문의 자격을 요구하는 방법이 우리나라와 다르기 때문이다. 미국의 의사 채용 광고에는 자격 기준으로 board certified 또는 board eligible 이라는 표현을 자주 쓴다. 즉 board eligible 인 동안에도 얼마든지 취직이 가능하기 때문이다. 그러나 후에 전문의 자격을 획득하는 것을 조건부로 하여 채용하는 것이다. 우리나라에서도 이와 같은 제도를 도입하여 출산 후 휴직 제도를 개개인의 상황에 맞추어 좀 더 융통성있게 운영한다면 출산에 따른 많은 문제들이 해결될 것이며 많은 사람들의 행복지수가 올라갈 것으로 생각된다.

휴직과 관련하여 다른 문제를 하나 더 언급하겠다. 과거에는 거의 볼 수 없었던 현상으로 근래에는 많은 교육병원들에서 공통적으로 일어나는 현상으로 수련 도중 전공의들이 수련을 포기하는 일들이 심심치 않게 벌어지고 있다. 이와 같이 중도하차하는 전공의는 여자와 남자 거의 비슷한 숫자이다. 과도한 스트레스를 견디지 못하는 것이 이유인 것으로 짐작된다. 또한 육체적 또는 정신적인 건강이 좋지 못한 전공의 들도 있을 수 있다. 따라서 필자는 차체에 남자 전공의도 원하면 일정기간 휴직을 받을 수 있는 제도를 고려해 보는 것도 좋을 것이라고 생각한다. 그리고 부인이 출산 하였을 때에 최소한 1주일간의 출산휴가를 남자전공의에게도 주어서 가정의 화목에 기여하도록 돕는 것도 중요하다고 생각되며 이러한 제도가 제대로 운영되면 진정한 남녀평등을 이루는 데에 도움이 될 것이다.

전공의 수련 시간과 당직실 문제

우리나라 전공의의 업무를 선진국 전공의들과 비교해서 확연히 다른 점은 일의 시작과 끝이 명확하지 않다는 것과 당직의 개념이 다소 흐리다는 점이다. 미국수련병원의 예를 들면 휴일이나 근무시간 이후에는 당직이 아니면 아예 병원 근처에도 나타나지 않고 근무를 끝내고 퇴근 할 때에도 당직의사에게 인계가 매우 분명하다. 따라서 당직실은 남녀 구별 없이 그날 당직인 전공의만이 이용하도록 되어있다. 물론 우리나라의 수련병원에서와 같이 살림을 차려놓듯이 개인 물건들을 가져다 놓고 밤낮으로 사용하는 당직실은 아예 꿈도 꾸지 못할 일이다. 그러나 우리나라에서는 많은 전공의들이 항상 병원에서 먹고 자고 호출을 받으면 즉시 나타나야 하는 것이 전통같이 되다 보니 남자와 여자의사의 당직실이 따로 있어야하고 서로 호환도 불가능한 실정이다. 그렇다고 남자의사와 여자의사의 수가 항상 변하는데 당직실을 남녀 구분하여 한없이 많이 만들어 놓을 수도 없을 것이다.

이러한 애로사항을 해결하는 방법은 전공의들의 출근과 퇴근을 가능하면 명확히 해주는 것이 도움이 될 것이며 이에는 전문의와 교수들, 병원장들의 절대적인 협조가 필요할 것이다. 또한 병원의 공간이 모자라더라도 병원에서 항상 대기해야하는 전공의들을 위하여 당직실 수를 늘려주는 배려가 필요하다. 또한 전공의를 값싼 고급 노동인력으로 간주하는 잘못된 생각을 가진, 수련 환경이 좋지 못한 병원은 수련병원 지정을 취소하고 수련환경이 좋은 병원으로 전공의들을 집중시키는 것도 고려해볼만한 제안이다.

이제 우리나라 의료의 절반을 여자의사가 책임지는 시대가 되었다. 도전을 택하기 보다는 적절한 선에서 현실에 안주하려는 타입의 여의사, 그리고 이와 반대로 모든 부조리와 불평등을 스스로 해결하고자 힘든 투쟁도 마다하지 않고 정면 돌파하려는 스타일('원더우먼 증후군'), 이 두 극단적인 대처반응 사이에서 가정의 행복과 전문 의료인으로써의 목표달성이라는 두 마리 토끼를 잡을 수 있는 지혜가 절실하게 요구된다.

고급여성인력을 어떻게 잘 활용하는 가에 국가 장래가 달려있다면 고급 여성인력의 가장 큰 축인 여의사들의 약진이 국가 발전에 큰 공헌을 할 것이며 국가 경쟁력 강화에 큰 보탬이 될 것이다. 모든 전문직에서도 마찬가지이지만 특히 의사의 기본은 실력과 인품인데 이를 평가 기준으로 한 인사관리가 이루어져서 투명하고 공정하고 원칙이 지켜지는 사회가 도래하기를 기대해본다.

대한의사협회 발행 의료정책포럼 2006년 vol.4, No.2, page 79~84

여자 전공의 법정 분만 휴가에 관한 나의 의견

최근 여자의사 수와 의과대학에 입학하는 여학생 수가 급속히 증가하고 있다. 소아과의 경우를 보면 최근 수련을 마치는 여자전공의 수가 남자전공의 수보다 더 많다. 또한 의대 수석 졸업생과 각 과 전문의시험 수석 합격자의 많은 비율을 여자의사들이 차지하고 있다. 그러나 의과대학 교수나 대형 병원에서 여자 의사들이 차지하는 보직자의 비율은 터무니없이 낮다. 이러한 상황에서 최근 노동법 개정으로 여자 전공의들도 일반 여자 근로자와 똑같이 3개월의 유급 분만휴가를 받는 것이 공식적으로 허용되었다. 물론 이러한 제도가 모든 병원들에서 실제로 지켜지고 있는 가는 별개의 문제이나 과연 이러한 제도가 여의사들의 권익을 위해서 정말 바람직한 제도인지는 재고할 필요가 있다.

최근 사회분위기가 전문직 여성에 대한 시각이 향상되고 있는 것은 틀림없는 것 같다. 그러나 아직 여자의사들에 대한 처우, 특히 공직에서의 대우가 근본적으로 개선되지 않았는데도 불구하고 여자전공의들의 요구사항들만 더 강경해 진다면 결국 여자전공의 기피 현상은 더 악화할 것이 틀림없다. 그렇지 않아도 오랫동안 전통적으로 많은 임상 과에서 여자 전공의는 뽑지 않거나 뽑더라고 극히 제한된 숫자만 뽑겠다고 공언하고 있으며 수석으로 졸업하는 여자졸업생들조차 본교에서는 원하는 임상과를 전공하지 못하고 타 병원으로 내몰리고 있는 것이 현실이다. 이러한 상황에서 임신한 여자 전공의들에게 법적으로 3개월 유급휴가를 주어야 한다고 주장하고 여러 의료기관들이 울며 겨자 먹기 식으로 이에 동의한 것은 여의사들의 더 큰 권익을 위해서도 바람직한 일이 아니다.

수련의란 남녀성별과 무관하게 누구나 똑같이 제한된 기간 내에 반드시 습득해야할 지식과 경험을 충분히 축적하고 수련을 끝내면 더 높은 수준의 연구와 교육, 또는 더 나은 수입이 보장된 개원을 위한 다음 단계로의 도약을 준비하는 고도의 전문직으로써 일반 근로자와 결코 똑같이 간주될 수 없다. 그럼에도 불구하고 일반 근로자와 같은 유급 분만휴가를 주장하는 것은 여의사 스스로를 비하하는 소치로써 당장 개개인의 편안함은 얻을 수 있을지 모르나 결국 모든 여의사들에게 불평등과 불이익의 악순환을 영구히 지속시키게 할뿐이다.

간혹 여자 의사들이 수련기간 중 두 세 명의 아이를 출산하면서 전공의 과정을 무사히 마쳤다는 이야기를 자랑스럽게 하는 것을 들은 적이 있다. 물론 본인과 가족 입장에서는 대단히 자랑스럽고 축하 받아야 할 일 임에는 틀림없다. 그러나 이 일을 다른 측면에서 생각해 보자. 이 여의사가 아이 두 셋을 낳는 도중 얼마나 많은 주위의 여자, 남자동료의사들이 이 여의사 때문에 고생하였을까, 그리고 그 여자전공의는 얼마나 많은 것을 남보다 덜 배우거나 경험하지 못하고 수련을 끝냈을까, 또한 그 수련병원의 교수들은 어떤 심경이었을까 하는 생각들을 해보면 그렇게 간단히 축하할 일 만은 아닌 것 같다. 이제 오래지 않아 전체 의사의 절반 이상이 여자의사들이 될 것으로 예상된다. 이러한 상황에서 임신한 여의사들이 임신 때마다 3개월씩 분만휴가를 받는다면 업무와 수련에 많은 무리가 따를 것이며 남자전공의들이나 임신하지 않은 여자전공의들과의 형평성에 심각한 문제가 발생할 것이다. 또한 어차피 현재 대부분의 수련병원들에서 이러한 제도가 실제로 적용되지 못하면서 여자 전공의와 병원당국간에 서로 눈치만 보면서 불편하고 어색한 상황이 벌어지고 있는 것도 매우 바람직하지 못하다.

필자는 과거 14년 동안 미국 대학병원에서 그리고 최근 16년 동안 국내 대학병원 소아과 교수로 재직하면서 전공의들의 출산과 분만에 관심을 가지고 있었던 터라 이 문제에 대해서 다음과 같이 제안하고자 한다. 즉 남자, 여자, 기혼, 미혼에 상관없이 모든 전공의들이 법적으로 지정된 기간의 수련을 모두 완료했을 때에만 전문의 시험 응시자격을 주는 제도를 만들 것을 제안한다. 필자가 근무하였던 미국 Houston의 Baylor의과대학 부속병원에서는 의사는 전문직이지 일반 근로자가 아니라는 인식 하에 전공의, 교수를 포함한 모든 여자 의사들에게 따로 공식적으로 정해진 분만휴가가 없었다. 따라서 출산을 앞둔 여자 의사들은 휴가를 모아서 그 기간을 분만을 위한 시간으로 사용하거나 또는 무급 분만휴가를 받고 그 기간만큼 수련기간이 연장되도록 하였다. 이렇게 하여 분만 후에도 지정된 수련기간을 완전히 채울 수 있었을 뿐만 아니라 여자든 남자든 동료 전공의에게 피해가 전혀 가지 않게 되었다. 즉 여자 전공의가 동료들에게 진 빚을 후배들에게 갚게 되는 이런 일들이 해마다 되풀이되다보면 남자 전공의나 미혼의 여자 전공의들 모두가 동료의 분만으로 인한 피해를 입지 않게 되었다.

현재 대부분의 수련병원들의 임상과에서 전문의 시험 전에 비공식적으로 짧게는 두 달에서 길게는 6개월의 '시험공부기간'을 허용해주면서 실제 임상수련이 이루어지지 않고 있다. 또한 군복무를 마치고 전공의과정을 시작하는 남자전공의들의 경우 두 달이라는 기간이 모자란 채로 수련을 끝마치게 된다. 또한 전문의 시험을 보는 1, 2월에는 수련활동이 거의 없는 '공백기간'이 있게 된다. 따라서 이와 같은 여러 이유로 말미암아 각 학회에서 정한 수련기간을 실제로 전부 채우는 경우가 거의 없게 되므로 반드시 이수해야할 수련기간을 정한 학회의 원래의 취지가 무색하게 되었다.

이런 이유로 필자는 각 학회에서 반드시 필요한 수련기간을 정하여 모든 전공의들이 이 기간을 충실히 채웠는지를 확인한 후에 전문의자격을 주는 제도적 장치를 마련하고 그 원칙을 엄격하게 적용하고 준수할 것을 제안한다. 이런 제도 하에서 임신과 출산, 또는 개인의 질병, 군 복무, 시험 준비 등 각 전공의들이 개인 사정에 따라서 수련기간을 융통성있게 조절하면서 수련을 받을 수 있게 된다면 불평, 불만도 없어질 것이며 개인의 건강과 삶의 질도 향상될 것이다.

여의사들에서 분만휴가를 없애고 수련기간 준수를 좀더 강화하자는 이런 제안에 반대의견도 많을 것이 예상되며 언뜻 생각하면 여의사들의 입지를 스스로 좁힌다고 생각할 수도 있으나 좀더 넓고 긴 안목으로 본다면 오히려 여의사들이 모든 면에서 평등한 대우를 받을 수 있도록 떳떳하게 주장할 수 있는 발판이 될 것이다. 아무런 희생 없이 오랜 기간 지속되어온 과거의 악습이 깨어지지 않을 것은 당연하다. 특히 이와 같은 제안에 대해서 현재 임신 중이거나 임신을 고려하고 있는 여자전공의들의 반발이 예상되며 실제 시행에도 해결해야할 많은 문제점들이 있으나 이러한 대안에 대해서도 적극 검토할 필요가 있다고 생각된다. 우선 이런 제도가 성공하려면 여의사들의 자발적이고도 확고한 의지가 가장 중요하며 아울러 수련병원과 학회의 이해와 협조, 융통성 있는 운영, 그리고 제도적인 뒷받침이 필요하다고 생각한다.

코리언 닥터스 위클리 2005년 4월 11일

발상의 전환

이제 조만간 여의사가 전체 의사의 반, 그리고 법조인도 전체의 약 반이 여자인 시대가 도래 하고 있습니다. 또한 각종 고시에서 여성 합격자수가 반에 육박하고 특히 고득점자의 많은 수가 여성입니다. 그리고 이제껏 남성위주의 직종이라고 간주되었던 여러 직종들에서도 여성의 진출이 뚜렷한 시대가 되었다. 여성인력을 얼마나 잘 활용하느냐가 국가의 장래를 결정한다고 해도 과언이 아닐 정도로 여성의 역할이 그 어느 때 보다도 중요시 되고 있습니다.

숫자 상으로라도 이런 직종에 여성이 많이 진출한 한 것은 다행이나 사실 그 내면을 들여다보면 차별은 엄연히 존재하고 있음을 알 수 있습니다. 거의 모든 전문 분야에서 고위직, 소위 임원급, 간부급으로 올라갈수록 여성이 차지하는 비율은 참담할 정도로 낮습니다. 이러한 차별은 보수성향이 특히 강한 의사사회나 교수사회에서 더욱 심각합니다. 예를 들자면 병원, 의과대학, 학술단체 및 각종 협회 등 의료단체의 고위직에 여자의사는 매우 드문 것이 우리의 현 주소입니다.

여의사들이 고위직으로 진출하기 위해서는 첫째, 기본적인 업무능력을 인정받아야 합니다. 그러나 뿌리 깊은 편견을 극복하기 위해서는 남성보다 훨씬 더 많은 추가 노력이 필요합니다. 둘째는 대인관계, 특히 조직 내에서의 대인관계를 긴밀하게 유지하여야하며 이를 얻기 위해서는 적극적이고 능동적인 노력과 접근이 필요합니다. 셋째, 여성들 간의 network, 즉 여성인맥을 튼튼하게 만들고 이를 잘 활용해야합니다.

남성들은 흔히 어릴 때부터 경영과 정치에 대한 훈련을 받으면서

양육됩니다. 이에 반해서 여성들은 상대적으로 이러한 기회를 박탈당하고 있었다고 할 수 있습니다. 지금이라도 이를 극복하기 위해서는 여성 스스로 전략적 사고방식과 경영 mind를 가져야 합니다. 경영관련 서적을 가능한 많이 읽고 목표에 따라서 필요하다면 경영관련 교육을 따로 받는 것을 권고하고 싶습니다. 그리하여 무슨 일을 하든지 사전에 실행 가능한 전략을 수립해야합니다. 현대사회와 같이 복잡한 지식사회에서는 무조건 성실하게 열심히 자기 일만 해서 성공할 수 있는 시대는 아니기 때문입니다.

Sir William Osler는 의사의 3대 적은 무지, 무관심, 부도덕이라고 하였습니다. 당연한 말이지만 모든 의사는 환자의 질병 뿐 만 아니라 환자의 가정에도 관심을 기울여야하며 나아가서는 우리 모두가 몸담고 있는 사회와 국가에 관심을 기울여야 합니다. 여의사들에서 특히 사회적인 issue에 대한 관심이 남자의사에 비해서 다소 떨어진다고 흔히들 말합니다. 그러나 달리 생각해 본다면 인구감소, 낙태, 장애문제, 노인문제 등의 각종 의료와 보건복지 분야는 물론이고 환경 등 사회 전반에 걸친 다양한 문제들에 대하여 직장 일과 병행하면서 가정이라는 하나의 조직을 이끌고 있는 여의사들이 오히려 남성들보다 더욱 깊은 이해심을 가지고 양심적으로 해결방법에 접근할 수 있다고 생각됩니다.

21세기 경영의 필수요소로 3F 즉 female, fiction, feeling을 꼽는데 이에서 알 수 있듯이 미래의 지식사회에서는 여성의 리더십이 부각되는 시대가 될 것이며 이런 사회가 모든 사람들이 더불어 잘사는 바람직한 사회가 될 것입니다. 국가경영의 투명도와 여성 리더가 차지하는 비율이 상호 비례한다는 수많은 연구보고서들이 이를 입증하고 있습니다.

여성이기 때문에 억울한 일을 겪어본 분들이 많이 있을 것입니다. 이는 과거 수 천년 인류역사에서 뿐 아니라 지금도 현재진행형으로 일어나고 있는 일입니다. 이를 극복하기 위해서는 발상의 전환, 즉 '뒤집어 생각하기'가 필요합니다. 동시에 매사에 긍정적이고 적극적인 사고방식이 절대 필수적입니다. 미래는 도전하는 사람들이 지배하게 될 것입니다. 위기는 누구에게나 그리고 언제든지 찾아옵니다. 그리고 위기를 기회로 전환시키려는 의지와 끊임없는 노력만이 더 나은 미래를 보장해줄 것입니다.

여의회보 2004년 8 · 9월

소아심장학

잊지 못할, 잊어서도 안 될 아이들과 엄마들

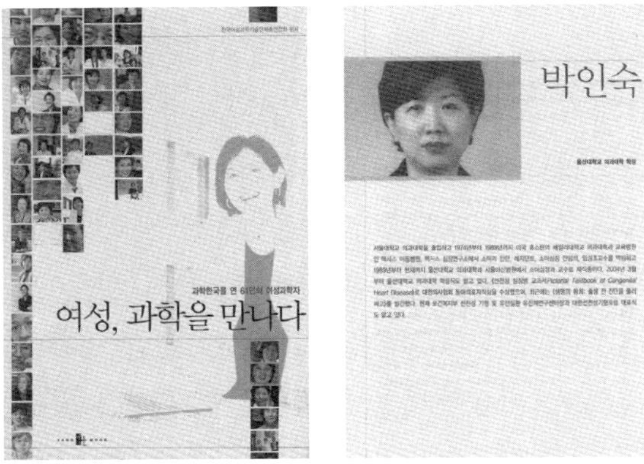

여성, 과학을 만나다–대한민국을 연 61인의 여성과학자
한국여성과학기술단체 총연합회 편저, 양문출판사 2005년

의과대학 졸업한 지 벌써 32년째다. 원래 암전문의가 되고자 했으나 '암환자는 치료가 어려우므로 모두 불쌍하다'라는 잘못된 선입견 때문에 암환자들을 대할 때 내가 감정 조절이나 치료를 냉정하게 잘할 수 있을지 자신이 없어서 암 전공을 포기했다. 지금이야 백혈병을 비롯한 많은 종류의 암환자들의 생존율이 좋아져서 암 진단이 곧 죽음을 의미하지는 않는다. 그러나 30년 전만 해도 대부분 암의 치유는 매우 어려웠다. 이런 이유로 암환자를 피해서 전공을 소아심장학으로 결정했고, 한참 후에야 나의 이런 생각이 얼마나 잘못된 것이었는지를 깨달았다. 하지만 동기야 어찌되었든 간에 지금 되돌아 생각해보아도 내가 소아심장학을 전공하기를 참으로 잘 했다는 생각에는 변함이 없다.

전공이 신생아와 영유아의 복잡 심장기형이다 보니 불행히도 수술 전후로 사망하는 아이들을 경험하며, 그때마다 죽음에 대해 생각한다. 그런데 자식의 죽음을 접하는 태도를 보면 종교적 배경 때문인지 민족 간에 큰 차이가 있음을 알게 된다. 전에 사우디아라비아 리야드의 한 병원에서 잠시 근무했는데 그곳에서는 아이가 죽어도 아빠들은 절대 울지 않는다. 즉 알라신이 아이를 더 좋은 데로 데려갔다고 생각하므로 항의는 생각도 못할 일이었다. 하지만 엄마는 역시 달라서 남의 눈에 띄지 않는 구석에 몰래 숨어서 우는 엄마들을 발견하곤 했다. 또 한번은 미국에서 동료 여의사의 아이가 경련발작 후에 사망했다. 이 여의사가 장례를 치르고 1주일 후에 주위 친지들에게 그동안 아이와 함께 행복하게 지낼 수 있었던 것에 대해 하느님에게 감사한다는 내용의 편지를 써 보내면서 마음을 달래는 것을 보고 큰 감동을 받았다. 이에 반해 우리나라에서는 비록 드물기는 하지만 치료하기 힘든 암이나 심장병으로 아이가 사망한 후에 온 가족이 병원에 몰려와 아이를 살려내라고 농성을 하는 경우가 있다. 심정은 이해하지만 매우 씁쓸하고 안타까운 일이다. 반면에 아이가 죽은 후 최선을 다해주어서 고맙다고 부모가 찾아온 경우도 몇 번 있었는데, 정말 훌륭한 부모라는 생각이 들면서 저절로 머리가 숙여지고 함께 눈물을 흘린 적도 있었다.

“환자를 많이 죽인 의사가 명의다”라는 말이 있다. 표현이 과격하고 그다지 좋은 말은 아니지만 약간은 사실인 부분도 있음을 완전히 부인할 수는 없다. 즉 ‘중한 환자를 다룬 경험이 많은 의사가 훌륭한 의사’라는 뜻의 다른 표현이라고 할 수 있다. 물론 처음부터 잘 고쳐서 모두 낫게만 해준다면 죽는 사람도 없고 좋겠지만 이는 현실적으로 어려운 일이다. 사실 의료행위의 많은 부분은 자기나 남의 실수에서 배운다. 그래서 의사들의 학회발표 중에는 ‘my nightmare case’라고 하여 자기가 경험한 최악의 상황을 남들에게 알림으로써 다른 의사들이 같은 잘못을 저지르지 않도록 예방하고자 하는 매우 효과적인 교육프로그램이 있다. 이런 맥락에서 나는 가끔 소아심장학을 전공하기 시작한 1978년 이후 기억에 남는 환자들을 곰곰이 되새겨보곤 한다. 전공의나 학생들에게도 딱딱한

강의보다 이들의 이야기를 해주는데 이는 무척 효과적인 교육방법이다.

선천성 심장병의 많은 종류는 저절로 좋아지거나 또는 치료가 필요 없다. 그리고 약 절반 정도는 개심수술이나 도관을 이용한 비수술적 치료로 완쾌가 된다. 그러나 아무리 발달된 현대의학으로도 치료가 어렵거나 또는 수술을 여러 번 해야 하는 경우가 있다. 특히 내가 근무하는 울산의과대학 서울아산병원에는 고치기 어려운 환자들이 전국에서 모인다. 그러다보니 복잡 심장기형을 가진 아이들이 많고 한 번의 수술로 치료가 끝나지 않는 경우도 많아서 병실과 외래에서 자주 보게 된 이들과 그 부모들의 사연이 오래도록 내 기억에 남아 있다. 아이 아빠들의 감동적인 사연도 물론 있지만,『신은 모든 곳에 있을 수 없기에 어머니를 만들었다』라는 책처럼 나를 감동시키고 숙연하게 만드는 애절한 사연들과 극적인 삶의 주인공들은 대부분 엄마이다. 특별히 기억에 남는 사연들을 여기에 소개한다.

어느 토요일 저녁 늦게 연구실 전화가 울려서 약간은 짜증이 나려는데 전화선 너머에서 들리는 목소리가 차츰 이상해지고 울먹이기 시작한다. 심장병 가진 아기를 낳았다고 방금 시집에서 쫓겨났다며 하소연하던 엄마, 외래에서 마지막 순서로 들어와서 한없이 울던 엄마, 부부 모두 중증 장애인으로 산모가 생명의 위험을 무릅쓰고 어렵게 출산을 했는데 생후 1년 만에 심장병으로 사망한 아이, 태아 초음파검사에서 심장병이 발견되었지만 그래도 치료해 잘 길러보겠다고 했는데 막상 태어나자 손가락 기형이 발견되어 멀리 해외로 입양시켜달라고 조르다가 끝내 아이를 병원에 버리고 간 젊은 부부, 불임시술로 어렵게 얻은 세쌍둥이 중 한 명만 온전하고 다른 두 명은 뇌성마비와 복잡심장병이었는데도 세 아이들을 정성스럽게 키우고 있는 젊은 부부와 조부모님들, 쌍둥이 모두 염색체이상과 심장병을 가져서 수술 등 재활치료를 해가면서 힘겹게 그러나 열심히 살고 있는 장한 부모, 뇌성마비로 꼬인 다리를 펴주기 위해 보톡스 주사를 계속 맞아야 하는데 엄청난 재정적 부담을 견디지 못하고 치료를 포기해야 하는 부모, 어릴 때에는 아무런 증상이 없거나 가난해서 병원에 가지 못하고 심장병을 그대로 방치했다가 성인이 된 지금 수술시기를 놓쳐 시한부 삶을 힘겹게 살아가는 성인 환자들, 다운증후군과 동반된 심장병을 가지고 출생한 아이를 신이 준 선물이라고 생각하면서 더 잘 키우기 위해 둘째아이를 갖지 않고 온갖 정성으로 키우는 목사부인인 아이엄마, 치료 가능한 심장기형임에도 불구하고 치료를 거부하고, 만류하는 의료진들을 뿌리치고 퇴원했다가 아이가 계속 살아 있으니 다시 병원에 데리고 와서 결국 수술 받고 완쾌된 아이, 산전초음파검사로 심장병이 있다는 것을 미리 안 상태에서 엄마 자궁 안에서 곱게 키워서 출생 즉시 수술 받고 지금은 건강하게 살아가는 아이들. 그들의 목소리가 들려온다. 스쳐간 많은 아이들과 부모들이 생각나면 가슴이 뭉클해지고, 지금 이 순간 모두 어디에서 어떻게들 살고 있는지 궁금하기도 하고 애틋한 생각에 가슴이 저려온다.

사실은 이런 아이들과 부모들의 어려움을 가까이에서 목격하면서 느꼈던 우리나라 의료전달체계의 문제를 어디엔가 항의하고 싶었다. 의사들은 많은 환자들을 짧은 시간에 진료해야 하기 때문에 아이의 심각한 상황에 대해 성실하게 상담하고 질문에 답변해줄 시간이 절대 부족하다. 어렵게 예약하고 만나게 된 심장전문의가 아기의 심장병이 수술을 세 번이나 해야 할 정도로 심각하다는데 고작 10분 미만의 진료시간에 모든 것을 이해하고 만족할 부모가 세상 어디에 있겠는가? 외래 진료실에서 이런 식의 초스피드 상담을 하고나면 나 자신도 아주 꺼림칙하다. 그리고 뻔히 이해하지 못한 표정으로 다음 대기환자 때문에 쫓겨나가다시피 진료실을 나가는 부모들에게 참으로 미안하다는 생각이 들면서 동시에 이러한 의료제도에 대해 분개하게 된다.

아울러 이런 모순을 개선할 수 있는 어떠한 방법도 강구하지 못하는 나 자신에 대하여 더욱 답답함을 느낀다. 이런 때에는 나는 은퇴한 후에 심장병 환자와 가족들의 상담만이라도 제대로 해주고 살아도 소아심장의사로서의 보람된 삶이 되겠다는 상상을 해본다. 그래도 위와 같은 안타까운 경우보다는 나로 인해 지금 건강하게 잘 살아가는 아이들이 훨씬 더 많기에 오늘도 희망을 가지고 출근한다.

위의 사연들에서 알 수 있듯이 지금 같은 제도 안에서는 환자와 부모, 특히 엄마의 희생으로 심장병을 가진 아이들의 치료와 재활이 이루어지고 있다. 즉 사회와 국가가 부담해야 하는 부분이 분명히 있음에도 불구하고 지금은 의료보험 이외의 모든 부담을 환자 개인과 부모가 떠안고 있는 상황이다. 의사가 열심히 공부하고 연구하여 환자 한 사람 한 사람의 치료를 잘 해주는 것도 물론 중요하고 의사의 기본적 도리다. 그러나 이들을 좀더 제도적으로 그리고 체계적으로 뒷받침할 수 있는 올바른 정책을 만드는 것도 환자 치료 못지않게 중요하다. 따라서 직접 환자를 치료함으로써 이들을 가장 잘 이해하는 의사들이 사회와 국가의 제도를 개선하고 올바른 정책을 수립하는 데 좀더 적극적으로 참여해야 한다.

"병만을 고치는 의사는 소의, 사람을 고치는 의사는 중의, 사회를 고치는 의사는 대의"라는 옛말이 있다. 물론 상아탑 안에서의 연구도 중요하지만 이런 문제들을 일반인들뿐 아니라 언론인, 행정가, 정치인들에게도 널리 알려서 좀더 나은 제도를 만들어주는 것이 환자들과 부모들, 특히 엄마들을 도와주는 길이 되며, 환자 치료 이외에도 의사들이 꼭 해야 할 중요한 사명과 임무임을 많은 분들이 공감하기 바란다.

소아심장학과의 인연, 필연

나의 선택: 소아심장학

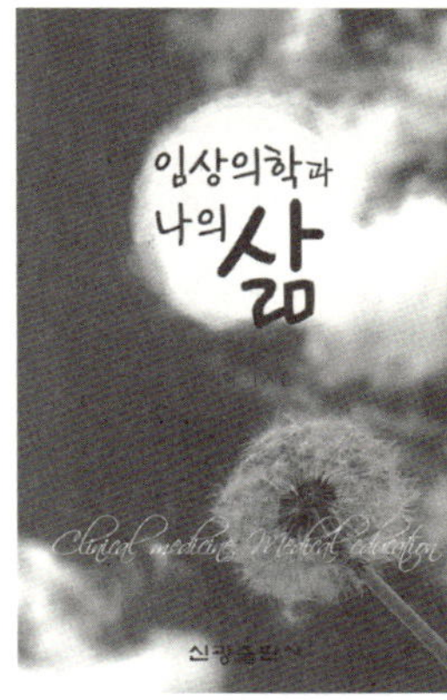

임상의학과 나의 삶, 권이혁 외
신광출판사 2010년

"우연이라고 생각되는 것들은 사실 우연이 아니라 소망을 가지고 그것을 위하여 애쓰는 사람들에게 반드시 일어나는 필연이다." 라고 중국의 노신이 말했다. 인생의 방향을 송두리째 뒤바꿀 만큼 큰 일도 처음에는 사소해 보이는 작은 일에서 시작된다. 나의 경우도 굴곡 많았던 삶의 고비마다 앞뒤 살피지 않고 일단 부딪쳐 본 후 되돌아 보면 결국 무모한 도전을 했기에 기회가 오지 않았나 생각된다. 사람이 계획한 대로 되는 일은 극히 드물고 어떤 경우에는 자기가 무엇을 원하는지 조차 알 수 없기도 하나 뜻 밖의, 예측했던 바와 다른 일련의 사건들로 말미암아 운명의 방향이 정해지는 경우를 많이 보게 된다. 내가 소아심장학을 전공하게 된 계기도 바로 이런 경우에 해당한다고 할 수 있다.

1973년 의대 졸업 후 인턴 1년을 마치고 1974년 미국 병원에서 rotating 인턴 계약을 하고 입국 비자를 신청하였는데 근무 시작날짜인 7월 1일이 지나도록 비자가 나오지 않은 게 모든 사건의 시작이었다. 역사에는 '만약'이 없다지만 만약 그때 미국 비자가 제 때 나와서 원래 가려던 오하이오주 시골병원에서 rotating 인턴을 하였다면 지금 나는 어떤 모습일까 가끔 상상해 본다. 당시 국내 의료수준은 국민소득과 마찬가지로 매우 낮았다. 그래서 이왕에 의사가 되었는데 선진국의 발달된 의료를 배우고자 미국 행을 결정하였다. 그런데 비자가 늦게 나왔으나 일단 가서

졸라보면 되겠지 하는 근거 없는 믿음을 가지고 계약 되었던 병원에 도착하니 문에 내 이름까지 새겨진 방을 보여주면서 늦게 온 나를 채용할 수 없다고 하여 참으로 난감하였다, 갈 곳이 없었던 나는 뉴욕에서 수련중인 선배 아파트에 가서 한 달 간 더부살이를 하였는데 그도 못 할 노릇이었고 가지고 간 돈도 떨어져서 하는 수 없이 텍사스 주 휴스턴의 아는 분 집으로 이동하였다. 당시에는 출국 시 100불 까지만 가지고 나가도록 허락하는 시절이라 돈이 금방 떨어져서 집에서 부쳐준 돈으로 휴스턴에서 다시 두어 달 무위도식 하였다. 그러나 시간이 지나면서 이번에도 점차 눈치가 보이기 시작하고 도저히 다음 해 뉴욕 브루클린 병원에서 인턴을 시작할 때까지 놀고먹기도 어려웠다.

그러다 어느 날 신문을 뒤적이다가 physical therapist와 respiratory therapist를 뽑는다는 광고를 보고 눈이 번쩍 띄었다. 지금은 재활의학과에 이런 의료기사 직이 있으나 당시에는 이런 말 조차 들어본 적이 없어 도무지 무슨 일을 하는 직업인지 알 수 없었으나 의사라면 병원에서 필요한 어떤 일이라도 할 수 있지 않을까 하는 생각에 인터뷰를 신청하고 면접 본 다음날부터 일을 시작하라고 하였다. 영어도 배우고 돈도 벌고, 나름대로 일석이조라는 생각에 기뻐하며 병원 근처 아파트도 얻고 야전침대도 사서 아파트에 입주하였는데 동네도 무섭고 그밖에 여러 착잡한 생각과 불안한 마음에 첫날밤을 거의 뜬눈으로 지샜던 기억이 난다.

다음날 병원에 첫 출근을 하니 소위 therapist 라는 사람들이 전부 젊은 여자들인데 나에게 큰 호기심을 가지고 접근하였다. 아마도 그 당시에는 동양여자가 드물어서 신기했던 모양이다. 그 여자들이 나에게 "의사가 왜 이런 일을 하느냐, 의사 자리를 구해주겠다." 라면서 그 병원의 병원장(의사가 아닌 행정가)에게 나를 데려가 주었다. 이 병원장이 자기가 관리하는 또 다른 병원인 휴스턴 근교 Hempstead 라는 시골의 Waller

County Hospital에 자리를 마련할 수 있으니 다음날 당장 거기로 같이 가자고 하였다. 물론 이사는 이 병원장과 의료기사 여자들이 함께 (놀러 가는 기분으로) 모두들 병원장의 픽업 트럭에 타고 휴스턴에서 약 1시간 걸리는 그 병원으로 이동하였다. 결국 나는 physical therapist 일을 단 하루도 하지 않은 셈이었고 한 달치 방값을 낸 아파트에서 두 밤만 보낸 셈이었다.

그 시골 병원에서 미국 의사면허가 없으니 진료는 하지 못하고 의무기록만 정리하면서 한 달을 보냈다. 지금 생각하면 재미있는 일도 있었는데 한번은 대낮에 갑자기 병원의 나이 많은 할머니 직원이 자기 집을 구경시켜 주겠다고 같이 가자고 하여 심심하던 참에 즐겁게 그 집을 방문하였다. 지금도 눈에 선한 장면은 옛날 서부영화 'Giant'에 나오는 광활한 평원에 서있는 전형적인 텍사스 시골집이었다. 병원의 말단 직원이라 부자일 거라고 전혀 생각지 못했던 이 할머니가 지평선을 손가락으로 가리키면서 지평선 끝까지 자기 땅이라고 하여 놀랐다. 후에 또 다시 놀란 것은 나를 병원 밖으로 나가게 하였던 진짜 이유는 텍사스 주 보건국 관리가 병원 심사를 나오는데 무면허 외국 의사인 내가 병원에서 일하고 있으면 공연히 트집 잡힐 까 봐 일부러 나를 병원 밖으로 내보냈던 것이었고 지금도 이에 대해 이분들께 감사하게 생각한다. 아무튼 이 친절한 병원장의 도움으로 텍사스 주 임시 의사면허(temporary license)를 받았고 두 달 후 오스틴에 가서 의료법 시험을 치른 후 정식 텍사스 주 의사면허를 받고 그 후 드디어 환자 진료를 시작하였다.

당시 한국에서 일년간의 인턴과정이 수련의 전부인 새내기의사였던 내가 사실 얼마나 큰 위험에 처해 있었던지 지금도 그때 의료사고가 일어나지 않은 것에 대하여 가슴을 쓸어 내리고 하느님께 감사한다. 무식하면 용감하다는 말이 딱 들어맞는 8개월이었다. 그때는 몰랐으나 아슬아슬했던 일들을 생각하면 지금도 등골이 오싹 한다. 또한 진료비를

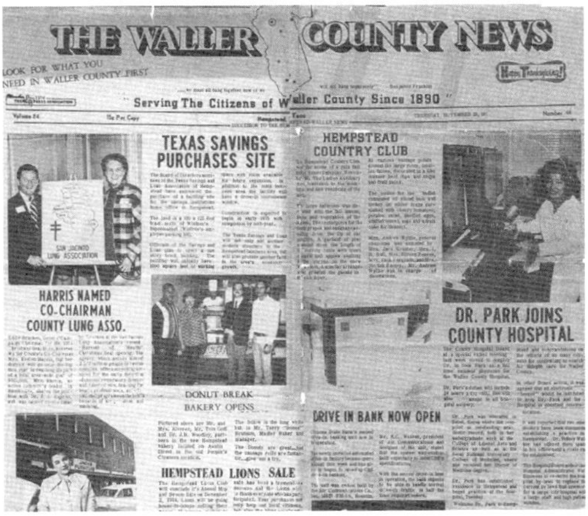

THE WALLER COUNTY NEWS

Serving The Citizens of Waller County Since 1890

TEXAS SAVINGS PURCHASES SITE

HEMPSTEAD COUNTRY CLUB

HARRIS NAMED CO-CHAIRMAN COUNTY LUNG ASSO.

DR. PARK JOINS COUNTY HOSPITAL

DONUT BREAK BAKERY OPENS

DRIVE IN BANK NOW OPEN

HEMPSTEAD LIONS SALE

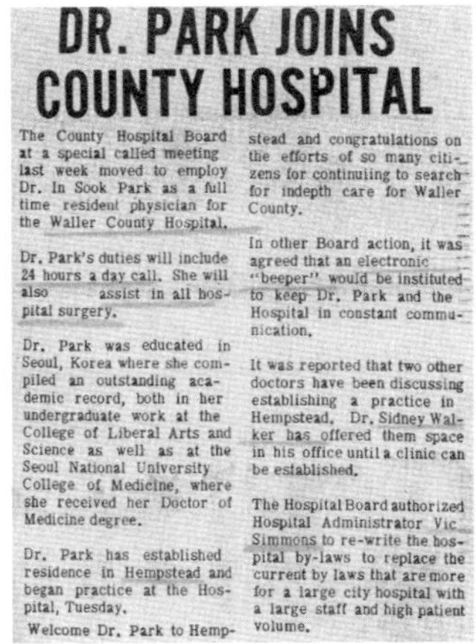

DR. PARK JOINS COUNTY HOSPITAL

The County Hospital Board at a special called meeting last week moved to employ Dr. In Sook Park as a full time resident physician for the Waller County Hospital.

Dr. Park's duties will include 24 hours a day call. She will also assist in all hospital surgery.

Dr. Park was educated in Seoul, Korea where she compiled an outstanding academic record, both in her undergraduate work at the College of Liberal Arts and Science as well as at the Seoul National University College of Medicine, where she received her Doctor of Medicine degree.

Dr. Park has established residence in Hempstead and began practice at the Hospital, Tuesday.

Welcome Dr. Park to Hempstead and congratulations on the efforts of so many citizens for continuiing to search for indepth care for Waller County.

In other Board action, it was agreed that an electronic "beeper" would be instituted to keep Dr. Park and the Hospital in constant communication.

It was reported that two other doctors have been discussing establishing a practice in Hempstead. Dr. Sidney Walker has offered them space in his office until a clinic can be established.

The Hospital Board authorized Hospital Administrator Vic Simmons to re-write the hospital by-laws to replace the current by laws that are more for a large city hospital with a large staff and high patient volume.

Hempstead, Texas의 Waller County Hospital에서의 근무 시작을 알리는 지역신문
The Waller County News 1974년 11월 28일

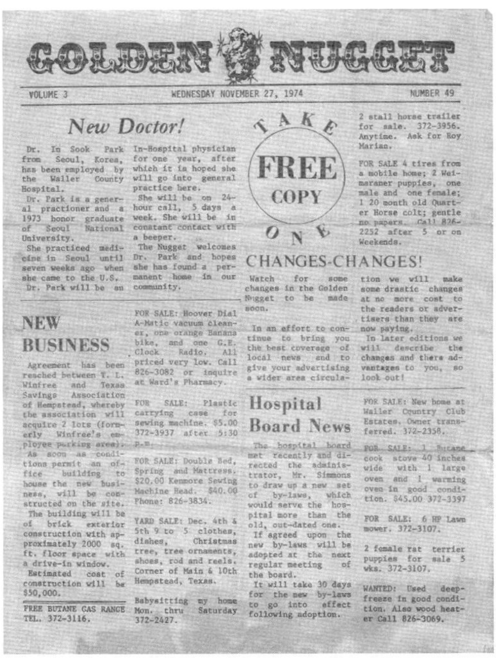

GOLDEN NUGGET

VOLUME 3 WEDNESDAY NOVEMBER 27, 1974 NUMBER 49

New Doctor!

Dr. In Sook Park from Seoul, Korea, has been employed by the Waller County Hospital.

Dr. Park is a general practioner and a 1973 honor graduate of Seoul National University.

She practiced medicine in Seoul until seven weeks ago when she came to the U.S.

Dr. Park will be an In-Hospital physician for one year, after which it is hoped she will go into general practice here.

She will be on 24-hour call, 5 days a week. She will be in constant contact with a beeper.

The Nugget welcomes Dr. Park and hopes she has found a permanent home in our community.

TAKE FREE COPY ONE

CHANGES-CHANGES!

Watch for some changes in the Golden Nugget to be made soon.

In an effort to continue to bring you the best coverage of local news and to give your advertising a wider area circulation we will make some drastic changes at no more cost to the readers or advertisers than they are now paying.

In later editions we will describe the changes and there advantages to you, so look out!

2 stall horse trailer for sale. 372-3956. Anytime. Ask for Roy Marian.

FOR SALE 4 tires from a mobile home; 2 Weimaraner puppies, one male and one female; 1 20 month old Quarter Horse colt; gentle no papers. Call 826-2252 after 5 or on Weekends.

NEW BUSINESS

Agreement has been reached between T. L. Winfree and Texas Savings Association of Hempstead, whereby the association will acquire 2 lots (formerly Winfree's employee parking area).

As soon as conditions permit an office building to house the new business, will be constructed on the site.

The building will be of brick exterior construction with approximately 2000 sq. ft. floor space with a drive-in window.

Estimated cost of construction will be $50,000.

FREE BUTANE GAS RANGE TEL. 372-3116.

FOR SALE: Hoover Dial A-Matic vacuum cleaner, one orange Banana bike, and one G.E. Clock Radio. All priced very low. Call 826-3082 or inquire at Ward's Pharmacy.

FOR SALE: Plastic carrying case for sewing machine. $5.00 372-3937 after 5:30 p.m.

FOR SALE: Double Bed, Spring and Mattress. $20.00 Kenmore Sewing Machine Head. $40.00 Phone: 826-3834.

YARD SALE: Dec. 4th & 5th 9 to 5 clothes, dishes, Christmas tree, tree ornaments, shoes, rod and reels. Corner of Main & 10th Hempstead, Texas.

Babysitting my home Mon. thru Saturday 372-2427.

Hospital Board News

The hospital board met recently and directed the administrator, Mr. Simmons to draw up a new set of by-laws, which would serve the hospital more than the old, out-dated one.

If agreed upon the new by-laws will be adopted at the next regular meeting of the board.

It will take 30 days for the new by-laws to go into effect following adoption.

FOR SALE: New home at Waller Country Club Estates. Owner transferred. 372-2358.

FOR SALE: 1 Butane cook stove 40 inches wide with 1 large oven and 1 warming oven in good condition. $45.00 372-3397

FOR SALE: 6 HP Lawn mower. 372-3107.

2 female rat terrier puppies for sale 5 wks. 372-3107.

WANTED: Used deep-freeze in good condition. Also wood heater Call 826-3069.

지역신문 Golden Nugget 1974년 11월 27일

환자에게서 직접 현금으로 받았던 내 생애 처음이자 마지막 시기였다. 물론 얼마를 받아야 하는지도 몰라 병원 직원들이 대충 일러주는 대로 청구하여 받았고 친절한 직원이 대신 받아주기도 하였다. 지금 생각하면 어디서 그런 용기가 나왔는지 내가 생각해도 불가사의하다. 사람이 다급해지면 이 정도로 얼굴이 두꺼워지고 무모해 지나보다. 사실 그 당시 근처의 나이 드신 의사 몇 분이 내가 영 믿음직스러워 보이지 않았던지 도움이 필요하면 언제라도 연락하라고 하였고 실제 몇 번 이분들의 도움으로 사고를 미연에 막을 수 있었다. 이 후 그 고장을 떠난 후 이분들을 찾아 뵙고 고마운 뜻을 한번도 전하지 못한 점 못내 아쉬움으로 남는다.

그런데 이 조그만 시골병원에서 또 하나의 운명의 손이 나를 기다리고 있었다. 어느 날 휴스턴 명문 의대인 베일러 의대 예방의학과에서 이 병원을 지방의 일차 진료 병원으로 지정할 계획을 가지고 예방의학과 교수이신, 얼굴 가득 흰 수염을 펄펄 날리는 좀 괴짜모습의 Dr. Michael Tristan이 병원을 방문하면서 나를 만나게 되었다. 이분이 어쩐 일인지 나에 대하여 호의적이었고 베일러 의대 병원에서 수련 받고 싶지 않느냐고 묻길래 너무도 기쁜 나머지 당장 그러겠다고 대답하였다. 다음 해 7월에 가기로 이미 계약이 끝난 (주위 동네가 무섭다는) 뉴욕 브루클린 병원과의 계약을 취소하고 다음 해 7월 베일러 의대 부속병원에서 소아과 전공의 생활을 시작하였다. 사실 그 당시 미국에서는 외국 의사들이 matching program 을 통해서 한번 계약한 병원을 일방적으로 해약하면 다시는 어떤 병원에도 자리를 구하지 못한다고 알려져 있었기에 이에 대해 매우 걱정하였으나 Dr. Tristan이 나 대신 해약해 주었다. 그런데 나중에 알고 보니 베일러 의대 예방의학교실에서 애초에 시도하였던 이 계획은 결국 무산되었다. 따라서 이 새로운 시도는 나 한 명 의대 소아과에서 수련 받게 한 것이 유일한 성과물이 된 셈이다.

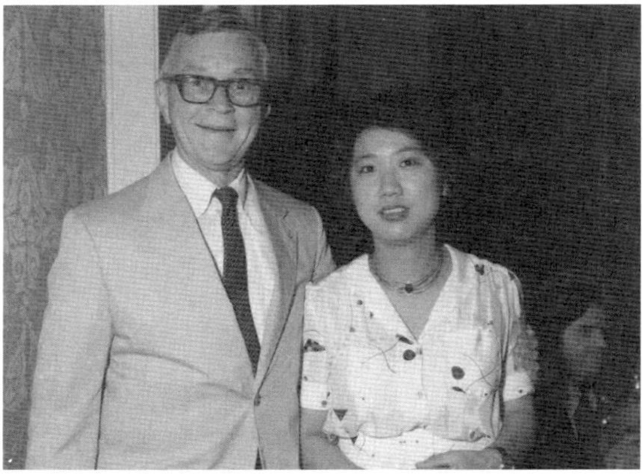

소아심장학의 대부
Dr. Dan G. McNamara와
함께 1982년

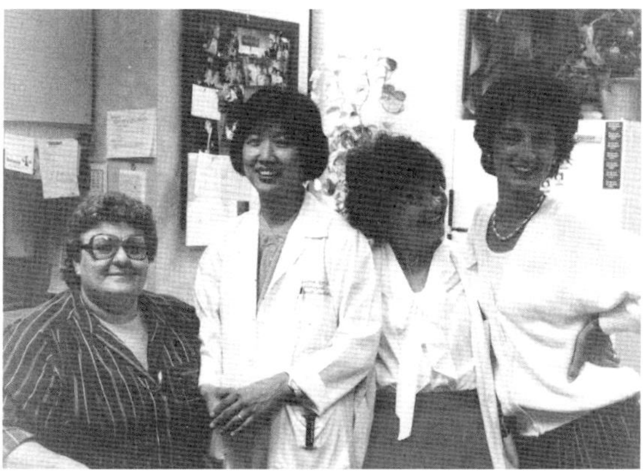

Texas Heart Institute 에서
간호사와 비서와 함께 1986년

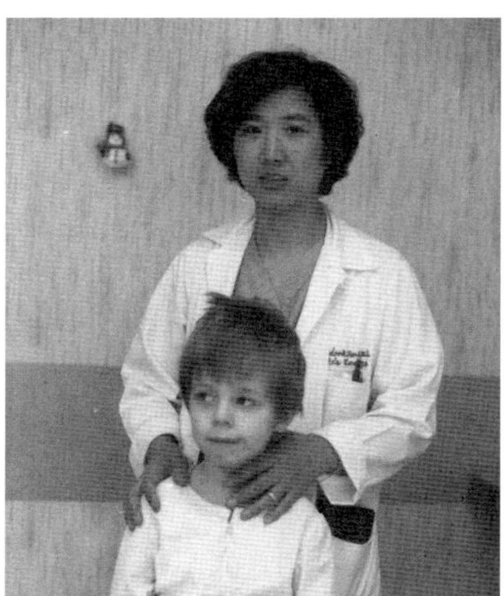

Texas Children's Hospital에서
심장병 어린이와 함께 1982년

이렇게 내가 개척한 시골병원의 house physician 자리는 다음 해 휴스턴으로 떠나면서 나보다 반년 늦게 미국에 온 의대 선배언니에게 물려주었고 이를 계기로 이 선배 의사부부 모두 텍사스에 자리잡았고 지금까지 많은 사람들에게 도움을 주면서 훌륭한 가정과 업적을 이룬 것을 보면 참 사소한 계기가 많은 사람들의 미래를 결정하게 되어 운명의 힘이란 이런걸 말하는 게 아닌가 하는 생각이 든다.

나는 원래 소아과에는 별 관심이 없었으나 베일러 의대에서 수련을 받으려면 소아과 만이 가능했기 때문에 다른 선책의 여지가 없었다. 결국 소아과의 혹심한 수련을 반년 가까이 받고 나니 소아과를 해도 괜찮다는 생각이 차츰 들기 시작하였고 심장 파트를 돌면서 이 분야 교수들이 아주 멋있어 보였다. 그러나 가장 결정적인 요인은 당시 수련 병원인 Texas Heart Institute와 Texas Children's Hospital에 선천성 심장병 수술의 세계적인 대가인 Dr. Denton A. Cooley가 있었고 또한 베일러 의대 총장이자 역시 심장과 대동맥 수술의 세계적인 대가인 Dr. Michael DeBakey가 있었다. 따라서 미국 타 지역은 물론 세계 각지에서 몰려오는 심장병 환자들을 보면서 세부전공으로 당연히 심장학을 선택하게 되었다.

당시 한국에서는 진단과 치료가 매우 어려웠던 선천성 심장병이 미국 이 병원에서는 수많은 어린이들이 발달된 의료기술로 내린 정확한 진단과 성공적인 수술로 생명을 건지는 것을 매일 목격하면서 한국에 돌아갔을 때 가장 절실히 필요하고 보람된 분야가 바로 소아심장학 이라는 확신이 들었다. 그리고 이 분야를 세계 어느 곳 보다 가장 잘 배울 수 있는 곳에서 수련을 받고 있어서 자연스레 소아심장학을 선택하게 되었다. 지금 생각해도 이 결정은 평생 내가 내린 결정 중에서 가장 잘 한 결정 중의 하나라고 생각된다.

소아심장학이란?

소아심장외과를 비롯한 타과와의 원활한 의사소통, 협동, 상호 존중이 필수

소아심장 분야에서 다루는 질병은 주로 선천성 심장병, 그리고, 가와사끼병, 심근염, 류마치스 성 심장질환, 부정맥, 등의 후천성 심장병이다. 이제는 도관을 이용한 비 수술적 치료(catheter intervention) 분야도 큰 발전을 이루었으나 그래도 대부분의 치료는 소아심장외과의사의 몫이다. 소아심장전문의는 정확한 진단과 수술 전과 수술 후 환자관리가 가장 중요한 일이다. 따라서 소아심장외과의사와의 긴밀한 의사소통, 토론, 협진이 대단히 중요하다. 즉 소아심장외과, 소아심장마취, 심장병리, 산부인과(태아 심장질환에 대한 산전진단 및 치료), 소아심장 중환자 관리, 성인내과(성인 선천성 심장병 환자관리)와의 긴밀한 협조가 필수적이다. 특히 소아심장외과의사와의 긴밀한 협조와 상호 존중은 매우 중요하다. 따라서 소아심장 전공 의사의 '애로점'을 하나 들자면 반드시 우수한 소아심장외과의사와 한 팀으로 같이 일을 해야 한다는 점이다. 아무리 소아심장 의사가 열심히 공부하고 환자를 치료해도 외과의사가 수술을 잘 하지 못하여 수술결과가 좋지 못하면 환자는 물론 소아심장 의사도 불행해진다.

비수술적 치료기술의 발달로 소아심장 영역이 넓어지고 있다.

치료의 대부분을 수술에 의존하던 과거와 달리 지난 이십여 년 간 선천성 심장병에 대한 비수술적 치료법이 발달하여 이제는 대부분의 판막이나 혈관의 협착, 동맥관 개존, 심방 중격 결손은 수술 없이 도관을 이용한 치료로 완쾌가 가능해 졌다. 심지어는 완전히 막힌 폐동맥을 뚫어주는 시술도 성공률이 꽤 높다. 나아가서 최근에는 도관을 통하여 심실 중격 결손을 막아주는 시술, 그리고 다리혈관을 통하여 인공심장 판막을 심장 안에 넣어주는 시술, 등 다양한 비수술적 치료기술과 장치들이 발달하고 있어 조만간 소아심장 의사의 치료 영역이 더욱 넓어질 전망이다. 또한 소아심장 의사와 심장외과 의사가 함께 수술 장에서 치료에 참가하여 수술과 비수술적 치료를 동시에 시행해주는 hybrid procedure가 급속히 발달하고 있어 그 어느 때 보다 더욱 심장외과 의사와의 협동의 중요성이 커지고 있다. 또한 산전진단으로 태아의 선천성 심장병이 발견된 경우 태내에서 완전히 막히거나 심하게 좁아진 판막을 뚫어주는 태아치료기술도 발달하고 있어서 멀지 않은 시기에는 태아 심장병 치료도 가능해질 것으로 전망된다. 이런 시술이 성공하려면 소아심장과, 산부인과, 소아심장외과, 마취과 등의 여러 과 의사들의 협진이 필수적이다.

응급상황과 중환이 많은 분야로 높은 책임감과 사명감이 필요하다.
소아심장 분과는 아마도 소아과 여러 세부전문 분야들 중에서 (신생아과 다음으로) 응급상황이 가장 자주 발생하는 분야일 것이다. 또한 신환일 경우 즉시 초음파 검사를 하여 진단을 내리고 즉시 향후 치료방침을 정하는 당일 서비스가 가장 필요한 분과도 소아심장과 뿐일 것이다. 따라서 전공의나 전임의는 물론이고 교수가 된 후에도 항상 응급상황에 대비하여야 한다.

소아심장학 소개에 관해서 '사족'을 하나 들겠다. 즉 소아심장 의사는 절대 (언론 에서 즐겨 다루는) '명의' 반열에는 오를 수 없다는 점이다. 비전문가에 의한 이러한 '의사 등급 매기기'는 한마디로 의사의 실력을 외래진료 대기환자 수와 대기 기간으로 평가하는 잘못된 판단기준 때문으로 신경 쓸 일은 아니지만 그럼에도 불구하고 이런 보도를 접하면 솔직히 씁쓸한 기분이 들기도 한다. 질환 특성 상 소아심장의사나 심장외과의사에게는 외래진료대기 기간이 아예 없거나 있어도 아주 짧다. 어느 부모가 아이 심장에 이상이 있다는데 몇 달, 몇 년을 기다리겠는가? 게다가 대부분의 신생아, 영유아의 선천성 심장병은 병세가 급속히 악화하여 사망에 이를 정도로 위급한 상황이 많다. 그리고 설사 생후 몇 달을 버티더라도 이미 수술 시기를 영원히 놓치는 경우도 많다. 또한 자각증상을 호소하지 못하는 영유아나 소아환자에서는 심장병을 의심하는 것 자체도 쉽지 않다. 따라서 진단을 놓치고 상태가 악화된 후에야 삼차진료병원으로 전원되기 때문에 이미 매우 위독한 상태에서 심장병이 발견되는 경우도 많다. 따라서 소아심장의사는 언제 어디서든 심장병이 의심되는 어린이 환자가 있다고 하면 지체없이 즉시 내원하도록 하여 진단을 내리고 치료방침을 정해주어야 한다. 즉 소아심장 환자들에게는, 특히 나이가 어릴수록, 진료대기 시간이라는 개념 자체가 있을 수 없다.

의료사고, 분쟁의 위험

위에 언급한 바와 같이 질병의 특성상 진단이 쉽지 않고 병세가 급격히 악화할 수 있으며 심장병 종류에 따라서는 수술 위험이 높은 경우도 있으므로 의료사고와 분쟁의 위험이 항상 존재한다.

신기술, 신약 사용의 어려움

어린이 용으로 특별히 개발된 심장 약이나 device는 거의 없다. 그 이유는 소아만을 위한 제품 개발은 수익성이 낮기 때문에 기업에서 개발하지 않기 때문이다. 따라서 위험과 불편함에도 불구하고 다른 선택의 여지가 없기 때문에 할 수 없이 성인대상으로 개발된 약이나 기구를 소아에서 사용하는 경우가 있다. 그러면 심평원에서는 국가에서 허가한 항목이 아니라는 이유로 이를 '과잉진료' 불법으로 간주하여 의사와 병원을 범법자로 취급하고 제반 경비를 병원이 환자에게 거꾸로 물어주어야 하는 황당한 일이 벌어지기도 한다. 이와 같이 어쩔 수 없는 관행이 개선되지 못하는 상황에서 매년 국정감사에서 일부 (좋지 못한 의도를 가진?) 국회의원들이 성인용 약을 소아환자들에게 함부로 사용하여 어린이 건강에 위해를 끼쳤다고 주장하면서 소아과 의사들을 질타하고 국민을 기만하는 소동이 해마다 벌어지고 있다.

또 다른 예를 들면 어린이 심장환자의 폐동맥에 맞는 크기의 stent가 없어서 성인 관상동맥에 넣도록 개발된 stent를 넣으면 (원래 기구 사용 목적인 관상동맥이 아니라 폐동맥에 넣었다는 이유로) 보험금을 주지 않는 것은 물론 부당 청구로 의사와 병원이 범법자로 내몰리게 된다. 즉 보험공단의 주장은 국가로부터 허가 받지 않은 신기술을 사용하지 말고 대신 개심수술을 하라는 것이다. 수술 없이 다리 혈관을 통하여 stent를 넣으면 두 어 시간 내에 간단히 해결될 문제를 보험공단의 주장대로 아이에게 개심수술을 하라는 것은 아이에게 잔인할 뿐 더러 의사로써 용납할 수 없는 대단히 비윤리적 행위이다. 실상이 이럼에도 불구하고 이런 문제들은 전혀 개선되지 않고 있다.

보험급여 문제, 병원 경영에 손실

같은 시술이라도 영유아나 신생아에서 시행하는 것은 난이도와 위험도가 높다. 또한 성공하더라도 시간, 노력, 그리고 재료비도 더 많이 든다. 따라서 병원 경영평가에서 소아심장과는 병원의 재정에 손실을 끼치는 임상 과로 분류되는 상황이 지속되고 있다. 최근 경영 평가를 통해서 수익 개선 방안을 모색하려는 시도가 많은 기업들에서 이루어지고 있다. 병원경영자들도 너도나도 이런 시도를 하고 있다. 결과적으로 (보험수가 책정이 애초부터 잘못된) 소아심장과나 신생아과 의사들의 경우 개인적인 노력이나 희생과 상관없이 병원 경영에 관한 한 항상 형편없는 성적표를 받게 되는, 이러한 비인간적인 경영분석이 소아심장과나 신생아과 의사들을 더욱 힘들고 분노케 한다. 이런 요인들도 젊은 의사들이 이런 과 지원을 기피하게 만드는 중요한 원인이 되고 있다. 이런 상황은 미국과 정반대이다. 즉 미국에서는 소아과 여러 분과들 중에서 신생아과와 심장과가 가장 수익을 많이 내는, 즉 병원 경영 측면에서 보면 가장 '효자' 분과이다. 그 이유는 미국에서는 의사가 손으로 많은 조작을 하고 기구를 많이 사용할수록 더 많은 보험금을 받기 때문이다. 반면에 한국에서는 의사 행위 자체에 대한 보상이 아예 없다. 그리고 비싼 수입품인 심도자 등 소모품에 대한 보상도 매우 미미하다.

환자 수 감소

정확한 통계는 아직 없지만 근래에 선천성 심장병 환자수가 감소하는 추세이다. 그 이유는 전반적인 출산율 감소, 그리고 산전진단으로 선천성 심장병이 발견되거나 단지 '의심'되기만 하여도 임신중절수술을 해버리는 사례가 많기 때문으로 추측된다. 대부분 완쾌가 가능한 선천성 심장병이 태아에서 발견되었을 때 올바른 전문가의 상담을 받지 못한 상태에서 잘못된 판단으로, 또는 설명 부족으로 임신중절수술이 시행되는 것에 대하여 근본적인 대책마련이 필요하다. 또한 더욱 큰 우려는 심장병이 확진 되지도 않았는데 단지 '심장 이상이 의심'되는 경우에도 섣불리 임신중절이라는 극단적인 선택을 하는 경우도 많아 일반인은 물론 의료인들에 대한 교육과 계몽도 필요하다.

소아심장학의 전망

아직도 한밤중에 응급환자 진료를 위하여 교수가 병원으로 달려가야 하는 몇 안 되는 분야가 바로 소아심장과이다. 또한 병원에서 수익을 많이 내지 못한다고 은근한, 때로는 노골적인 압력을 받기도 한다. 게다가 신환 수도 증가하지 않고 있다. 이와 같은 어려움 때문에 최근 젊고 우수한 의사들이 소아심장학이나 소아심장외과 전공을 기피하는 경향이 높아지고 있어 대단히 우려되는 바이다. 이와 같은 문제가 있음에도 불구하고 소아심장 전문가는 반드시 필요한 분야이다.

어려움과 보람은 비례한다. 모든 의사들이 자신의 분야에서 보람과 긍지를 가지고 진료에 임하겠지만 소아심장 분야는 특히 어려움이 많은 만큼 보람도 대단히 큰 분야이다. 죽음의 문턱까지 갔다 온 아기가 어느덧 건강한 청년이 되어 병사용 진단서를 써달라고 왔을 때, 온몸이 새파랗던 아이가 수술 후 아름다운 분홍빛으로 바뀐 것을 볼 때, 숨쉬기 조차 힘들어서 가슴을 팔락거리고 우유도 먹지 못하던 아이가 수술 후 토실토실해져서 왔을 때, 말로 표현하기 어려울 정도로 기쁨과 보람을 느끼게 된다. 그리고 이러한 뿌듯함 때문에 모든 어려운 상황을 견딜 수 있게 되는 것 같다. 물론 모든 의사의 심정이 마찬가지겠지만 소아심장병 가진 아이들을 돌보는 의사들에게는 특히 환자 한 명 한 명이 모두 똑같이 소중하다. 물론 초기 치료 단계에서의 소아심장 의사의 중요성은 새삼 말할 필요도 없지만 치료 후 호전된 다음에도 선천성 심장병 환자는 소아심장전문의와의 인연을 평생 이어가는 특성이 있다. 이러한 특별한 관계 때문에 소아심장 의사들이 당장의 어려움에도 불구하고 강한 사명감과 자긍심을 평생 가지게 되는 원동력이 되는 것 같다.

소아심장학의 영역은 넓고도 깊다. 이제껏 해오던 분야 이외에도 이제는 심장 발생과 심장기형의 분자유전학적 연구, 태아 심장병의 진단과 치료, 성인 선천성 심장병 환자 관리, 비수술적 치료법 개발, 기능이 오래 지속되는 인공 판막 개발, 복잡 심장 기형의 새로운 치료법 개발 등 깊이 연구해야 할 분야는 무궁무진하다. 다만 위에 언급한 현실적인 제약을 극복하는 것이 당면한 큰 과제이다.

보건의료제도, 정치, 경제, 사회문제 등에도 관심을 가져야 한다.

현재 의사들이 처한 의료환경에 대하여 만족하고 있는 의사는 거의 없다. 게다가 열악한 의료환경이 조만간 개선될 기미도 없다. 상황이 이런데도 의사집단은 다른 전문가 집단에 비하여 그 전문성과 우수성에도 불구하고 제 목소리를 내지 못하고 있다. 그래서 결국 정부가 우리를 대신해서 중요한 결정들을 내리고 우리는 그 결정을 따르기를 강요 받는 상황이 되어 버렸다. 나아가서 정부가 의사들에게 환자를 어떻게 치료하라고 지시하면서 진료행위를 제한하고 있다. 상황이 이렇게 된 데에는 여러 이유가 있겠으나 가장 중요한 이유 중 하나는 의사들의 신뢰가 추락한 것이고 또 하나는 의사들의 무관심 때문에 의사들의 미래를 결정하는 중요한 정책 결정에 참여하지 못한 것이 또 하나의 원인이라고 생각된다.

Peter Drucker는 사람은 언제부터 늙는가? 라는 질문에 "사람은 호기심이 없어질 때부터 늙는다." 라고 하였다. 다른 비슷한 대답으로 "사람은 꿈을 잃었을 때 늙는다."라고도 한다. 의사는 직업인일 뿐 만 아니라 선택받은 전문가로써의 책무(professionalism)가 있다. 의사는 전문 의학지식 뿐 아니라 정치, 경제, 사회, 문화, 예술 등 다양한 분야에 관심을 가지고 공부하여 의료계와 사회를 발전시키는 데에 이바지하여야 한다. 특히 말하기, 글쓰기, 토론력, 설득력, 협상 능력 등에 대한 훈련이 필요하다. 이러한 교육은 지속적으로 이루어져야 하며 학생 때부터 일찍 시작하는 것이 좋다. 이제 의사들 스스로 과거의 무관심에서 벗어나 의료계의 앞날, 나아가서 국민 건강을 위하여 제도 개선에 앞장서야 한다.

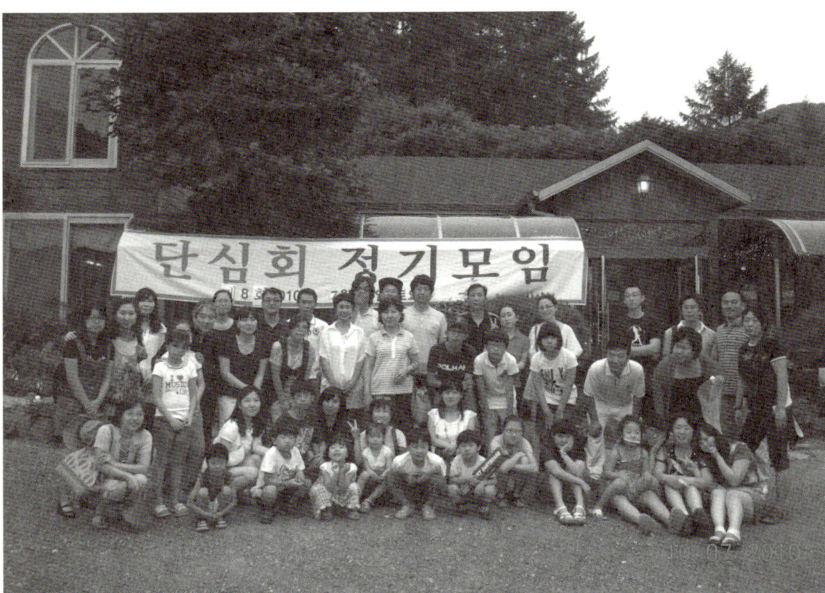

선천성 심장병의 일종인 단심실 환우회 피크닉 2010년 7월

나는 왜 소아심장학을 택하였는가?

누구나 나이가 제법 든 다음에 지난 세월을 돌이켜 볼 때 자기가 원래 계획했던 대로 된 일보다는 본인의 의사와는 상관없이 인생항로가 결정지어진 경우가 훨씬 더 많은 것 같다. 내 경우도 예외는 아니어서 내 계획대로 된 일은 의과대학을 들어갔을 때와 미국에서 다시 귀국하겠다고 마음먹었던 일 뿐이고, 나머지의 진로는 상당 부분 내 의사와는 별 상관없이 결정되어진 것 같으나 다행히 큰 후회는 없다.

1973년 의과대학 졸업 후 1년간 인턴과정을 마치고 그 당시 많은 의대 졸업생들이 그랬듯이 미국 병원으로 수련을 받으러 가기로 하였으나, 입국비자가 10월에나 나왔으므로 먼저 계약된 병원 (미국에서의 수련은 7월 1일에 시작함)에 가지를 못하고 다음해 6월까지 Houston의 친척집에 얹혀서 무위도식하게 될 형편이었다. 이때 우연히 신문에서 Houston 변두리에 있는 작은 병원에서 respiratory theraopist 를 구한다는 광고를 보고 (이 직업이 무슨 일을 하는지 전혀 아이디어가 없는 상태에서) 그냥 놀고 지내는 것보다는 영어도 배우고 돈도 받고 미국 병원의 분위기도 익힐 수 있다면 의사직이 아니면 어떠랴 싶어서 그 병원에 찾아가게 되었다. 마침 그 병원의 physical therapist 로 있던 여자직원이 자기가 아는 근처 병원에서 house physician 을 구하니 소개시켜 주겠다고 해서 다음날 Houston 에서 한 시간 정도 떨어진 시골 병원에 가서 취직을 하게 되었다. 우리나라에서 1년 인턴한 실력으로 시골 의사노릇을 8개월간 하였다. 모르면 용감하다고 지금도 그 때 일을 생각하면 등골이 서늘할 정도로 아슬아슬했던 일들이 많았고 실수도 있었으나 그래도 큰 문제 없이 무사히 8개월을 마칠 수 있었음에 대해서 지금도 하느님께 감사하고 있다. 한 번은 칼에 맞아 출혈이 심한 환자를 응급처치를 하여 살려 준 후로 동네 신문에 날 정도로 유명해졌던 좋은 추억도 남겼다. 그때 마침 Houston의 Baylor 의과대학의 Community medicine과와 이 병원이 협력관계를 맺기로 한 프로젝트가 시작되면서 (이 계획은 결국 1년 후에 무산되었다), 이 대학의 교수 한 분과 알게 되어서 Baylor 의대 소아과에 소개를 시켜 주어 다음해에 드디어 미국에서의 정식 소아과 수련을 시작하게 되었다.

원래 나는 소아과에는 별 관심이 없었으나 Baylor 의과대학이라는 명성 하나만 보고 과는 아무래도 상관이 없다는 생각으로 소아과 레지던트를 시작하게 되었다. Baylor 의과대학의 소아과 수련은 주로 Texas Children's Hospital에서 받게 되었는데, 이 병원의 소아심장분과는 세계에서도 가장 권위 있다고 알려져 있었고, 선천성 심장병 수술의 개척자인 Dr. Denton Cooley를 위시해서 세계적으로 유명한 소아심장의사들이 여러 명 있었으므로 기왕에 남의 나라에 어렵게 공부하러 왔으면 그 병원에서 제일 앞선 분야를 배워 가고 싶다는 욕심에, 또한 나를 편견 없이 공정하게 평가해 주었고 수련 초창기의 어려움을 극복하는 데 많은 도움을 주었던 교수들은 전부 심장전공이었던 것도 내가 소아심장학을 전공하게 된 중요한 계기가 되었다.

1975년부터 1982년까지 7년간을 소아과 레지던트와 소아심장 fellowship을 하였는데, 심장병을 가진 작은 아기환자들에서 심혈관 조영술 등의 검사를 하여 정확한 진단을 내리고 성공적인 수술을 받고 완쾌되는 것을 보면 매우 신기하기도 하였으며 큰 보람을 느끼게 되면서 이 분야야말로 한국에 가서 매우 요긴하게 쓰일 수 있으리라는 확신이 들었고, 이것이 소아심장을 전공하고 후에 다시 귀국하게 된 계기가 되었다.

내가 소아심장학을 전공하게 된 또 다른 이유는 의과대학 재학도중 어렵게만 느껴졌던 선천성 심장병이 소아과 레지던트를 하면서 심장병동 근무와 심장분과로의 elective course를 두 달 돌고 나니 어느 정도 이해가 되기 시작하였고, 전에는 잘 들리지 않았던 심잡음이 차츰 들리기 시작하면서 약간의 자신감이 생기면서 이 분야를 이 정도 알게 되었으니 내친김에 더 깊이 들어가서 공부하고 싶다는 생각과 더 나아가서는 한국에 다시 돌아가서는 후배들을 잘 가르칠 수도 있겠다는 막연한 기대감으로 이 전공을 택하게 되었다.

소아심장학은 타 분야에 비해서 비교적 독특한 분야라고 할 수 있으며, 일반인은 물론이고 의료인들조차도 정확히 무슨 일을 하는 분야인지 잘 모르시는 분들이 많다. 내과에서 다루는 많은 질병들은 거의 모든 성인들이 언젠가는 어느 정도는 발병하거나 또는 주위에 이런 병을 가진 분들도 많으므로, 자연히 이러한 성인 질병분야에 대한 사회 전체의 관심이 매우 높고 수요도 많아 전문의의 숫자도 많다. 이에 반해서 소아심장병 환자의 숫자는 비교적 제한되어 있으므로 소아심장 전문의의 숫자도 적고 일반에게 덜 알려진 편이다.

또 다른 특징은 소아심장병은 거의 대부분이 발견되면 즉시 검사를 시행해서 치료의 방침을 결정해 주어야 하므로 소아심장 환자들에게는 외래에서의 소위 '대기자 명단'은 원칙적으로 존재하지 않는다고 해도 과언이 아니다. 또한 치료가 급하지 않은 상황이라도 대부분의 부모가 아기의 심장에 이상이 있을지도 모른다는 힌트만 주어도 당장 검사 받기를 원하므로 소아심장의사는 이에 항상 즉각적인 대처를 해주어야 한다. 따라서 소아심장 전문의는 이러한 관점에서 본다면 '명의'의 기준이 외래진료를 기다리는 환자의 '대기자 명단' 의 길고 짧음에 의해 결정되는 왜곡된 의식을 가진 우리나라 사회분위기에서는 '명의' 대열에는 들 수 없는 분야이다.

소아과학이 결코 내과학의 축소판이 아닌 것과 마찬가지로 소아심장학도 성인 심장학의 축소판이 아니다. 어떤 면에서 보면 소아심장학이란 소아과학, 심장내과학이 전부 골고루 관련되어 있으면서 그 중심에 소아심장학이라는 독립된 분야가 그 주축을 이루는 학문이라고 하겠다.

소아심장학도 근래에 들어서 성인심장학과 마찬가지로 더욱 세분화되어가는 추세인데, 다음과 같은 여러 분야에서 활발한 연구가 진행되고 있다. 즉 태아와 신생아에서의 심장학(fetal and neonatal cardiology), 심장 초음파검사, 심혈관 조형술 및 심도자검사, 도관을 이용한 선천성 심장병의 비수술적 치료(catheter intervention), 복잡 심기형을 가진 신생아, 영유아에서의 수술 전후의 병태생리 및 최선의 수술방법에 대한 연구, 분자생물학을 이용한 선천성 심장병의 원인규명(molecular cardiology), 수술 후 중환자 관리, 부정맥의 전기생리 검사(electrophysiology) 및 도관을 이용한 부정맥의 치료(catheter ablation of arrhythmia), 심장 및 폐 이식, 성인병 예방을 위시한 예방 소아심장학 등을 들 수 있고, 앞으로의 소아심장관련 기초연구와 임상진료도 이러한 방향으로 세분화되고 있다.

특히 근래에는 개심술의 기술적인 향상과 교정수술의 방법과 시기에 대한 개념의 변화로 성공적인 수술을 받는 환자의 나이와 체중이 급격히 감소하여 신생아, 영유아에서의 복잡기형에 관한 치료성적이 매우 좋다. 이러한 좋은 성적을 얻기 위해서는 출생직후, 때로는 출생 전부터 진단을 내려서 출생직후에 진단과 치료의 방침을 결정하는 경우가 점차 증가하고 있다. 따라서 소아심장 전문의는 많은 경우 이러한 매우 어린 환자들을 대상으로 하므로 모든 조처에 있어서 시간적 여유가 별로 없고, 치료도중 시시각각 생사가 교차하는 사건들이 예고 없이 돌발 할 수도 있으므로 언제든지 위급상황에 대처할 준비가 되어 있어야 한다. 또한 사소한 실수나 방관도 환자에게는 치명적일 수 있으므로 항상 긴장을 늦출 수 없으며, 진료에 신속함과 완벽을 추구하는 습관이 필수적이다. 따라서 다른 전문분야에 비해서 이와 같이 응급상황도 많고 유난히 힘들게 느껴질 수도 있는 근무여건은 소아심장학을 전공하지 않은 사람들은 이해하기 어려우므로, 간혹 과 안에서 또는 조직 내에서 갈등을 일으킬 수도 있다. 그러므로 이에 대한 인내도 필요하며, 동시에 남이 알아 주기를 바라기보다는 자기가 맡은바 소명감에만 충실할 수 있도록 노력하는 자세가 요구된다.

소아심장학의 또다른 특징은 소아심장외과와의 밀접한 관계가 효과적인 진료와 연구에 필수적이라는 점이다. 즉, 소아심장학과 소아심장외과학은 상호간의 두터운 신뢰를 바탕으로 한 긴밀한 협조 없이는 독자적으로는 결코 존재할 수 없을 정도로 상호 의존도가 매우 높아, 환자에 대한 최상의 치료결과를 얻고 이에 따른 연구와 교육을 위해서도 매사에 두 과간의 협조체제와 공동의 노력이 절대적으로 필요하다.

소아심장과가 임상진료측면에서 볼 때 타 진료분야와 다른 또 하나의 특징은 문제의 해결이 빨라야 하며, 치료의 결과, 즉 생사여부가 비교적 일찍 판명되므로 한번 진단이 나면 평생 병원을 들락거려야 하는 성인병이나 다른 만성병과 달리 항상 새로운 환자들을 접하게 된다는 점이다. 또한 진단명이 같더라고 환자마다 서로 얼굴이 다르듯이 임상양상이나 치료결과 등의 모든 면이 서로 달라 결코 단조롭다거나 지루하게 느껴지지 않고, 새로운 환자를 접할 때마다 신선한 자극을 받으며, 따라서 매사를 항상 새로이 생각하도록 해준다는 점이 다른 전공과목에서는 찾아보기 어려운 좋은 점이다.

위의 여러 학문적인, 그리고 개인적인 이유와 주위 여건 등이 복합되어서 결국 소아심장학을 전공하게 되었는데, 어떤 면에서는 소아심장학이 어렵기만 하고 보상도 적은 비인기 전공이라고 생각할 수 있겠으나 사실은 매우 다이나믹하고 깊이 들어갈수록 더욱더 흥미로운 학문이고, 무엇보다도 중요한 점은 많은 경우 이 아이의 치료에는 내가 꼭 필요하다는 생각이 드는 분야라고 자부한다. 그러므로 어려운 점이 잇더라도 이러한 좋은 점 때문에 시간이 지날수록 더욱 소아심장학을 전공하기를 잘했다는 생각이 든다.

의과대학 졸업생의 진로설계 : 김용일 편 서울대학교 출판부, 1999년

전 세계 선천성 심장병 수술 현황

어린이에게 심장수술이 필요한 경우는 선천성 심장병, 후천성 심장병, 심장 이식 이 세가지로 나누어서 생각해볼 수 있다. 이 중 선천성 심장병 수술이 거의 대부분이므로 이에 관해서는 뒤에 심도 있게 생각해 보기로 하고 우선 후천성 심장병 수술에 대하여 간단히 요약해 보겠다. 후천성 심장병 수술의 가장 대표적인 수술은 류마치스성 판막질환에 대한 수술인데 류마치스성 판막질환의 원인인 류마치스 열이 선진국에서는 이미 사라진 병으로 지금은 저개발 국가에서만 발생하고 있다. 따라서 후천성 판막질환 수술은 최근 우리나라에서 간혹 성인에서 시행되고 있으나 소아에서는 거의 시행되지 않고 있다. 이에 반해서 저개발국가나 개발도상국가들에서는 아직도 류마치스성 열로 인한 판막질환을 가진 (통계에도 잡히지 않는) 수많은 환자들이 심장수술을 받지 못하고 고생하다가 죽어가고 있는 상황이다.

이제 선천성 심장병 수술 현황을 살펴보자. 세계에서 선천성 심장병 수술이 처음 시행된 해는 지금부터 66년 전인 1953년으로 청색증이 심한 활로 4징 아이에 대한 Blalock-Taussig 단락 수술이었으며 최초의 개심수술은 1953년 심실중격결손을 가진 아이에서 시행되었다. 우리나라에서의 최초의 개심수술은 1959년에 심실중격결손을 가진 어린이 환자에서 시행되었다. 이후 선진국을 중심으로 심장수술의 급격한 발달로 인하여 이제 수술이 불가능한 선천성 심장병은 거의 없다고 해도 과언이 아니다. 다만 수술이 여러 번 필요한 복잡기형, 특히 폰탄수술이 필요한 단심실, 인공 관, 인공 판막 등의 문제들은 지속적인 연구와 개선이 필요하다.

그러면 선천성 심장병 치료가 왜 중요한가를 살펴보자. 그 이유는 대부분의 선천성 심장병이 적절한 시기에 한번의 수술이나 도관을 이용한 시술로 완치되어 후유증 없이 평생 정상생활을 할 수 있기 때문이다. 그러나 복잡 기형은 물론이고 심실중격결손, 심방중격결손, 동맥관 개존과 같이 비교적 간단한 기형일지라도 적절한 시기에 수술해주지 않으면 사망한다. 따라서 어릴 때 선천성 심장병 치료를 왜 적극적으로 해 주어야 하는지 납득 될 것이다.

그러나 이와 같이 엄청나게 발달한 의료기술을 가진 지금도 저재발국가에서는 복잡 심장기형은 물론이고 단순한 선천성 심장병 환자들 조차도 제대로 치료받지 못하고 죽어가고 있다. 현재 세계인구 69억 중 약 18%가 선진국에서 살고 있고 나머지 82%는 저개발국이나 개발도상국에 살고 있다. 그런데 선천성 심장병 수술에는 탄탄한 사회기반시설이 필수이고 이에 더불어 오랜 기간 연마한 고도의 기술을 가진 의료진, 고가의 장비, 훌륭한 병원 시설 등 막대한 인력과 비용투자가 필요하다.

현재 매년 전 세계에서 1억 3천 만 명의 신생아가 태어나는 것으로 보고되고 있다. 그런데 선천성 심장병의 발생 빈도는 인종과 시기와 무관하게 매우 일정하여 출생아 1000명당 약 8명에서 발생하며 이중 약 절반에서 치료가 필요하다. 따라서 단순 계산을 해보더라도 선천성 심장병 치료가 필요한 신생아가 매년 50만 명 이상 새로 태어난다는 것을 알 수 있다. 게다가 선진국에서는 출산율이 급격히 감소하는 추세이나 저개발국에서는 전혀 감소하지 않고 여전히 매우 높으므로 선천성 심장병을 가지고 태어나는 신생아들의 대다수가 저개발국가에서 태어나고 있으며 그 중 대다수가 치료를 받지 못한다고 간주할 때 얼마나 많은 아기들이 출생 후 치료를 받지 못해서 죽어간다는 것을 짐작할 수 있다.

이뿐만 아니라 그 동안 치료받지 못하여 선천성 심장병을 가지고 고생하며 지내고 있는 환자들의 숫자까지 포함한다면 전세계에서 수백만 내지 수천 만 명의 선천성 심장병 환자들이 이 순간에도 고생하고 있으며 그 중 많은 수가 죽어가고 있다고 결론 내릴 수 있다. 일년 전에 한국을 방문한 중국 소아심장 전문의가 전하는 말에 의하면 지금 중국에만도 약 4백 만 명의 선천성 심장병 환자들이 수술을 기다리고 있다고 한다.

그 나라의 의료수준을 가장 정확히 나타내는 지표의 하나인 영아사망률(살아서 태어나는 신생아 1000명 당 출생 후 1년 이내에 사망하는 아기들의 숫자)도 국가간 차이가 매우 커서 아프리카의 저개발국가에서는 이 숫자가 79까지 높고 선진국에서는 6으로 우리나라도 이와 비슷하게 매우 낮다. 영유아 사망 원인의 많은 부분은 물론 턱없이 부족한 사회기반시설로 인하여 야기된 각종 감염성 질환, 영양실조 등 이겠으나 선천성 기형, 이 중 특히 선천성 심장병이 많은 부분을 차지할 것으로 짐작된다.

보고에 의하면 좋은 치료성적을 보이는 선진국의 소아심장병원에서는 최근에는 선천성 심장병 수술 직후 사망이 매우 드물다고 한다. 즉 수술 기술의 발달 뿐 아니라 새로운 약제, 새로운 기계 등을 위시한 중환자 관리의 발달, 인공심폐기, 인공심장, 등의 급속한 발달로 인하여 수술 직후 생존율이 거의 99%에 이른다고 한다. 물론 복잡기형의 경우 수술 후 장기간에 걸친 추적관찰 시 발견되는 합병증, 후유증 및 이로 인한 재수술과 소수의 사망을 피할 수는 없으나 장기 생존율과 삶의 질은 확실히 현저하게 향상되고 있음이 틀림없다.

최근 선천성 심장병과 관련하여 선진국 중심으로 집중적으로 연구되고 빠르게 발달하고 있는 분야를 모두 살펴보면 저 체중, 조산아에서의 심장수술, 체외 순환기법, 도관을 이용한 비수술적 치료, 그리고 수술적 치료와 도관을 이용한 치료를 한꺼번에 해줌으로써 치료효과는 더 높이고 환자들이 받는 고통은 줄인 hybrid 수술 기법, 개심수술 도중 뇌 기능을 보호하기 위한 기법, 새로운 약이나 기구의 개발, 새로운 진단법 개발, 더 한층 선명해진 심장 영상을 제공해 주어 수술 전에 심장 기형의 해부학적 구조를 정확히 알려주고 게다가 심장 기능에 대한 정보까지 제공해주는 영상기술의 발달, 분자유전학적 진단법 개발, 치료 후 성인에 이른 환자들의 삶의 질 향상, 등을 들 수 있다.

또한 심장이식이 소아에서도 활발히 시행되어 그 성적도 향상되고 있어 10년 생존율이 70%를 넘고 있으며 이는 성인에서의 생존율과 큰 차이가 없다. 우리나라 심장이식 환자에서의 성적도 이와 비슷하다.

심장이식과 연계하여 빠르게 같이 발달하고 있는 분야는 착용 가능한 작은 크기의 인공심장으로 가까운 장래에 실용화 될 것으로 예상된다. 그러나 안타까운 사실은 이러한 눈부신 의료기술의 발달이 저개발국 환자들에게는 거의 도움을 주지 못한다는 점이다. 그 이유는 새로이 개발된 신약이나 신기술들, 새 기계들의 가격이 너무 비싸기 때문이며 또한 이러한 신약이나 신기술을 사용하기에는 그들의 병이 너무 오래 지속되고 깊어져 있어 이미 치료 시기를 놓친 환자들이 대부분이기 때문이다.

또 한가지 획기적인 발달은 태아에서의 선천성 심장병 진단 뿐 아니라 태내에서의 수술 방법에 대한 연구로 출생 전 도관을 이용한 태아 심장병 치료 연구이다. 선진국에서는 출생 전 태아심장초음파검사를 통하여 선천성 심장병을 진단하여 많은 생명을 살리고 있으나 반면에 고칠 수 있는 선천성 심장병을 가진 태아에게 임신중절수술이 시행되는 대단히 비윤리적이고 안타까운 일이 전 세계적으로 모든 국가, 특히 우리나라를 포함한 선진국에서 벌어지고 있는 것도 사실이다. 이에 대한 윤리적 그리고 정책적 접근과 토의가 매우 시급하다.

한국심장재단 소식지 2011년 3월

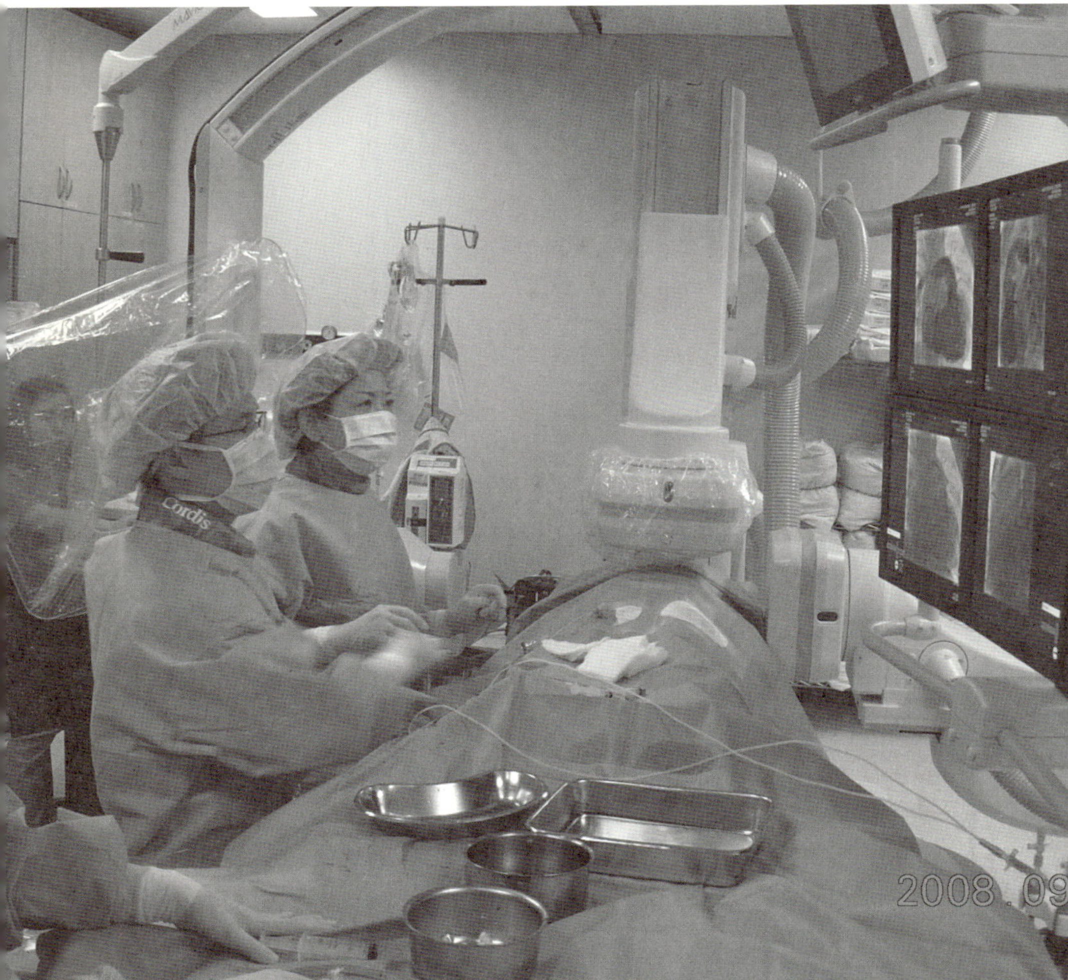

심혈관 조영술 2008년

국제학회

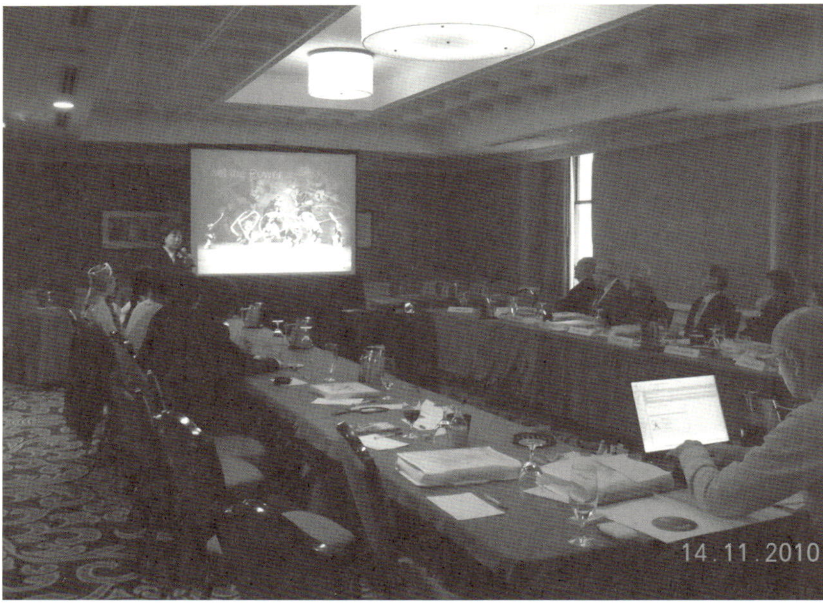

세계 소아심장학회 유치 연설 2010년 11월 13일 시카고

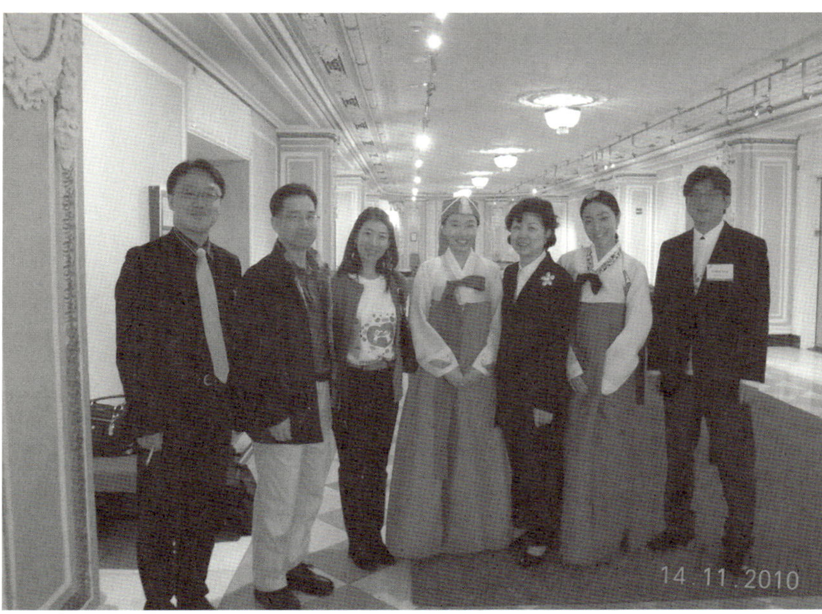

발표 후 유치위원들과 함께

세계학회 유치 활동의 소중한 경험

나의 한계를 시험한 한 해, 98%의 성공

지난 11월 시카고에서 열린 세계소아심장학회 서울 유치를 위한 제안발표를 끝낸 후 유치 과정에서 비싸게 얻은 소중한 경험과 그 동안의 경과를 학회에 알리는 글을 쓰려고 우물쭈물 하는 사이 국가차원의 대형 사건들이 터지는 바람에 차일 피일 미루다 이제야 컴퓨터 앞에 앉게 되었다. 필자는 지난 1년 간의 유치과정에서 비싸게 얻은 소중한 경험을 세계학회를 유치하고자하는 국내 단체들에게, 또한 그럴 생각이 없는 학회나 단체에게는 앞으로 재고 할 계기가 되기를 바라는 마음에서 이 글을 쓴다.

지난 한해는 내가 세상에 태어나서 가장 해외여행을 많이 한 특별한 한 해였다. 2월의 캄보디아 의료봉사와 강의를 시작으로 3월 런던, 아트란타, 5월 토론토, 런던, 7월 도쿄, 독일, 네델란드, 9월 샹하이, 10월 뭄바이, 오사카, 11월 시카고에서의 최종 발표, 그리고 마지막으로 12월에 이집트 카이로에 다녀왔다. 1년 사이 12번 여행에 강의만 8번 하고 수많은 사람들을 만나면서 서울 유치를 설득하고 다녔다. 힘들 줄 짐작은 했으나 인생의 내리막길에 접어든 사람으로써 나의 한계를 시험해보고 싶다는 오기가 발동하였고 이 세계학회는 언젠가는 반드시 한국에서 열려야 한다는 집념으로 모든 초청을 수락하고 초청이 없는 학회도 자발적으로 참여하였다. 긴장을 하고 다녀서 그런지 돌아다닐 때에는 아주 건강하였으나 모든 여행이 끝난 후, 그리고 연이은 송년회 등으로 인하여 심한 몸살 감기로 지금 고생 좀 하고 있다. 그러나 이렇게 돌아다니면서 세계학계와의 인맥의 기초를 다져놓은 것이 우리 학회의 미래를 위한 중요한 자산이 될 것이라는 데에는 의심의 여지가 없다.

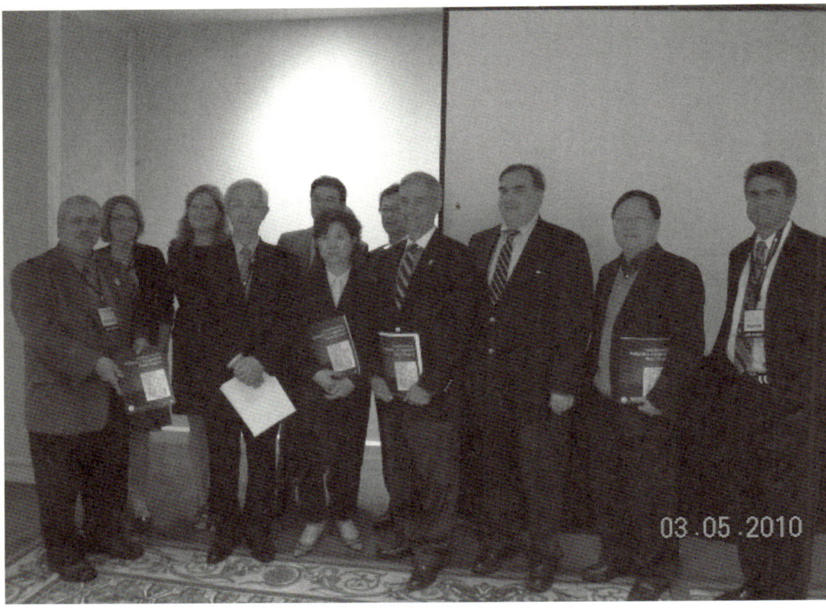

세계 소아심장학회지 편집위원들과 함께 2010년 5월 3일 토론토

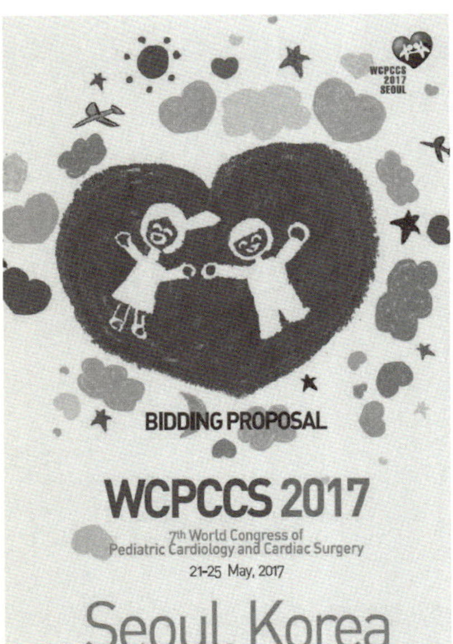

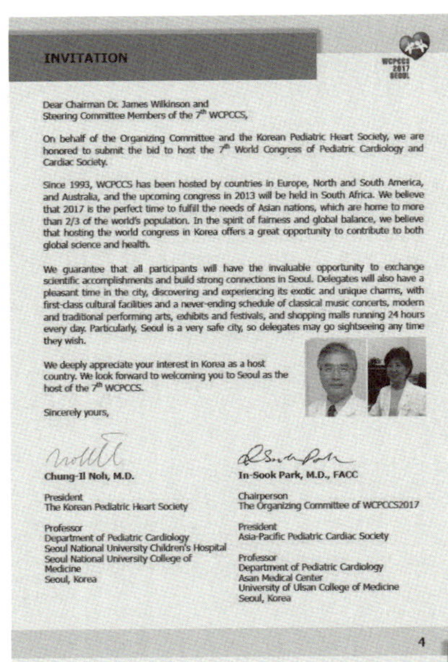

INVITATION

Dear Chairman Dr. James Wilkinson and
Steering Committee Members of the 7th WCPCCS,

On behalf of the Organizing Committee and the Korean Pediatric Heart Society, we are honored to submit the bid to host the 7th World Congress of Pediatric Cardiology and Cardiac Society.

Since 1993, WCPCCS has been hosted by countries in Europe, North and South America, and Australia, and the upcoming congress in 2013 will be held in South Africa. We believe that 2017 is the perfect time to fulfill the needs of Asian nations, which are home to more than 2/3 of the world's population. In the spirit of fairness and global balance, we believe that hosting the world congress in Korea offers a great opportunity to contribute to both global science and health.

We guarantee that all participants will have the invaluable opportunity to exchange scientific accomplishments and build strong connections in Seoul. Delegates will also have a pleasant time in the city, discovering and experiencing its exotic and unique charms, with first-class cultural facilities and a never-ending schedule of classical music concerts, modern and traditional performing arts, exhibits and festivals, and shopping malls running 24 hours every day. Particularly, Seoul is a very safe city, so delegates may go sightseeing any time they wish.

We deeply appreciate your interest in Korea as a host country. We look forward to welcoming you to Seoul as the host of the 7th WCPCCS.

Sincerely yours,

Chung-Il Noh, M.D.

President
The Korean Pediatric Heart Society

Professor
Department of Pediatric Cardiology
Seoul National University Children's Hospital
Seoul National University College of Medicine
Seoul, Korea

In-Sook Park, M.D., FACC

Chairperson
The Organizing Committee of WCPCCS2017

President
Asia-Pacific Pediatric Cardiac Society

Professor
Department of Pediatric Cardiology
Asan Medical Center
University of Ulsan College of Medicine
Seoul, Korea

4

세계 소아심장학회 유치 제안서

세계소아심장학회는 4년에 한번 열리는, 명실상부 소아심장과, 소아심장외과, 소아심장마취, 심장병리, 중환자간호사, 심폐기사, 등 약 삼, 사 천명이 모이는 큰 행사이다. 지금까지는 유치를 신청한 두어 군데 도시들 중 세계학회 운영위원회에서 대륙 별로 옮겨가면서 개최지를 선정하였고 유치에 실패한 나라가 그 다음 개최지로 선정되는 전통이 있었다. 그러나 이번에는 유달리 여섯 도시(서울, 이스탄불, 마드리드, 하이데라바드, 시카고, 로마)나 신청하여 경쟁이 치열해지자 운영위원회에서 공정을 기한다는 명목으로 선정 과정을 어렵게 만든 결과 일차를 통과한 세 나라의 유치위원들은 일년 내내 이 일에 매달리게 되었다.

2009년 12월 말 공식 유치신청서를 접수하고 2010년 3월에 제안서 책자, 제안서와 홍보물의 PDF file, 동영상을 제작하여 운영위원들에게 제출하였다. 이런 홍보물을 제작하면서 내가 관광공사 직원이 된 느낌이 들 정도로 대부분의 제안서와 홍보물을 새로 만들어야 했다. 이 자료들을 심사 한 후 세 도시(서울, 이스탄불, 마드리드)가 일차로 선정되었다. 그 후 이 세 도시들을 운영위원회 위원장 포함 위원 3분이 직접 현장실사를 와서 도시의 기반시설, 교통, 학회장 등을 둘러보고 학회 회원들을 직접 만나면서 심층 평가를 하였다. 그 후 올해 11월 시카고에서 세 도시의 유치위원장들이 운영위원들 앞에서 구두발표를 한 후에 개최지를 최종 결정하였다. 예상했던 대로 이미 4년 전에 남아프리카에 한 표 차이로 패배한 이스탄불이 선정되었다. 터키의 조직 위원장은 카리스마 넘치는 거대한 체구의 심장외과의사로써 발표 준비를 하고 있는 우리에게 자기네는 전에 한번 떨어졌고 이번이 두 번 째 도전이라는 말을 여러 번 하여 발표 전부터 불길한 예감을 주었다.

터키가 유치에 성공한 이유는 지난번에 한 표 차이로 떨어뜨린 이스탄불을 또 다시 떨어뜨린다는 사실에 대한 위원들의 부담감과 온정주의가 가장 큰 이유라고 생각된다. 그 밖의 이유로는 유치위원장이 지난 5년간 세계학회를 돌아다니며 공격적인 로비를 펼친 탓이라고 짐작된다. 이에 반해 우리의 노력은 불과 1년에 불과하여 로비 파워에서 역부족이었다. 또 다른 이유는 객관적인 평가수치 상으로는 서울이 우위였으나 투표권 자 22명 중 대다수인 16명이 나이 많은 서양(유럽, 남, 북 아메리카)인으로써 이들 대부분은 한국이 최근 많은 발전을 이루기는 한 것 같지만 그럼에도 불구하고 첫 인상이 대단히 생소한 느낌의 나라라고 생각하는 것 같았다. 이에 반해 이스탄불은 누구나 가보고 싶어하는 매력적인 도시라는 선입견이 강했기 때문이라고 생각된다. 역시 국가 이미지는 하루아침에 좋아지는 것이 아님을 실감하였다.

그러나 결과적으로 보면 우리도 98%의 승리라고 볼 수 있고 그 이유는 처음 우리가 유치활동을 시작할 때에는 한국에 대해 거의 알지 못하였던 운영위원들이 최종 발표가 끝난 후에는 한국의 놀라운 발전상, 그리고 한국이 세계학회를 아무 문제없이 잘 개최하리라는 확신을 갖게 된 것은 틀림 없는 사실이다. 대부분의 운영위원들이 2021년은 우리 차례라는 말을 서슴치 않고 해준 사실만 보아도 이들의 마음에 큰 변화가 있었음을 알 수 있었다.

인간 관계, 특히 외국인과의 관계형성, 그리고 국가브랜드 향상은 단 시일 내에 이루어질 수 없으며 상호 신뢰를 바탕으로 절대 시간이 필요하다는 명백한 사실을 다시금 확인하였다. 이번에 많은 투자와 노력으로 어렵게 이루어 놓은 98%의 성취 위에 나머지 2%를 채우는 것은 전적으로 젊은 세대들의 몫으로 남게 되었다.

세계학회개최는 국가브랜드가치를 높이는 지름길

대한 소아과학회 회원을 상대로 최근 실시한 설문조사에 의하면 응답자의 56%가 "소아청소년과의 미래가 암울하다."고 답한 것으로 드러났다.

출산율도 세계 최하위 수준으로 급격히 떨어지고 있고 게다가 산전진단의 보급으로 선천성 심장병을 가지고 태어나는 아기들이 감소하는 경향을 보이고 있어 소아심장 전문의들의 미래도 그다지 밝지만은 않은 것 같다. 바로 이런 이유 때문에 세계학회유치를 반대하는 의견도 있었다. 전공하는 사람이 많지 않아 논문도 많지 않고 후원금 모으기도 어렵고 일할 사람도 부족하기 때문이라는 이유에서다. 그러나 나는 바로 이런 이유 때문에 세계학회를 우리나라에서 개최해야 한다고 주장한다. 환자가 줄어든다고 소아심장학이 사라져도 되는 학문이 결코 아니며 오히려 이를 평생 업으로 생각하고 더 나은 진료와 연구를 위하여 고군분투하는 소아심장(외과 포함) 의사들의 사기 진작과 발전을 위해서도 세계학회 개최는 반드시 필요하다. 오히려 외부환경이 어려워 질수록 모든 역량을 집중하여 개인이나 병원, 대학의 개별 업적을 넘어 다 함께 발전할 수 있는 국가 차원의 모델을 모색해야 하며 세계학회 개최는 이를 이루는 중요한 계기가 될 것이기 때문이다.

이렇게 단시일 내에 많은 나라들을 돌아다니며, 그리고 현장 실사단을 안내하면서 얻은 결론은 국가 브랜드의 중요성, 국가 브랜드는 GNP 와 비례하지 않는다는 사실, 국가 이미지가 실제보다 너무나도 저평가된 블루 칩 국가는 한국이라는 사실, 국가 브랜드 향상은 단 시일 내에 이루어질 수 없다는 사실, 그리고 세계학회 개최가 국가브랜드 향상의 가장 효과적인 지름길이라는 것을 확인하였다. 즉 백문이 불여일견 이라고 한 명이라도 더 많은 외국인, 특히 선진국 사람들을 한국에 데려와서 직접 보여주는 것이 가장 효과적인 방법으로 특히 세계학회에 참석하는 분들은 각 분야의 전문가, 교수, 의사, 과학자, 정책입안자, 공무원, 정치가 등 사회 지도층인 경우가 대부분이므로 그 정치적, 사회적, 경제적 파급 효과는 실로 엄청나다고 할 수 있다. 이 밖에도 세계 학회 개최는 학문의 질 향상과 국내 학회의 국제적인 위상 강화, 나아가서 수 천명의 전문가들이 방한함으로써 직, 간접적으로 엄청난 경제적 이득을 가져다 준다.

우리의 예를 보더라도 2008년에 제주도에서 개최한 아시아 태평양 소아심장학회에 참석한 분들 대부분이 이번 세계학회 유치도 적극 지원하여 주었다. 그리고 아태학회를 끝낸 후 우리나라 소아심장학회의 위상이 높아졌음을 피부로 느낄 수 있었던 것은 놀라움 그 자체였다. 이와 같이 한번이라도 한국에 왔던 분들은 대개 우리의 친구로 만들 수 있다. 반면에 한국에 한번도 온 적이 없는 분들이 한국을 지원해 주기를 기대하는 것은 대단히 어렵다.

세계학회 유치에 성공하려면?

1) 일단 작은 국제학회부터 시작하는 것이 바람직하다. 우리의 경우 미리 전향적으로 계획한 것은 아니었지만 결국 점진적으로 국제사회와의 관계를 넓혀간 것이 큰 도움이 되었다. 일본 학회에서 먼저 제안하여 한국, 중국, 일본 이 세 나라가 각자의 국내학회와 연계하여 세 나라만의 국제학회를 열자고 하여 2005년에 시작하여 지금까지 여섯 차례 한중일 학회를 개최하였다. 이를 통해서 학문 교류는 물론 중국, 일본 의사들과의 관계가 매우 돈독해졌다. 이와 거의 동시에 아시아 태평양 소아심장학회도 결성되었고 제2차 학회를 제주도에서 2008년에 개최하여 29개국에서 720명 이상이 참여하여 성공적으로 학회를 마쳤다. 그리고 이후 지금까지 세 번의 아태 학회에 참가하면서 이번 세계학회 유치에 큰 도움과 지원을 받았다.

2) 가능하면 세계적으로 영향력 있는 또는 결정권을 가진 의사를 국내 학회에 초빙 하는 전략을 미리 세워야 한다. 한국을 한번이라도 다녀간 사람과 그렇지 않은 사람과 한국에 대한 개념은 하늘과 땅의 차이이다. 그리고 한국에 한번도 초청받지 못한 '자타가 공인하는 세계적인 대가'라는 사람들은 일단 한국에 대하여 그다지 좋지 않은 감정을 가지고 있어 보이는데 그 이유는 은근히 자신들이 한번도 한국에 초대받지 못한데 대한 불편한 감정 때문으로 보인다.

이제 세계의 중심이 아시아로 이동 중이라는 분석도 있다. 경제학자들이나 사업가들, 즉 돈의 흐름에 민감한 사람들은 한국의 발전상을 비교적 정확히 알고 있다. 그러나 아직도 대단히 보수적인 의사들, 특히 북미나 유럽의 나이 많은 의사들(대개 이런 분들이 투표권이 있다)은 한국에 대하여 그다지 호감을 가지고 있지 않다. 이런 분들은 특히 한국이라고 하면 한국전쟁, 입양아, 북한 핵 같은 좋지 않는 일들만 떠올린다. 한국에 관한 좋은 일 이라고는 김연아 정도이다. 국제사회에서 인맥을 쌓으려면 시간이 절대 필요하다. 학회 회원 한 사람 한 사람이 평소에 이들과 지속적인 친분을 유지하는 노력을 게을리 하지 말아야 한다.

3) 무모하다고 판단 되더라도 일단 유치 전에 뛰어 들어야 한다. 그래야 언젠가는 개최를 할 가능성이 있으며 시도조차 하지 않으면 국제학회 개최는 영원히 불가능한 일이 될 것이다. 우리의 경우에도 이번에는 실패하였지만 4년 후를 기약할 수 있게 된 것은 이번에 도전장을 내고 열심히 뛰었기 때문이고 예선은 통과했기 때문이다.

4) SCI 논문을 많이 발표하여 국내 학회의 수준을 국제적으로 널리 알리는 것이 무엇보다 중요한 기본이다. 또한 국제학회에서의 발표도 적극 노력해야 한다. 문턱이 너무 높은 학회가 어려우면 일단 주변 국가들의 소규모 국제학회에서 초록을 발표하는 것도 좋은 시작이라고 할 수 있다. 또한 국제학회에 가능한 많은 한국 의사들이 참석하여야 하며 적극적으로 모든 행사에 참여하면서 인맥을 쌓아야 한다. 해외 학회에서 한국인들끼리 따로 모여 식사하는 것이 나무랄 일은 아니다. 그러나 다소 불편하고 소화가 좀 안되더라도 주최 측의 social event에도 적극 참여하여 한국 의사들의 존재를 널리 각인시키려는 노력이 필요하다. 학회장에 열심히 참석하여 공부는 열심히 하면서 정작 환영만찬에서는 한국의사들이 하나도 보이지 않는 경우를 보면 참으로 안타깝다는 생각이 든다.

5) 국내 최고 수준의 진료현장을 보여주는 의미로 중환자실 회진을 같이 하는 것도 우리의 임상의학 수준을 알려줄 수 있는 절호의 기회이다. 우리의 경우 실사단 과 함께 내가 근무하는 병원의 신생아중환자실에서 회진을 함께 하면서 각 증례에 대하여 토의하였는데 진료의 수준 뿐 아니라 모든 각각의 bedside 에서 세계최고수준의 삼차원 CT, MRI 등 모든 영상을 곧바로 환자 옆에서 볼 수 있는 것을 보고 깊은 인상을 받았다고 하였다.

6) 작은 국제학회에도 의사들이 열심히 참가하는 것이 필요하다. 사실 초 대형 미국학회나 세계학회보다 소규모 국제학회가 인맥 쌓기에는 훨씬 유리한 측면이 있다(사실 새로운 지식을 배우는 데에도 작은 학회가 더 좋은 경우가 많다). 특히 영어권 나라들의 국내학회(인도, 이집트 등)에는 국제적으로 명성이 높은 초청 연자들도 많이 참여한다. 또한 여러 이유로 독자적인 학회개최가 어려운 주변의 나라들의 의사들도 많이 참석한다. 따라서 이런 나라들의 국내학회에 참여하는 것은 일거양득의 이점이 있으므로 적극 참여할 것을 권한다. 글로벌 시대에 그 나라의 GNP와 상관없이 세계 많은 나라의 의사들과의 교류는 다음세대의 미래를 위하여 중요한 자산이 될 것이다.

7) 유치에 성공하려면 학회 멤버들로 구성된 잘 짜여진 팀(PCO 회사 포함]이 일사분란하게 움직이는 모습을 보여주어야 한다. 위원장 혼자 뛴다는 인상을 주는 것은 감점 요인이다. 가능한 모든 분야의 대표들이 함께 팀을 만들 필요가 있다.

8) 유치활동에 드는 비용을 겁내서 미리 포기하지 말기를 바란다. 나도 놀란 것은 우리나라 중앙정부(한국관광공사)와 지방정부(서울의 경우 서울 convention bureau)에서 비교적 충분한 재정적 지원을 해준다는 점이다. 더욱 놀라운 점은 설사 유치에 실패해도 지원금은 약속대로

준다는 것이다. 게다가 실사단이 내한하면 이에 따른 추가 재정지원도 해주며 또한 PPT 발표자료 교정, 개인 영어 및 스피치 레슨까지 해준다는 점이다. 우리나라가 어느새 이렇게 좋은 나라가 되었나 가슴 뿌듯한 경험이었다. 그러나 안타깝게도 이런 지원 정책을 많은 의사들이 모르고 있으므로 이 기회에 이를 알려드린다.

실사단 방한 시 알아두면 좋을 사항들

1) 반드시 시내 한복판, 특히 청계천, 광화문 길을 걷도록 해야 한다. 특히 밤에 걷게 하면 서울이 한밤중에도 얼마나 안전한지를 알릴 수 있다. 게다가 예쁘고 고급스런 상점들과 카페들이 즐비한 밤 거리를 생기 넘치고 세련된 한국의 젊은이들과 함께 걷다 보면 우리나라를 좋아하지 않을 수 없게 될 것이다.

2) 일정에 여유가 있으면 한강변이나 남산의 산책로를 걸어보는 것도 좋다.

3) 우리나라 전통공연을 보여주어야 한다. 그러나 급하다고 수준 미달의 공연을 보여주는 것은 바람직하지 않다. 외국인은 그 한번의 공연을 보고 한국 전통문화의 수준을 결정해버린다. 그러므로 한번을 보여주더라도 수준 높은 공연, 예를 들면 정동극장의 '미소' 뮤지컬 같은 공연을 보여줄 것을 권한다.

4) 용산에 위치한 국립중앙박물관(전문가에 의한 영어 안내가 압권이다 – 예약 필수)과 광화문 지하광장의 '세종 이야기', '이순신 이야기'는 필수코스이다. 그러나 휴전선이나 DMZ는 구태여 보여줄 필요가 없다. 그러지 않아도 한국의 안보상황에 대하여 불안해하는 외국인들에게 우리가 먼저 나서서 이런 곳을 보여줄 이유는 전혀 없다.

5) 지하철을 반드시 타 보도록 해야 한다. 선 지불카드를 이용하도록 하여 세계에서 가장 저렴한 가격과 편리함을 스스로 체험하도록 하고 스크린 도어를 직접 보도록 해야 한다. 토론토만 해도 예산 부족으로 스크린 도어를 전부 설치하지 못했다고 캐나다 교수가 부러워하는 말을

듣고 공연히 내가 우쭐해졌다. 그리고 지하철을 탈 때에는 역 벽에 설치된 전자 안내판(영어)을 시범해 보여주는 것도 필수이다.

이와 같이 세계학회 개최는 국가와 개인에게 유형, 무형의 큰 이득을 가져다 주는 아주 중요한 일이다. 따라서 국가와 지방자치 단체는 앞으로도 이에 적극적인 지원을 지속해 주기 바라며 충분한 보상이 따를 것 임을 의심치 않는다.

아시나요? 우리가 얼마나 좋은나라에서 사는지

이렇게 단시일 내에 많은 나라들을 돌아다니며, 그리고 국내에서 현장 실사단을 안내하면서 평소에 공기나 물처럼 그 진가를 깨닫지 못하고 지나치던 한국과 서울의 역사와 환경, 발전상에 대하여 새삼 열린 눈으로 다시 보게 되고 우리가 눈치채지 못하는 사이 어느 틈에 우리나라가 이렇게 좋아졌나 고맙고 뿌듯함에 이를 널리 알리고자 이 글을 쓴다.

과거에 우리들은 경치나 시설이 좋은 곳을 보면 "외국 같애." 라는 말을 흔히 쓰곤 했다. 아마도 지금의 젊은 세대는 이런 표현을 쓰지 않을 것 같다. 그만큼 빠르게, 그러나 미처 깨닫지 못하는 사이 우리가 엄청난 발전을 이루었음이 틀림없다. 최근 조선일보에 "너나 애국하세요! 이상한 대한민국" 이라는 제목의 독자 칼럼이 실렸다. 애국을 말하는 것이 쑥스럽고 잘못하면 수구골통이라는 오명까지 쓰게 되는 우리나라의 현실을 빗댄 글이었다. 나도 이 글을 쓰면서 조금은 멋쩍은 느낌이 들지만 그럼에도 불구하고 평범한 한 시민의 왜곡되지 않은 눈으로 보고 느낀 사실을 널리 알리는 일에 주저할 이유가 없다는 생각에 마음 가는 대로 이 글을 쓴다. 아마도 사심과 탐욕이 가득 찬 정치인들이 입만 벌리면 "국민을 위하여, 나라를 위하여" 라는 말을 너무 남발하였기 때문에 이런 현상이 빚어진 것이 아닌가 생각된다.

나는 지난 일 년간 세계 여러 도시들을 방문하면서 새삼 우리가 얼마나 좋은 나라에 살고 있는지, 그리고 이를 지키기 위하여 우리가 어떻게 해야 하는 지에 대하여 많은 생각을 하게 되었다. 또한 세계학회 개최지 도시를 결정하기 위하여 한국을 방문한 실사단을 데리고 학회 회원들과 함께 서울 곳곳을 다니며 짧은 역사지식을 가지고 설명하면서 이것이 바로 애국하는 일이구나 라는 생각을 하면서 가슴 뿌듯한 경험을 함께 나누었다. 이제 서울에서 자랑할 곳을 하나하나 짚어 보겠다.

남산, 한강, 청계천, 하천

일단 서울을 보면 세계 어느 나라에도 이처럼 도심 한 복판에 크고 깨끗한 물이 흐르고 주변이 시민의 휴식처로 잘 정비된 강이 있고 거기에 22개의 아름다운 다리가 놓여있고 그 바로 옆에 울창한 푸르름을 간직한 산이 자리잡고 있는 도시는 없다. 또한 서울 시내 어디에서 사방을 둘러보아도 울창한 산이 도시 전체를 둘러싸고 있는 곳도 없다. 게다가 청계천까지 가 본다면 그야말로 금상첨화이다. 각종 하천 정비사업 덕분에 내가 살고 있는 송파구의 성내천은 불과 10년 전만 해도 물 없이 진흙바닥을 흉물스럽게 드러냈으나 지금은 맑은 물이 흐르고 잉어들이 서식하고 있고 오리들이 떼지어 가족나들이를 하고 봄에는 수초가 꽃을 피우고 심지어 밤에는 수달도 나타난다는 미확인 소문도 있다. 이와 같이 산, 강, 하천이 잘 어우러진 도시는 세계 어디에도 없다. 이러한 우리만의 자랑을 외국인들에게 보여주고 이를 잘 설명해 주는 것은 우리 모두의 의무이다. 어릴 적 교과서에 우리나라 산천을 금수강산이라고 하는 말을 듣고 별 실감이 나지 않았으나 이제 보니 그 말이 정말 맞는 것 같다.

인천공항

우리는 별 생각 없이 인천공항을 통해 해외로 나가고 들어온다.
인천공항이 세계 공항 평가에서 6년 연속 1위를 했다는 보도를 보고 가슴 뭉클 할 사람은 아무도 없을 것이다. 그러나 세계학회를 유치하면서 이 사실이 아주 중요하다는 것을 알게 되었다. 다른 나라 공항을 이용하면서 여러 항목을 비교해 보면 엄청난 차이가 있다. 비행기가 활주로에 착륙 한 후 공항 밖으로 나오는데 빠르면 30분 밖에 안 걸리는 공항은 인천공항이 유일하다. 다른 나라 국제공항은 심하면 두어시간 씩 걸린다. 그리고 많은 연결 항공편, 쇼핑, 식사, 휴식, 다양한 문화체험, 화장실의 접근성, 승객의 동선, 그리고 공항에서 시내로 들어오는 대중교통편이 이렇게 좋은 공항은 없다. 국제공항에 대중교통수단이 아예 없는 경우도 많다. 이에는 선진국도 예외가 아니다.

깨끗한 공기

저개발국에 가면 시내 공기가 아주 나쁘다. 차들이 대부분 오래되었고 기름도 나쁘고 도로 증가속도에 비해 자동차 숫자 증가가 훨씬 빨라 교통체증이 심해 차들이 선 채로 까만 매연을 내뿜는다. 이런 매연에 속이 뒤집어지기 일쑤라 남의 눈치 볼 것 없이 손수건으로 코를 막아야 겨우 속이 진정되곤 하였다. 높은 곳에서 이런 도시를 내려다 보면 하늘의 아주 높은 층은 파란색인 반면 낮은 공기 층은 누런 색과 회색이 섞인 탁한 매연 층이 시내를 뒤덮고 있는 것을 볼 수 있다. 한국의 하늘도 전에는 이와 비슷했으나 언제부터인가 공기가 깨끗해진 것을 보게 되었다.

세계 어느 나라를 보아도 60년 전 모습과 지금의 모습이 이렇게 크게 다른 나라는 한국이 유일하다. 뉴욕, 런던, 파리, 로마, 마드리드, 이스탄불 등 이런 유명 도시들은 60년 전의 모습과 지금의 모습이 약간은 달라졌겠지만 기본적으로 역사와 예술작품을 신주단지 모시듯 간직하고 이로부터 큰 관광수입을 챙기는 도시들로써 기본적으로 크게 변할 수 없다. 또한 60년 전보다 오히려 지금의 상황이 더 좋지 않은 나라들도 많다. 그러나 이러한 나라들과 달리 근세기 일제침략과 전쟁으로 철저하게 파괴되어 완전 무에서 지금의 눈부신 발전을 이룩한 나라는 대한민국뿐이 없다.

이와 같이 우리의 좋아진 자연 환경 뿐 아니라 세계적으로 전무후무한 눈부신 발전상을 세계에 널리 알리고 보존하는 것은 물론 정부의 책임도 있으나 더 중요하게는 우리 모두의 몫일 것이다. 이제 세계를 향하여 우리나라를 알리는 일에는 과거의 겸손함과 소극적인 태도를 과감히 떨쳐버리고 우리모두 적극 큰 목소리로 나서야 할 때이다

한글을 적극 홍보해야한다

이렇게 단시일 내에 많은 나라들을 돌아다니며 얻은 결론은 한글을 비롯하여 우리나라에 자랑할 것들이 참으로 많다는 사실, 그리고 우리 대부분도 이를 잘 깨닫지 못하고 있다는 사실, 그리고 이제부터라도 우리 모두가 이를 세계에 적극 홍보해야 하는 책임이 있다는 사실이다.

세계학회 개최지 평가를 위하여 내한한 세분의 실사단 교수들을 모시고 경복궁을 관람 한 후에 광화문 광장 가운데를 걸으면서 은행나무가 몽땅 사라진 것에 대하여 매우 속상했지만 그래도 지하 광장의 '세종 이야기', '이순신 이야기'를 보고 그나마 상한 마음을 약간은 달랠 수 있었다. 외국 의사들이 한글에 깊은 관심을 보이고 그 우수성과 과학성을 이해하고 크게 칭찬하여 우리 모두 새삼스럽게 세종대왕이 고마웠고 이 두 분 덕분에 우리 모두 어깨가 으쓱해지는 경험을 하면서 서울 시내 한복판에 이와 같이 쉽게 접근할 수 있는 역사 홍보관이 만들어 진 것은 참 다행이라고 생각되었다.

그런데 이번 실사단에게 학회 장소인 코엑스의 구석구석을 보여주면서 한가지 놀라운 회의실을 보게 되었다. 이마도 세계 정상들이나 아주 중요한 분들이 모여 원탁 회의를 하는 방인 모양인데 원탁 탁자들 앞으로 둥그렇게 깔린 카펫에 온통 한문만 있어 혼자 분노하였다. 도대체 그렇게 중요한 장소에는 한글을 보여주는 카펫을 까는 것이 상식 아닌가? 그러지 않아도 많은 외국인들이 우리에게 "너희 나라에도 문자가 있냐,

아니면 중국의 한문을 쓰냐?" 라는 질문을 흔히 받는데 이런 질문을 받으면 분통이 터지고 한글에 대하여 한참 설명을 해주곤 하였다. 그런데 세계에서 가장 중요한 분들이 우리나라에 와서 회의하는 이런 중요한 장소에 한문 카펫을 깐다는 발상을 정말 이해할 수 없다. 아무튼 하루 빨리 이 카펫을 바꾸었으면 하는 것이 나의 바람이다

나는 이 참에 외국인을 많이 상대하는 분들은 명함을 모두 한글로 제작할 것을 부탁 드린다. 나의 경우 명함을 모두 한글로 만들었더니 중국과 일본 의사들은 내 이름을 한자로 써달라고 부탁하는 경우가 많아 아예 한글 이름 옆에 한문 이름을 추가한 것이 내 명함의 유일한 한자이다. 전에 어느 한국 사업가가 중국에 가서 온통 한문으로 만든 명함을 내밀었더니 중국말로 말을 걸었다고 한다. 중국인이 아니라고 생각할 이유가 없었던 것이다. 이와 같이 한글이 전혀 없이 온통 영어와 한문으로만 만들어진 명함을 내미는 기업인, 정치인, 공무원들을 볼 때면 참지 못하고 지적을 하곤 했는데 대부분 반응이 신통치 않아서 답답했던 적인 많았다. 이런 한문 일색의 명함을 받는 외국인들이 한국에는 고유 문자가 없구나, 그래서 한국사람들은 중국 글자를 쓰는구나 라고 생각하는 것은 너무나 당연하다. 한글의 우수성을 자랑하며 크게 떠들지는 못할 망정 왜 애써 감추려는지 이해할 수 없는 일이다.

최근 자기네 글자가 없어 어려움을 겪는 인도네시아 오지의 찌아찌아 족에게 우리나라의 한 민간 단체에서 한글을 가르쳐주어 이제 한글이 그들의 공식문자로 채택되어 그들도 말을 문자로 표현할 수 있게 되어 매우 기뻐한다는 뉴스가 있었다. 내가 의료봉사를 가는 캄보디아 오지에서도 글씨가 어려워서 문맹률이 높다. 그래서 농촌에서는 자기 이름조차 쓰지 못하는 환자들이 많았다. 비약적인 발상이지만 이들에게도 한글을 가르치면 어떨까 혼자 상상의 날개를 펴본다.

한류와 반한류

이렇게 단시일 내에 많은 나라들을 돌아다니며 얻은 결론은 이미 한류가 자리잡은 나라들은 우리나라를 아주 좋아한다는 사실, 그리고 선진국에게는 우리나라가 세계 어느 나라보다 가장 저평가된 '블루 칩' 국가라는 사실을 확인하였다.

나는 지금의 세계 여러 나라들을 우리나라 한류에 열광하는 나라와 이에 철저히 무심하거나 아니면 애써 무시하려는 나라, 이렇게 둘로 구분해서 달리 접근해야 한다고 생각한다. 이제 세계 어디를 가도 한국 상품이 널려있다. 웬만한 공항이나 호텔의 TV는 삼성 또는 LG 제품이고 많은 나라의 도로에서 한국산 자동차를 보는 것은 어렵지 않다. 어떤 나라에서는 도로 위의 자동차 세 대 내지 네 대 중 하나는 현대자동차이다. 한국 학원이나 음식점 광고판을 자랑스럽게 그대로 붙이고 다니는 봉고차나 버스를 보면 절로 웃음이 나온다. 이제는 동남아시아 많은 나라들과 일본, 중국에서 도시나 시골 오지를 막론하고 TV 에서 한국 드라마와 한국 연예인 공연이 하루 종일 방영되고 있다. 인도 TV에서 류시원이 중국말 더빙으로 방영되는걸 보고 있으면 어색해 보이지만 반가운 생각이 들고 방콕 쇼핑 몰에서 대장금 의상을 입은 이영애가 피자 판을 들고 서있는 가게 광고, 큰 쇼핑몰에서는 어김없이 한국 연예인들의 광고가 제일 좋은 길목을 차지하고 있다. 일본 고급 백화점 식품 코너에 가면 많은 종류의 먹음직스러운 한국식 김치가 날개 돋친 듯 팔리고 있다. 한국사람이라고 하면 한국에 가보고 싶다, 한국드라마에 관한 여러 가지 말들을 하면서 아주 우호적으로 반긴다.

이와 같은 동남아, 아시아 지역의 한류에 반해 소위 선진국에서는 한류바람이 전혀 보이지 않는다 오히려 반대로 미국 드라마나 영화에 등장하는 한국 관련 영상은 거의 모두 아주 어색하고 황당한 장면들이 많다. 이에 대해 최근 한 국회의원이 국감에서 '로스트', 'CSI'같은 미국 드라마에서 한국관련 영상이 사실과 터무니 없이 달라 한국을 심하게 왜곡하고 있다고 문제 제기를 하였다. 사실 '미드'에서 한국 관련 엉터리 영상의 원조는 오래 전에 전 세계에 큰 인기리에 방영되었던 'MASH'이다. 이 드라마는 내가 미국에서 유학하는 시기에 방영되었는데 출연하는 한국인이나 주변 장면들을 보면 매번 얼굴이 화끈거리고 분노가 치밀었던 기억이 난다. 출연하는 한국인은 거의 예외 없이 지저분하고 말도 안 통하고(당연한 일이지만) 서양사람들에게 무조건 굽신대는 비굴하고 모자란 사람으로 묘사되곤 하였다. 사실 그 당시에는 우리나라가 정말로 가난했기 때문에 그랬다고 해도 이제 경제규모가 세계 12위로 위상이 높아진 한국을 아직까지도 이런 식으로 왜곡하며 영화를 만든다는 것은 한국에 대한 큰 모욕이자 한국의 브랜드 가치를 심하게 훼손시키는 무책임한 행위이다. 이런 엉터리 영상물의 파급효과는 실로 엄청나지만 이를 바로잡는 일은 매우 어렵다. 수 십 년간 지속되어온 잘못된 관행을 고치려면 말로 항의해야 소용 없을 것이다. 한국 정부가 미드 제작진을 몽땅 한국으로 초청하여 지금 한국의 모습을 직접 보고 확인하도록 하는 방법 이외에는 해결책이 없을 것이다.

지금과 같이 엉터리 한국 관련 영상물이 전 세계에서 지속적으로 방영되도록 방치하는 것은 정부 관련부서의 직무유기라고 밖에 볼 수 없다. 문제 제기를 한 국회의원의 후속 조치가 궁금하다.

우리의 높아진 위상을 세계에 적극 알려야한다

국내 거주 외국인들의 한국에 대한 평가를 보면 한국의 미래지향적이고 역동적인 측면이 국제사회에서 너무 과소평가되어있다고 한다. 뉴욕 타임즈도 "한국인들은 한국이 세계 경제의 주역으로 떠오른 사실을 잘 모르는 것 같다."고 하였다. 그러나 내가 보기에 정작 이런 사실을 모르는 사람들은 소위 선진국들 사람들이다. 우리는 우리나라가 세계 경제 대국의 반열에 올랐다고 자랑스럽게 전하는 뉴스를 흔히 본다. 그러나 국가 브랜드는 GNP와 비례하지 않는다는 사실을 선진국 사람들을 만나보면 금방 실감할 수 있다. 국가 브랜드를 높여야 우리가 세계에서 제대로 대접을 받을 것이다. 물론 GNP를 높이는 노력은 기본이지만 국가 브랜드 가치를 높이는 작업은 정부 뿐 아니라 국민 각자의 노력도 꼭 필요하다.

우리는 이번 세계학회를 유치하려는 과정에서 이런 점을 절감하였다. 이번 현장실사를 온 세 분의 교수들(캐나다, 호주, 아르헨티나)도 바로 이점을 지적하였다. 한국사람들은 너무 겸손하다고, 좀더 한국을 널리 알릴 필요가 있다고. 이 분들이 와서 한 첫 마디가 한국이 이렇게 많이 발전한 나라인지 몰랐다고, 너무나 놀랍다고 하였다. 이들이 한국에 대하여 이렇게 무지하다는 사실을 알고 우리도 놀랐다. 이틀 동안 시내를 본 후 이중 한 분이 빈민촌은 어디 있냐고 질문 하여 또다시 우리를 놀라게 하였다. 이런저런 대화 도중 삼성과 LG가 한국기업이라고 했더니 세분 모두 몰랐다고 하였다. 호주에서 오신 분은 자기집 가전제품의 대부분이 LG 제품인데 한국산인 줄은 전혀 몰랐다고 놀라워했다. 이런 대화를 마치고 역사박물관 음식점 건물 밖으로 걸어나오니 길 건너 큰 빌딩이 마침 LG 건물로 마치 우리가 한 말을 입증이라도 해주 듯 LG라고 쓴 큰 네온 싸인이 하늘높이 보여 우리 모두의 어깨가 으쓱했었다. 이제껏 외국에서 삼성과 LG가 한국 기업 임을 일부러 홍보하지 않는다는 소문이 있었다. 그러나 이러한 세계적인 대기업들이 아직도 한국 기업이라는 사실을 일부러 숨긴다면 이는 부끄러운 일이다. 이제는 당당히 한국기업 임을 떠들어야 할 시기가 되었다.

나는 아직도 기억한다. 오래 전 1970년대 말 미국 유학 시절 한국에 자주 왔는데 그때마다 김포공항 입국심사 시 외국인에게는 입국수속을 빨리 해주고 외국인 심사가 모두 끝난 다음 내국인 수속을 해주는 명백한 차별을 하였다. 그래도 우리는 그런 장면을 보고도 아무 불평 없이 당연하다고 생각해 왔다. 지금도 “외국인 탑승”이라는 표시판을 붙인 관광버스를 흔히 본다. 외국 어느 나라를 가도 그런 표시를 붙인 차를 본 적이 없다.

이와 같이 우리는 너무 오래도록 외국인에게 무작정 잘해주고 우리나라에 와준 것만도 감사하다는 듯이 너무 겸손한 태도에 익숙해 있었다. 아마도 한국 전쟁 이후 외국 원조를 많이 받아서 그런 습관이 생긴 것 같다. 그런데 최근 우리나라가 잘살게 되면서 이와 같은 외국인에 대한 우대가 사실은 우리보다 잘사는 나라의 서양인에게만 그렇게 했다는 사실이 명백해졌다. 우리보다 못사는 나라에서 온 외국인들은 노골적으로 멸시하고 차별하는 일들을 흔히 본다. 우리보다 잘 사는 나라에 가서는 지나치게 겸손하고 주눅들고 우리보다 못사는 나라에 가서는 지나치게 잘난 척을 한다는 것이 문제이다. 강한 자에 약하고 약한 자에 강한 부끄러운 우리들의 자화상이다.

결론은 우리보다 잘 사는 나라에 대해서는 좀더 잘난 척을 해야 하고 우리보다 못사는 나라에 대해서는 좀 더 겸손해야 한다는 것이다. 국제 사회에서 존경 받는 한국과 한국인이 되기 위해서는 정부가 해야 할 일도 있지만 사실 더 중요한 부분은 우리 모두의 몫인 것 같다.

의협신문 2011년 1월 10일, 17일, 24일

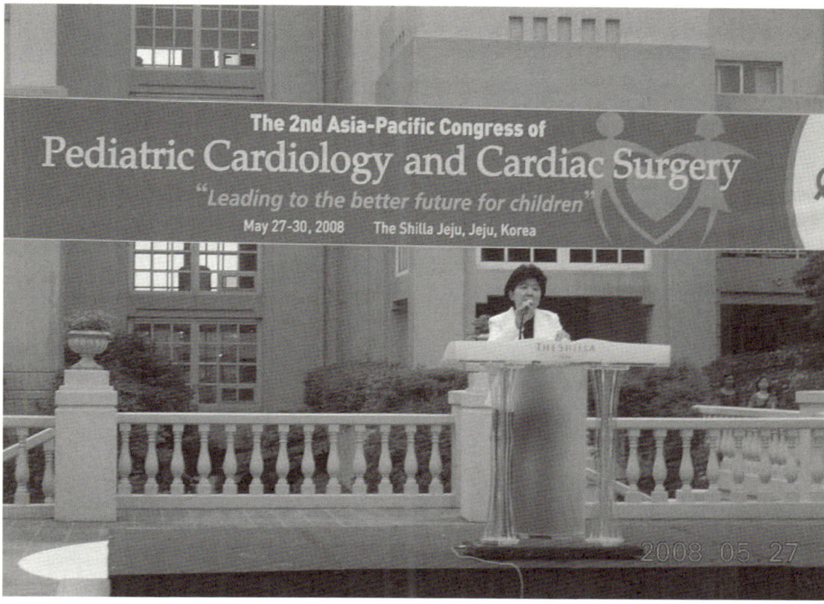
The 2nd Asia-Pacific Congress of
Pediatric Cardiology and Cardiac Surgery
"Leading to the better future for children"
May 27-30, 2008 The Shilla Jeju, Jeju, Korea
2008 05 27

아시아태평양 소아심장학회 환영사 2008년 5월 27일 제주

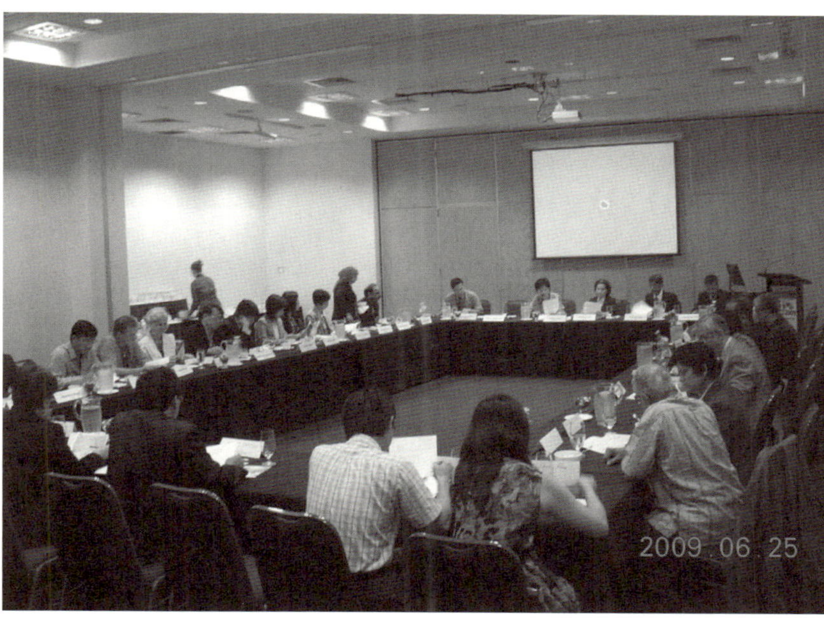
2009 06 25

아시아태평양 소아심장학회 회의 주관 2007년 7월 2일 호주

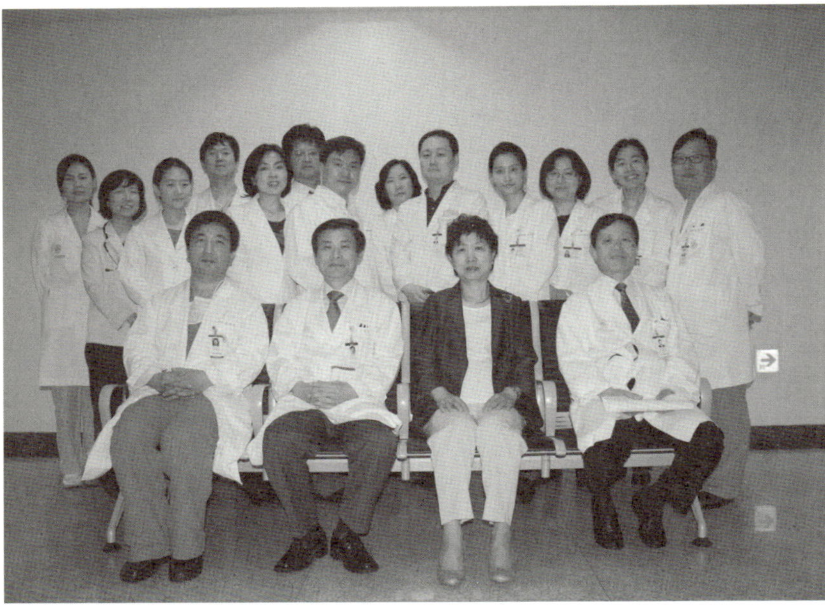

울산의대 서울아산병원 선천성 심장병 센터 2011년 6월

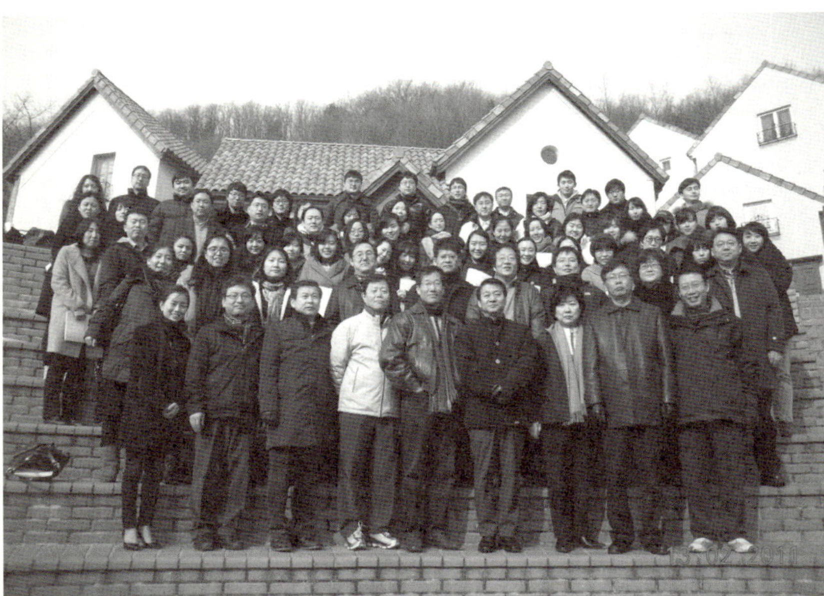

울산의대 서울아산병원 소아과 2011년 2월

기타 글

우리도 '엘 시스테마' 운동을

베네수엘라 출신 젊은 지휘자 구스타보 두다멜에 관한 영화가 나왔다는 기사(13일자 A23면)를 보고 바쁜 일 다 접고 극장으로 향했다. 이 영화는 선각자 한 사람이 음악교육 운동을 통해 범죄에 노출돼 있던 이 나라의 극빈층 자녀들을 꿈과 희망을 가진 청소년으로 성장시킨 과정을 감동적으로 보여주고 있다.

35년전 경제학자 겸 피아니스트였던 호세 안토니오 아브레우는 빈곤과 폭력, 마약에 빠져 있던 베네수엘라 청소년들을 도울 유일한 방법은 음악을 가르치는 것이라는 신념을 가지고 '엘 시스테마(the system)'운동을 시작했다. 현재 71세인 그가 문화부장관을 역임하면서 끈질기게 정부를 설득, 현재 전국에 180개의 음악학교에서 35만명의 청소년들이 오케스트라와 합창단의 일원으로 음악교육을 받고 있다. 이 중 가장 성공하여 약관에 세계적인 지휘자 반열에 오른 인물이 바로 두다멜이다. 그는 작년 28세의 나이에 세계 정상급인 미국 로스엔젤레스 필하모닉의 음악감독을 맡았다.

이제 우리 현실을 보자. 본의 아니게 지금의 의료제도로는 대부분의 의사들이 사회를 고치는 대의(大醫)는 물론, 사람을 고치는 중의(中醫)가 되기도 어렵고 질병만 고치는 소의(小醫) 역할만 한다고 해도 과언이 아니다. 이런 면에서 많은 청소년들의 마음의 병을 고쳐준 아브레우는 의사는 아니지만 '대의'라고 부를 만하다. 우리 주변에는 몸과 마음의 병이 깊어져 사춘기를 어렵게 지나는 청소년들이 적지 않다. 나는 이런 청소년들에게 오케스트라 또는 합창단을 만들어주면 좋겠다는 꿈을 가지고 있다. 미술, 문학 등 다른 장르의 예술을 가르쳐도 좋을 것이다.

이마저도 어려우면 각종 공연·전시 등을 접할 기회를 자주 만들어주는 것도 대안이겠다.

한 사람의 끈질긴 노력으로 베네수엘라에서 벌어지고 있는 음악교육 운동에 세계가 경이의 시선을 보내고 있다. 이미 효과가 입증돼 당장 우리 청소년들에게도 적용할 수 있는 일이다. 이 운동에는 소년소녀가장, 조손가정 아이, 가출 청소년, 극빈가정 아이들, 탈북 청소년, 다문화가정 아이들, 장애아, 각종 범죄·폭력 피해아동 등 사회와 이웃으로부터 마음의 상처를 받은 아이들도 포함하면 좋을 것이다. 이들이 꿈을 가지고 건실하고 생산적인 사회의 일원이 될 수 있도록 돕는 방법은 예술교육이 가장 좋은 해답이다. 또한 전문 예술인 다음으로 예술활동에 관심 많은 아마추어 집단은 아마도 의사들일 것이다. 국가와 사회의 지원은 물론이고 많은 예술가, 의사 그리고 시민단체들이 이러한 예술활동을 통한 청소년 지원에 앞장서길 기대한다.

조선일보 2010년 8월 19일

나는 감사한다. 나를 둘러싼 모든이들에게

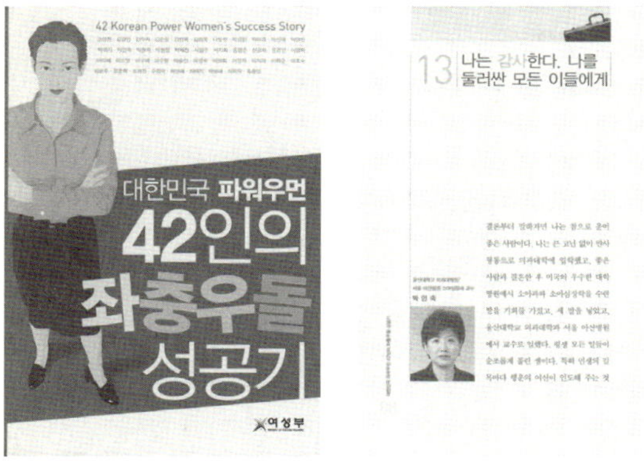

파워우먼 42인의 좌충우돌 성공기, 대한민국 여성부 발행, 2005년

결론부터 말하자면 나는 참으로 운이 좋은 사람인 것 같다. 일생 큰 고난 없이 만사형통하게 의대입학, 좋은 사람과의 결혼, 미국의 우수한 대학병원에서 소아과와 소아심장학을 공부할 기회, 건강한 세 딸의 출생, 울산의대와 서울아산병원에서의 교수직 등등, 평생 모든 일들이 순조롭게 풀린 셈이다. 특히 인생의 길목 마다 행운의 여신이 인도해주었던 것 같이 너무나도 우연의 연속의 결과 오늘 이 자리까지 오게 되었다. 그리고 아래에 언급할 일련의 시련에도 불구하고 내가 운이 좋다고 생각하는 것은 그다지 오래가지 못하는 기억력과 낙천적인 성격 탓인 것 같다. 따라서 이러한 두뇌와 성격을 주신 부모님과 하나님에게 감사드린다.

운이 좋다고는 하지만 사실 나는 어릴 적부터 크고 작은 시련을 여러 번 경험하였다. 내가 중학교 3학년 때에 우리엄마에게는 물론이고 딸 부잣집이었던 우리 모두에게 끔찍하게 소중했던 단 하나의 오빠를 잃고,

다시 내가 의대를 졸업한 1년 후에는 세 어린아이의 엄마였던, 나이 차이가 많아서 나에게는 엄마와도 같았던 큰 언니를 잃는 아픔을 겼었고 엄마 잃은 어린 세 조카들을 먼 미국 땅에서 속절없이 걱정만 하면서 지냈던 못난 이모로써의 가슴 아픈 기억들, 그러나 이보다 나에게 정말로 큰 시련은 최근 9년 내에 있었고 이 때문에 지금의 내가 있다고 하면 너무 심한 비약일까? 모든 시련에는 하느님의 계획이 있다고 한다더니 정말 그런가보다.

9년 전 아이들 아빠의 어처구니없는 교통사고, 신에게 화를 내고, 그리고 실날 만큼이라도 이 사고와 연관이 있는 모든 인간들에 대한 원망, 그러나 궁극적으로는 운명으로 받아들일 수밖에 없었던 사건, 나는 속수무책으로 단지 하늘만 원망할 수 밖에 없었던 무기력한 상황이 너무나 슬프고 그래서 혼자서 모든 일에 분개하였다. 슬픔을 간신히 추스를 만한 때에 일어난 연속적인 사건들, 즉 연구비와 관련된 그야말로 마른하늘에 날벼락과도 같은 타 의대 교수의 모함, 그리고 당연히 순서대로 했다면, (최소한 실력대로만 했더라도) 내 차지로 왔어야 할, 한개도 아니고 두개의 중요한 직위가 나를 건너뛰었을 때의 억울함에 나는 거의 무너져 내렸다. 평생을 버텨온, 그리고 아이들 아빠를 잃은 후에도 나를 지탱해준 힘은 바로 내가 우리나라 최고의 소아심장전문가라는 자존심 하나였는데 이것이 남들에 의해 뿌리째 뽑혀져 나가는 현실, 이는 운명이라고, 팔자라고 포기해버릴 수 없는 절대 용납할 수 없는, '사람이 만든' 사건이었다. 더 중요한 사실은 나의 세 아이들에게 (특히 모두 딸들이라서 내가 더 예민하게 반응했던 것 같다) 엄마가 자존심을 지키는 것이 결국 아이들의 지존심을 지켜주는 길이라고, 그래서 아이들을 위해서라도 내가 명예회복을 하는 것이 엄마의 도리라고 나는 굳게 믿었고 지금도 내 생각이 옳았다고 생각한다.

이 일련의 사건 이후 약 일 년 동안 머리가 텅 빈 것 같았고 심리적으로 방황하였다. 나머지 여생을 어떻게 살 것인가? 이대로 주저앉아서 최소한의 의무만 하고 은퇴 후에 연금이나 받아먹으면서 살 것인가? 아니면 끝까지 싸울 것인가? 결국 나 자신을 위하여, 그리고 나의 세 딸들을 위하여 나는 후자를 택했다. 그렇다면 누구와 어떻게, 무엇을 위해서 싸울 것인가? 이 점이 애매하였다.

내가 속한 병원과 대학 조직은 가만히 있으면 여자는 절대로 중요한 직위를 주지 않는다. 그렇다면 어떻게 할 것인가? 끊임없이 고민을 하던 중 어느 날 갑자기 이상한(?) 아이디어가 머리를 스쳐 지나갔는데 바로 의대 학장직이었다. 이 병원과 학교에서 유일하게 선거로 선출하는 자리가 바로 학장자리였다. 처음에는 나도 고개를 가로 저었다. 도저히 현실적으로 가망이 없다는 생각이 들었고 머리에서 이 망상을 지워버리려고 애를 썼다. 심지어는 내가 분통함에 머리가 약간 돌았나보다고까지 생각하였다. 그러나 이 생각은 머리에서 좀처럼 사라지지 않았고 계속 맴돌면서 나를 유혹했고 결국에는 '왜 나는 안되냐?' 라는 오기가 생기면서 구체적인 전략을 세우게 되었다.

처음에 주위의 여러 사람들에게 자문을 구했으나 모두 "그만둬라, 잊어버려라, 괜한 망신을 사서 하려고 한다." 라고 하면서 말렸다. 아니 말린 사람은 그래도 낫다. 내가 의론을 하려고 하면 아예 화제로 삼지도 않고 코 방귀만 뀐 사람들이 더 많았다. 단 한사람, 고등학교 동창이자 의대교수인 친구가 "이번이 아니면 평생 기회가 다시 오지 않을 것이다. 그리고 도전조차 해보지 않으면 평생 후회할 터이니 선거에 일단 나가보라, 그러나 결과에 대하여 연연해서는 안 된다." 라는 충고를 듣고 더 이상 주저하지 않고 도전장을 내게 되었다.

이 결심 이후 받은 2003년 3월부터 8월까지 6개월 간의 안식년은 대학 졸업 후 나 개인을 위해서 가장 유용하게 보낸 시간이었다. 이 기간동안

내가 여지 껏 그렇게도 비난하였던 골프를 배웠고 피아노연습을 다시 시작하였다. 육 개월 간의 안식년을 끝내고 병원 업무에 복귀한 후 2004년 1월의 선거까지의 4개월간은 내 평생 육체적으로 가장 힘들었던 시기였다. 매일 저녁 6시까지 진료와 일상 업무를 한 후 무조건 전화를 걸어서 연구실에 남아있는 교수들을 직접 방으로 찾아가서 만났다. 하루 저녁 서너 명에서 많게는 9명까지도 만났다. 나중에는 목이 말라 쥬스 캔을 들고 다녔다. 한 개는 내가 마시고 한개는 면담하는 교수에게 주었다. 저녁마다 쥬스 캔을 흰 가운 양옆 호주머니에 넣고 교수들 방을 찾아 뛰어다녔던 내 모습을 상상하면 지금도 혼자 웃음이 나고 얼굴이 화끈거린다. 어디서 그런 용기가 났었는지 내가 생각해도 희한한 일이다. 대개 저녁 9시 경이면 면담을 접고 연구실로 돌아와서 여러 일들을 정리 하고 다시 병원 6층에 있는 도서열람실 구석의 피아노에서 연습(2003년 11월 제 1회 아산합주단 공연 시 피아노 트리오 연주를 했음)을 마치고 밤 11~12시 경에 퇴근하곤 하였다. 이때 집으로 가려면 몸이 천근같이 느껴질 정도로 피곤하였으나 마음만은 날아갈 듯이 뿌듯하였다. 이 당시 만났던 많은 교수님들과는 평생 간직할 소중한 인연이라고 생각하며 지금 생각해도 가슴이 뭉클해지곤 한다.

애초에 내가 선거에 나가기로 결정하면서 여러 교수들에게 조언을 구했을 때 "조직을 만들어라.", "유능한 참모를 여러 명 두어라." 등이었는데 아무리 생각해도 실천가능성이 없어보였다. 평생 환자만 열심히 보고 일만 열심히 하였던 여교수에게 누가 자진해서 참모가 되고 조직원이 되겠다고 나서겠는가? 그렇다고 밥을 사준다고 나를 밀어줄 사람들도 아니고. 결국 참모를 구하거나 조직을 만든다는 것은 애초부터 먹혀들어가지도 않을 허망 된 전략으로 잊어버리기로 하였다. 그래도 지성이면 감천이라는 생각이 들었고 또한 알고 보면 착하고 양심적인 사람들이 바로 의대교수들인데 '한번 맨몸으로 일 대 일로 부딪쳐보자', '내가 수다 떠는 데에는 일가견이 있으니 무조건 만나서 사정을 이야기해보자' 라는 순진한 생각을 가지고 여러 교수들을 만나보았다. 그랬더니 대부분 마음을 열고 나와 대화를 해주었고 오히려 격려해주기까지 하였다. 이리하여 점차 고무되면서 더 많은 교수들을 만나고 다니게 되자 "저 여자가 남들은 다 만나고 나는 왜 만나러 오지 않나?" 하면서 은근히 기다리는 교수들도 있었다고 한다. 사실 전화 할 때마다 공교롭게도 방에 없었던 교수들은 선거 전에 끝내 만나지 못했는데 일부러 만나지 않은 걸로 오해한 교수들도 있었던 것 같다. 처음에는 나에게 우호적인 교수들만 만났으나 생각해보니 나에게 좋지 않은 선입견을 가진 교수라도 일단 직접 만나서 대화를 해보면 생각을 바꿔겠지, 아니면 적어도 내 욕은 하고 다니지 않겠지, 라는 뱃장도 생겨서 나중에는 적군 아군 가릴 것 없이 모두를 만나려고 노력하였고 뒤 돌아보아도 이러기를 정말 잘 했다는 생각이 든다. 영원한 적도 없고 영원한 아군도 없다 것은 정말 사실인 것 같았다. 결국 총 440명의 울산의대 교수들 중 약 320명을 만났다. 지금 생각해도 선거에서 한 표를 얻었다는 사실 보다도 더 큰 수확은 그 많은 교수들과 1:1로 앉아서 대화를 했다는 사실이 너무나 보람된 일이었고 가슴을 열고 진지한 대화를 해준 많은 교수님들에게 감사한다.

드디어 2004년 1월 4일 투표 날 뚜껑을 열고 보니 무려 61.7%의 압도적인 승리였다. 여지 껏 울산의대 학장선거는 예외 없이 한 두 표가 당락을 좌우했었는데 정말로 굉장한 득표율이었다고 모두들 놀라워하였다. 어디선가 읽은 글에서 미국의 루즈벨트 대통령 부인인 엘레놀여사가 했다는 말이 생각난다 "여자는 뜨거운 물에 빠진 티 백과 같다" 티 백은 뜨거운 물에 빠져야 제 맛이 나기 때문이라고 한다. 이 글을 읽고 혹시 내가 티 백에 해당되는 경우가 아닌가 생각해 보았다. 뜨거운 물에 여러 번 빠져 보았으니까. 그리고 여자의 시련에 관해서 뜻은 비슷하지만 다른 표현으로 "여자는 강철같다" 라는 생각이 든다. 강철은 두들겨 맞을수록 더 강해지니까. 이런저런 생각을 해보다가 너무 오만한 생각인 것 같은 기분이 들어서 혼자 머리를 저어본다.

끝으로 나는 정말로 감사해야할 사람들이 많아서 이들에 관해서 꼭 언급을 해야겠다.

첫째, 나에게 여러 가지 시련을 주어서 도저히 거부할 수 없는 확실한 동기유발을 해준, 나를 핍박했던 모든 사람들에게 진심으로 고맙다는 생각을 한다.

둘째, 열정만 앞서고 여러모로 부족한 나를 믿어주고 학장으로 선출해주어서 나에게 이러한 소중한 기회를 준 울산의대 교수님들에게 매우 고맙고, 그러므로 울산의대를 훌륭하게 만들어서 반드시 보답해야 한다는 책임감이 무겁게 느껴진다.

셋째, 아무리 힘들어도 내가 버틸 수 있는 힘의 원천이 되어준 나의 세 딸들에게 고맙고 엄마로써의 임무를 십분의 일도 못해주어서 미안하게 생각한다.

넷째, 나에게 신체적인 건강과 그다지 뛰어나지는 않으나 이만큼 성취할 수 있을 정도의 두뇌를 주시고 키워주신 부모님에게 감사한다.

다섯째, 나 대신 세 딸들에게 엄마노릇을 해준 언니들에게 감사한다. 언니들의 조건없는 희생 없이 나 혼자서는 절대로 의사와 교수 일을 마음 놓고 하지 못했을 것이다. 여자가 전문가로써 성공하는 필수조건이 여럿 있겠지만 그중 절대로 빼놓을 수 없는 것이 가족의 도움과 희생, 특히 육아에서의 도움은 필수라는 생각을 다시금 절감한다. 최근 국가장래의 최대 문제인 저 출산 해결의 가장 큰 걸림돌은 육아문제로써 이를 현명하게 해결할 수 있는 정책의 필요함을 다시금 강조하고 싶다.

여섯 째, 나에게 겸손함을 가르쳐준 소아심장 환자들과 그 부모들에게 감사한다. 내가 이들의 병을 고쳐주었다고 하기보다 오히려 내가 이들로부터 위로받고 겸손함을 배웠다고 생각한다. 이미 이 세상을 떠난 아이들, 그리고 지금 이 순간에도 육체적, 심적 고통을 겪고 있을 아이들은 항상 나의 기도제목이다. "나로 하여금 내 자신과 나의 가족만을 위하여 기도하지 않게 해 주시옵소서"라는 기도문을 어디선가 읽은 적이 있다. 나같이 믿음이 얇은 사람도 이 말만은 참으로 가슴에 와서 꽂혔다.

그래서 자주 빠지기는 하지만 교회에서 기도할 때에는 심장병으로 고생하는 아이들의 이름을 기억하고 그들을 위해 기도하고자 노력한다. 내가 15년간의 미국생활을 접고 1989년 한국에 와서 서울아산병원에서 지금까지 16년 동안 계속 돌보는 환자들 중에는 왕왕 부모 중 한사람이 사망하거나 가출, 또는 이혼으로 인하여 편모나 편부 슬하, 또는 조부모가 키우는 아이들을 보게 되는 데 혼자 남은 부모나 아이들을 보면 항상 가슴이 아려온다.

이 글을 쓰면서 지나온 시간들을 정리하다보니 감사할 사람들이 많은걸 보면 나는 참으로 운이 좋은 사람인가보다. 그래서 하나님에게 감사한다.

의사들도 이제 좀 더 적극적으로 기부문화에 동참하자!

세월이 참으로 빨리도 날아간다. 4년 전 대통령 선거에서 투표 했던 일이 엊그제 같은데 이제 며칠 후면 또다시 대통령 선거를 한다. 바쁜 일상에 쫓겨 거리에 다니지도 못하다보니 자선냄비는 구경조차 못하지만 야속하게도 시간 맞춰 날아오는 (작년의 서너 배나 더 많은 액수의) 종부세 고지서와 연말정산 작성표를 보니 정말 한해가 끝나 감을 실감하게 된다.

올 연말은 유난히도 몇 백억, 몇 천억 같은, 보통사람으로써는 상상도 할 수 없는 천문학적 금액의 기부 소식이 신문을 장식하고 있다. 과거 연초면 어김없이 신문에 나곤 하던 '김밥할머니'의 기부 같은 소시민의 가슴을 뭉클하게 하는 사연과는 차원이 다른, 엄청난 뉴스이다. 이런 기부는 물론 모든 사람이 매우 고마워해야할, 본받아야할 일 임에 틀림없다. 그러나 웬지 '적은' 금액을 어렵사리 나눠 이런 저런 단체에 기부하면서 살아가는, 수많은 보통사람들을 주눅 들게 하는 측면이 있다는 점도 부인할 수 없다. 또한 이런 거대한 기부에서 우리가 눈여겨 보아야할 점은 이 기부금이 언제 어떻게 쓰여지는가 하는 것이다. 왜냐하면 어떤 기부는 기부자의 사망 후에 집행되는, 즉 유언장 뿐이기 때문이다.

당연한 말이지만 좋은 일, 꼭 해야 하는 일은 하루라도 미루지 말아야한다. 돈이 필요한 곳에 기부를 하려면 지금, 건강하게 살아있을 때 해야 한다. 이제 수명이 길어져서 많은 사람들이 90세도 넘어서까지 살며 앞으로도 수명은 더욱 길어질 것이다. 따라서 기부를 하려면 오늘 당장 해야 한다. 지금 도움이 절실하게 필요한 사람은 기부자의 유언이 실행될 때 까지 수십 년을 기다리지 못한다.

사람은 모두 예외 없이 알몸으로 태어나서 수의하나 걸치고 얼마 후면 다시 자연으로 돌아간다. 유행가 가사지만 너무도 당연한 사실이다. 단지 많은 사람들이 매일 일상에서 실감하지 못하고 있을 뿐이다. 죽은 다음 수백억, 수천억 기부가 본인에게 무슨 의미가 있겠는가? 물론 이도 안 하는 사람보다야 천배 만 배 낫고, 특히 자식에게 한 푼이라도 더 남겨주려고 편법까지도 불사하는 일부 재벌들의 행태보다는 훨씬 나은 일이지만, 따라서 의사들의 기부 문화를 촉구하기 위하여 다음과 같은 제안을 하고자 한다. 즉 모든 의사들이 자선단체, 또는 시민단체 한 두 곳의 후원자가 되어 매달 단돈 만원씩이라도 자발적으로 꾸준히 후원하자.

과거 의약분업 사태 등 의료관련 분쟁이 있을 때 마다 의사 단체는 정부 뿐 아니라 '시민단체' 들로부터 많은 공격을 받았고 이들로 인하여 매우 불리한 입장이 되었다. 알려져 있다시피 일부 '시민단체'에는 진정한 의미의 '시민'이 없으며 정부 보조금으로 연명하면서 정부의 어용기관으로 전락한 곳도 있다. 이제 의사들은 양심적이고 모범적으로 활동하는 시민단체를 발굴하거나 또는 새로 만들어서 적극 참여하고 지원함으로써 국민들에게 현 의료제도의 모순점과 잘못된 정부정책을 올바로 알려야한다. 의료계, 국민, 정부 이 삼 자 구도에서 국민을 우리 편으로 만들어서 의사들이 이들과 함께 고민하고 협조하여 해결책을 마련해야한다. 지금과 같이 의사들이 일방적으로 정부로부터, 그리고 의료계를 이해하지 못하는 좌파성향의 시민단체로부터 공격과 견제의 대상으로 남는다면 의권 회복은 영원히 불가능할 것이고 이로 인한 피해는 결국 고스란히 국민들에게 돌아갈 것이다.

이 밖에도 다양한 자선활동을 수행하는 많은 시민단체들도 의사의 참여를 절실히 기다리고 있다. 여성문제, 환경문제, 도시빈민문제, 인권문제, 자살문제, 고아, 장애인, 미혼모, 이주여성, 탈북자, 학대받는 아동, 가출청소년, 소년소녀가장, 독거노인, 외국인 근로자, 노숙자, 산재 피해자,

등 이들을 돕고자하는 수많은 단체들이 지금 후원자가 부족해서 원하는 사업을 마음껏 펼치기 어렵다고 한다. 물론 일반 국민들도 참여해야하지만 그래도 지도자급 위치에 있는 의사들이 앞장서서 이들을 도와 noblesse oblige를 실천해야한다. 그래야만 의사가 다시 존경받는 직업으로 거듭나고, 나아가서는 의권 회복에도 도움이 될 것이다.

우리나라는 이제 선진국 문턱을 성큼 넘었고 국민 소득도 2만 불이 넘었다. 그러므로 이제는 사회의 모든 분야가 정말로 투명해져야 하며 이에는 건전하고 활발한 NGO 활동이 필수적이고 의사들이 앞장서서 이에 동참해야한다. 재산이 많지 않다고 의기소침할 필요는 없다. 남을 돕는 일이 결국 자기 자신을 돕는 일로써 단순히 금전적인 도움을 주는 것으로 끝나는 일이 아니다. 오히려 이보다 몇 곱절 더 큰 기쁨과 보람으로 되돌아올 것이며 우리 모두의 미래를 밝혀주는 등불이 될 것이다.
새해에는 많은 의사들이 전국은 물론 세계 곳곳에서 펼치는 가슴 따뜻하고 신나는 뉴스로 꽉 찬 한해가 되기를 기원한다.

* 이미 많은 의사들이 여러 단체에 후원을 하고 있으며 이런 분들에게는 이런 '잔소리'같은 글에 대하여 미리 양해를 구한다.

의협신문 2007년 12월 20일

아르헨티나, 필리핀, 태국 방문 단상

우리나라는 물론 세계 역사와 정치, 경제, 사회 변화에 새삼 신경이 쓰이는 것을 나이 탓으로 돌리기에는 현재 우리나라의 정세변화가 너무나 유동적이고 예측불허인 상황인 것 같은 생각이 든다. 신문과 뉴스보기가 겁이 날 정도로 깜짝 뉴스가 매일 쏟아지고 있다. 그리고 언제나 그 놀람의 중심에는 대통령이 있다. 오죽하면 특종을 생명보다 중시하는 외국 언론사 특파원들 사이에 한국이 근무지 선호도 1위이겠는가. 그러나 이 한반도에서 매일 삶을 이어가는 우리들로써는 그냥 웃어넘기기 에는 뒷맛이 매우 씁쓸한 이야기이다. 커다란 대륙의 끝에 호랑이모양 튀어나온 반도에 위치하며, 세계에서 가장 넓고 영향력이 큰 네 개의 국가로 둘러싸여 있는 유일한 나라이기 때문에 비록 면적은 작지만 지정학적 측면에서 보면 세계에서 가장 예민하고 따라서 가장 중요한 국가임은 근대 우리나라 역사를 보면 금방 알 수 있다. 걱정도 남들과 같이 나누면 가벼워질 것 같아서 우리나라 장래에 대한 우려가 먹구름같이 마음의 바닥에 깔린 채 최근 방문하였던 세 나라에서 느꼈던 점들을 알리고자 한다.

어느 나라 건 해외여행을 해보면 그 나라가 우리나라보다 경제사정이 더 좋던 나쁘던 간에 상관없이, 남의 떡이 더 커 보이는 만고불변의 법칙대로 다만 몇 가지라도 부러운 점이 있기 마련이다. 그러나 아르헨티나와 필리핀을 다녀온 후에는 남의나라 일이지만 공연히 마음이 심란해지고 나아가서 우리나라와 우리자신들, 그리고 무엇보다도 우리들의 후손들의 장래에 대한 걱정과 불안이 새삼 깊어진다.

작년 10월에 세계소아심장학회 참석차 아르헨티나를 일주일간

방문하였다. 흔히 아르헨티나라고 하면 생각나는 것들은 탱고, 양질의 소고기, 가죽제품, 뮤지컬 에비타로 잘 알려진 페론대통령 부인, 축구에 대한 열광, 등이다. 그러나 최근에는 이런 좋은 면들 보다는 나쁜 면이 더 부각되어 아르헨티나라고하면 가장 먼저 머리에 떠오르는 말은 우리나라보다 먼저 겪은 IMF 금융위기와 "우리도 정신 차리지 않으면 아르헨티나 같이 된다" 라는 말들이다. 요즈음 흔히 듣는 이런 '두려운' 말들이 그 나라에 직접 가서 보니 공연한 협박이나 '장난'이 아님을 피부로 느꼈다. 지도자의 잘못된 포퓰리즘의 종말이 얼마나 무섭고 비참한지를 직접 보고나니 새삼 걱정이 앞선다.

아르헨티나의 수도인 부에노스아이레스는 과거에는 원래 남미의 파리라고 불릴 정도로 아름답고 활기찬 도시였으나 지금은 도시 전체가 어둡고 암울한 분위기였다. 그리고 선진국이든 아니든 내가 방문했던 대부분의 나라들에서 흔히 보이는, 건설의 척도가 되는 타워크레인이 이 나라 수도에서는 거의 보이지 않았다는 점이 의아스러웠다. 그리고 도심의 큰 건물들도 자세히 보면 과거에는 위용을 자랑했을 건물들이 최근에는 손질을 하지 않아서 우중충한 모습을 하고 있었다. 대통령 궁 근처의 한 성당에서는 잘 보존된 훌륭한 성화와 성당내부구조물들을 구경하였는데 그 좋은 그림들과 유물들의 기억 보다는 성당입구에 앉아서 구걸하던 거지들의 기억을 머리에서 지울 수가 없다. 이들의 대부분은 여자들이었고 그 중 몇 명은 돐 미만의 아기들을 가슴에 안고 있었다. 비록 눈물과 때로 범벅이 되기는 했으나 그 아기들의예쁜 얼굴과 커다란 눈망울을 생각하면 지금도 우울해진다.

일요일 오후에 도착하여 버스를 타고 시내로 들어가는데 도로변에 문을 열어놓은 상점이 거의 보이지 않았다. 그래서 아마도 일요일이라 상점들이 문을 닫았다고 생각하였으나 다음날에도 문을 닫은 가게들이 많은 것을 보고 비즈너스가 아예 없는 게 아닌가 의심이 들 정도로 도시 전체가 암울해보여 이 나라의 경기가 얼마나 침체되어 있는지를 알 수 있었다. 또한 큰 도시에는 거의 예외 없이 사람들이 많이 모이는 시장이나 백화점, 쇼핑몰 등이 있게 마련인데 이 나라 수도인 부에노스아이레스에서는 이런 것들을 찾아볼 수 없었다. 남미사람들이 자주 찾는 미국 휴스턴의 큰 백화점이나 쇼핑몰에서 부티를 물씬 풍기는 남미사람들이 명품쇼핑에 열중했던 장면들이 새삼스럽게 생각났다. 부자들은 미국에 와서 돈을 물 쓰듯 하고 자기네 나라에는 변변한 쇼핑몰하나 없는 상황이 되어버린 것이다.

도시 전체가 활력이 없어 보였고 사람들의 표정이 우울해보인 것은 나만의 과장된 기우일까? 그러나 이러한 느낌은 한국에서 간 거의 모든 참가자들의 공통된 느낌이었다는 것을 나중에 확인하였다. 항구에 배도 많지 않고 세계적인 호텔 체인인 셰라톤 호텔에서 체크인 하는 데에만 1시간이 넘게 걸렸다. 그나마 나는 운이 좋은 편이었고 학회시작 전날 한창 붐비는 시간에 도착한 사람들은 호텔 도착 후 체크인 하는데 무려 3시간이나 걸렸다. 파업시위는 이 도시풍경에서 빼놓을 수 없는 장면이었는데 인상적인 것은 이들의 데모가 매우 평화적이었고 경찰도 그냥 구경만 하였다는 점이다. 이점은 우리나라와 너무나 대조되는 광경으로 시위대가 너무 조용하여 그들이 오히려 측은해 보이기까지 하여 저렇게 온순한 사람들을 고난으로 내어 몬 이 나라 위정자들에게 공연히 분노가 치밀어 오르기도 했다.

이중에서도 나를 가장 우울하게 했던 것은 그 유명한 탱고 쇼였다. 먼저 스테이크 정식을 먹은 후에 보는 쇼인데 흔히 광고 포스터에서 보아서 낯 익은 에바 페론을 빼닮은 어여쁜 무희들이 탱고 춤을 추는데 모두들 너무나 아름답고 춤도 잘 추어서 일순간도 눈을 뗄 수가 없었다. 그리고 전통음악, 재즈 등의 음악 연주도 최고의 수준이었다. 그러나 나를 걱정스럽게 만들었던 것은 두 사람이 먹고도 남을만한 크기의 맛좋은 스테이크 정식과 공연관람 요금이 너무나도 저렴하였다는 점이다. 나라가 잘 안돌아가니 국민들이 피 눈물 나는 연습을 거쳐야만 도달할 수 있는 높은 경지의 훌륭한 공연을 하고도 보수를 얼마나 조금 받을까 생각하니 공연히 미안하고 뒷맛이 아주 씁쓸한 것은 나만이 아니라 우리 일행 모두의 공통된 느낌이었다.

나는 이 여행에 뉴욕을 경유하여 아르헨티나까지 왕복 비행기를 모두 네 번 타는, 비교적 '단순한' 스케줄로 갔지만 비행기 안에 있은 시간만 25시간이었고 뉴욕 공항에서의 대기시간까지 합하면 약 30시간 만에 목적지에 도착하였다. 그러나 다른 스케줄로 여행했던 5명의 동료일행에게는 그야말로 고행의 연속이었다. 이 팀은 가는 데에만 비행기를 세 번 갈아타고 (즉 6번의 이착륙) 부에노스 아이레스에 도착하니 다섯 명 모두의 짐이 도착하지 않아서 학회장에서 만나는 모두의 동정을 받았다. 그나마 도착 이틀 후에 배달된 짐은 다른 한국 사람의 짐이어서 이들의 분노를 더욱 자극하였고 결국 떠나기 이틀 전에 그나마 다행히 짐이 분실되지 않고 도착하였다. 이 팀은 학회 끝난 다음날 하루 동안 "죽기 전에 한번은 꼭 보아야 한다"는 그 유명한 이과수폭포를 구경하기로 예정되어 이에 대한 기대로 가슴 설레면서 공항에 갔다. 그러나 마침 그날 아르헨티나 국내 항공사 조종사들이 예고 없이 갑자기 파업을 하는 바람에 폭포구경은 커녕 여러 사람들이 갑자기 미국행으로 여행일정을 바꾸는 바람에 비행기 표도 없어서 하루 종일 공항에서 우왕좌왕하다가 한밤중에 시내로 다시 들어갔으나 호텔방도 없어서 허름한 호텔에서 하루 밤을 보내고 다음날 귀국길에 올랐다. 이 팀에게는 이번 아르헨티나 여행이 생애 최악의 여행으로 기억될 것이 틀림없어 보인다.

학회는 아르헨티나의 수도인 부에노스아이레스(Buenos=good, Aires=air: "깨끗한 공기"라는 의미)에서 열렸는데 도시이름에 걸맞지 않게 시내 공기가 나빴고 그 이유가 역시 국가경제와 밀접한 관련이 있었다. 크게 매연을 내뿜는 공장이 있는 것도 아니고 서울에 비하면 차가 많은 것도 아닌데 시내공기가 나쁜 것은 순전히 자동차매연 때문이었다. 즉 대부분의 차들이 오래되어 낡았고 휘발유도 납 성분이 들어있는 저질의 휘발유를 쓰기 때문이라고 한다.

불과 1주일간의 여행, 그것도 왕복 이동하는 데에만 약 3일을 빼앗긴 짧은 기간 내에 보고 온 것을 바탕으로 남의 나라를 평하는 것이 얼마나 큰 오류를 범 할 수 있다는 것을 잘 알면서도 감히 이 글을 쓰게 된 것은 "우리나라도 까딱 잘 못하면 제 이의 아르헨티나가 될 수 있다" 라는 협박성 말이 행여나 현실로 나타나지 않게 되기를 바라는 간절한 심정을 여러 사람들과 나누고자 이글을 쓰게 되었다. 암울하게만 생각되는 나의 소감이나 혼자만의 잘못된 의견이기를 진심으로 바라며 그렇게 아름다운 탱고 춤을 추던 사람들과 성당 앞의 아기 거지들에게도 지금보다 나은 미래가 기다리고 있는 아르헨티나가 되면 좋겠다는 혼자만의 상상을 해본다.

아르헨티나 이외에 자주 언급되는 또 다른 암울한 나라는 필리핀이다. 알다시피 과거의 필리핀은 우리나라보다 훨씬 잘 사는 나라였으나 지금은 상황이 완전히 역전되었으며 그 이유는 지도자를 잘못 만났기 때문이라는 사실은 삼척동자도 다 안다. 작년 11월에 세계여자의사회 참석차 마닐라를 방문하였고 말로만 듣던 극빈자들의 비참한 생활상과 극심한 빈부격차를 직접 목격하고 참으로 마음이 아팠다. 고가 밑에 다닥다닥 붙은 움막같은 집들은 나의 아주 어릴 적 기억에 남아있는 청계천 변의 움막들을 연상케 하는 장면이었다. 그리고 길가의 골목 안에서 우물 펌프를 발견하였을 때에는 어릴 적 까마득한 추억이 떠오르면서 반가운 생각마저 들었다. 그런 반면에 경비가 엄청나게 삼엄한 부자들만 모여 사는 동네에서는 아침마다 이들을 출근시키는 헬리콥터들이 잠자리들의 단체비행처럼 뜨는 모습은 아주 장관이라고 한다. 각종 범죄도 많아서 택시는 아예 못 타게 하여 불편을 겼었고 모든 상점에는 중무장을 한 경호원들이 곳곳에 경비를 서고 있어서 백화점과는 어울리지 않는 삼엄한 분위기를 만들고 있었다. 시내를 조금만 벗어나도 고속도로는 고사하고 잘 닦여진 도로도 드문데 한 지역에서 아주 짧은 구간의 고속도로를 달리며 현지인이 해주는 설명이 그 고속도로가 세계에서 가장 비싼 고속도로라고 하였다. 그래서 단순한 생각에 무슨 시설이 특별한지 고속도로를 유심히 관찰해 보았다. 그러나 사실은 그 고속도로 건설 당시 정부 관리들이 뇌물을 하도 많이 먹어서 건설비용이 그리 비싸게 되었다고 한다. 잘 안 되는 나라의 제 일의 필수조건이 부정 부패 임이 다시 확인되었다.

최근에는 아시아태평양 소아심장학회가 열린 방콕을 방문하였다. 비록 국민소득은 우리나라보다 낮고 병원 시설도 우리나라에 비해 보잘 것 없어 보였지만 그럼에도 불구하고 태국에서는 아르헨티나와 필리핀에서의 암울했던 기억과 정 반대로 깊은 감동을 받았다. 소위 서방 선진국들이 태국에서의 잦은 쿠테타를 비아냥거리며 민주국가의 자격 운운하지만 막상 이 나라 국민들은 내가 보기에 지극히 행복하고 평안해 보였고 자기나라와 민족에 대한 자긍심이 대단하였다. 어느 나라에서나 대개 택시기사는 전통적으로 모두 정부를 비난하는 야당이다. 그러나 이 나라에서는 택시 운전기사가 자기나라 국왕이나 왕비를 위해서는 심지어는 목숨까지도 바칠 수 있다는 말을 조금도 주저 없이 하는 것을 듣고 놀라운 한 편 부럽고 그 나라의 앞날이 매우 밝다는 생각이 들었다. 그리고 시내 어느 곳에서든지, 또는 공공건물 안에서도 사방을 둘러보면 반드시 국왕이나 왕비, 또는 그 가족의 사진, 그림, 조각, 왕실문양의 건축물이나 시설물들을 볼 수 있다는 것은 매우 색다른 감동이었다. 정말이지 이 나라 국민들은 모두 한결 같이 국왕과 그 가족에 대하여 각별한 애정과 존경, 그리고 깊은 신뢰를 가지고 있었다.

또한 관광이 주 수입원인 나라답게 거의 모든 관광객이 이 나라의 전통 무용공연을 보게 되는데 그 공연이라는 것이 그냥 무용예술이 아니라 자기

나라의 건국역사를 시대별로 설명해줌으로써 민족의 뿌리와 역사에 대한 자부심을 외국인들에게 분명하게 각인시켜주는 공연이었다. 이런 공연을 보면서 작금의 우리나라에서 벌어지고 있는 과거사에 대한 부정적인 면만을 강조하고 심판하는 왜곡된 역사관에 대한 분노가 슬그머니 올라와서 영 마음이 편하지 않았다. 또 하나 인상 깊었던 것은 모든 학생들에게 일찍부터 자기네 전통 무용과 예술을 얼마간 가르쳐서 국민 모두를 민속예술과 관광의 전도사로 만든다는 점이다. 이런 교육 덕분에 학회 만찬장에서 소아심장학을 전공하는 젊은 남녀 의사들이 전통의상을 입고 전통악기를 하나씩 갖고나와 그룹연주를 한 것은 매우 이색적이고 신선하게 생각되었다. 우리나라에서도 최근 전통악기와 예술에 대한 개념이 과거와 달리 바람직한 방향으로 바뀌고 있는 것은 그나마 다행이라고 생각된다.

세 나라 방문기를 장황하게 늘어놓게 된 것은 이 작은 면적의 한반도에 모여 사는 우리들이 앞으로 나아갈 방향을 새삼 생각해 볼 기회가 된 여행이었기 때문이다. 역사에서 중요하지 않은 시기는 한 번도 없었지만 그래도 앞으로의 몇 년이 우리나라의 100년 미래를 결정짓는 참으로 중요한 시점으로써 과연 이제부터 우리나라가 어떤 나라가 될 것인지는 지금의 우리가 결정한다고 해도 과언이 아닐 정도로 우리 모두의 역할이 중요하다.

우리의 자손들에게 물려줄 이 나라의 앞날을 위하여 당장 우리가 무엇을 어떻게 해야 하는지 함께 고민하고자 하는 절박한 심정으로 이 글을 쓰게 되었다. 길고 산만한 글을 끝까지 읽어주신 분들에게 고맙게 생각한다.

여의회보 2007년 1월 1일

위대한 국민의 힘

이번 지방 선거뿐 아니라 지난 수년간 치러진 지방선거, 총선, 대선을 보면서 그 중 어떤 선거에서는 그 결과가 이해되지 않았다. 그러나 지금 뒤돌아보면 우리나라 국민들이 참으로 절묘한, 그리고 현명한 선택을 했구나, 어쩜 그렇게도 민심이 한치의 오차 없이 정확하게 드러나게 되었을까 감탄하면서 우리나라 국민의 위대함을, 그리고 정치권에 대한 국민의 준엄한 심판을 다시 한번 확인하게 되었다. 우리나라 역사를 보더라도 위대한 지도자들도 물론 있었으나 그보다 더 중요한 힘의 원천은 일반 백성에게서 나왔다는 사실은 누구나 인정할 것이다. 그런데 이번에도 국민들이 정치권의 잘잘못을, 그리고 민심의 도도한 흐름을 정확한 수치로 보여준 것을 보고 새삼 세상이치의 오묘함이 경이롭다는 생각까지 들었다.

그런데 최근 우연히 접하게 된 책(The Wisdom of Crowds, Why the many are smarter than the few? 저자 James Surowiecki)의 첫 페이지를 보는 순간 대한민국에서 일어나고 있는 이 '불가사의'한 현상이 94년 전 나이 많고 호기심 많은 한 과학자에 의해 증명되었다는 사실을 읽고 놀랐고 이와 같이 재미있고 중요한 실험 이야기를 소개하고자 한다. 1906년 통계학과 유전학 연구로 명성을 날린 영국의 과학자 Francis Galton 은 원래 이 세상은 극소수의 똑똑한 사람들, 평범한 사람들 그리고 대부분의 '멍청한' 사람들로 구성되었다고 굳게 믿었던 사람이었고 이를 실험을 통해 수치로 증명하고자 하였다. 그런데 이분이 85세가 된 어느 날 전공과 무관한 시골의 가축 경매 축제 구경을 갔다가 황소의 몸무게 알아 맞추기 대회장면을 구경하게 되었고 이때 그의 호기심이 발동하여 실험을 해보기로 하였다. 그는 가축의 무게를 예측하는데 전혀 문외한인 보통사람들과 대다수 '멍청한' 사람들은 아주 틀린 답을 낼 것이라는 가정 하에, 더 나아가서는 민주 국가에서 중요한 사안들을 민주절차에 따라 투표로 결정할 때 그 내용을 이해하지 못하는 대다수의

'멍청한' 일반인들이 한 표를 행사하는 것은 잘못이라는 자기의 믿음을 과학자답게 실험을 통하여 증명해 보이고 싶었다. 대회가 끝나고 황소의 실제 몸무게와 가장 근접한 답을 적어낸 사람에게 상금이 주어진 후 그는 800장에 이르는 답지를 빌려달라고 하여 여러 통계 기법을 이용하여 이를 분석하였다. 그리고 그 결과를 보고 여지껏 그가 평생 굳게 믿었던 가정이 얼마나 잘못된 것이었나를 발견하였고 이 결과를 후에 학술지 <Nature>에 발표하였다.

황소를 키우는 몇 명의 전문가와 약간 명의 축산농가 사람들 그리고 대다수의 이 분야에는 전혀 문외한인 '멍청한' 사람들이 적어낸 답은 당연히 아주 틀릴 것이라는 그의 예상은 완전히 빗나갔다. 그가 모든 답지에 적힌 무게를 그래프로 그려보니 bell curve를 보였고 모든 예상 숫자들의 평균값이 1,197 파운드로 계산되어 놀랍게도 실제 황소 무게 1,198 파운드와 정확히 일치하였다. 결과적으로 대다수의 예측이 완벽하다는 사실이 입증된 셈이었고 이후 그는 생각을 바꿔 다수의 민주적 판단이 얼마나 중요하고 신뢰할 만한 것인가를 믿게 되었다.

이런 사실이 오래 전에 입증되었음에도 불구하고 아직도 우리는 자기가 믿고 싶어하는 환상만을 믿는 우를 범하고 있으며 이에서 깨어나기를 거부하곤 한다. 특히 정치인들에게서 이런 착시현상이 심한 것 같다. 매번 똑 같이 '멍청하지 않은' 국민의 준엄한 심판을 보면서도 선거가 끝나는 즉시 머리에서 지우개로 지우듯 지워버리는 기억상실증도 심한 것 같다. 모쪼록 우리나라 정치인들이 이런 착각에서 깨어나서 과거의 실패를 기억하며 똑바른 판단력을 가진 지혜로운 다수의 국민들을 위하여 좋은 정치를 펼치기를 기대해 본다.

사족 한마디, 이 세상 누구에게도 예외 없이 공평하게 적용되는 사실은 시간이 지나면 나이를 먹는다는 것이다. 이는 어쩔 수 없다 하더라도 호기심을 잃지 않는다면 죽는 순간까지 젊고 활기차게 살 수 있다. 어떤 유명인사가 한 말이다. 사람은 호기심을 잃는 순간부터 늙는다고, 우리 모두 호기심을 잃지 않도록 노력해야겠다.

프레시안 2010년 6월 18일

싱가포르가 부러운 이유

보권선거가 끝나자마자 곧바로 내년에 있을 총선과 대선을 준비하느라 정치권이 분주하다. 언론이 시끄러우니 대한민국에 사는 국민의 한 사람으로써 심산유곡으로 들어가지 않는 한 이를 피할 도리가 없다. 그러다 보니 다시는 떠올리기도 싫은 3년 전의 공천심사 악몽이 되살아난다. 그래서 한마디 하고자 한다.

한나라당이 국회의원 공천 때문에 하도 시끄럽고 문제가 많다 보니 공천개혁이 필요하다고 하여 공천방식을 상향식으로 바꾸고 오픈 프라이머리를 치르겠다고 한다. 현역 의원들의 '물갈이' 도 목적의 하나라고 한다. 그러나 제도를 바꾸더라도 정치 신인이 비집고 들어갈 틈은 여전히 없어 보이고 물갈이가 성공할 것 같아 보이지도 않는다. 그 이유는 이 상향식이라는 제도가 현역의원들에게 지금보다 오히려 더 유리해 보이고, 반면에 정치 신인에게는 절대 불리해 보이기 때문이다. 대의원 20%, 당원 30%, 일반국민 30%, 여론조사 20%로 후보를 선출한다고 하는데 인지도나 조직이 없는 정치신인이 자기의 인물 됨과 살아온 길, 포부, 계획과 같이 중요한 내용들을 대의원, 당원, 국민 모두에게 짧은 기간 내에, 그것도 선거법을 엄격히 지켜가면서 제대로 알린다는 것은 거의 불가능하기 때문이다. 이럴 바에는 차라리 공정하고 양심적이고 투명하게만 운영된다면 지금과 같은 하향식 공천제도를 그대로 유지하는 것이 정치 신인에게 더 유리해 보인다. 즉 하향식 공천제도 자체가 잘못된 것이 아니라 그 운영에 있어서 공천심사 위원들의 사심과 탐욕으로 인하여 심각한 공천 후유증과 잡음이 발생하였기 때문이다.

제 18대 국회의원 한나라당 비례대표 신청자의 한 사람으로써 3년 전

내가 직접 경험 하였던 공천과정을 살펴보겠다. 한마디로 요약한다면 비례대표 공천과정 자체가 아예 처음부터 없었다는 의심이 들 정도로 어이없는 과정이었다. 육 백 명에 가까운(정확히 597명) 신청자들의 이력서와 자기소개서, 의정활동 계획서, 재산 내역, 등 20 여 종에 달하는 방대한 양의 서류들을 제출 한 후 6일만에 전격 언론을 통해 공천자 명단을 발표하였다. 열두 명의 공천심사 위원들이 6일도 채 안 되는 짧은 기간에 그 엄청나게 많은 자료들을 꼼꼼히 살펴보고 신청자들의 우열을 가려 공천자를 선택했다고 믿을 사람은 아무도 없을 것이다. 물론 면접도 없었다. 작은 회사의 일개 사환을 뽑을 때에도 면접을 보는 것이 상식이다. 그런데 하물며 4년 동안 국민의 혈세를 받으면서 엄청난 특혜를 누리는 국회의원을 뽑는데 면접이나 구두 발표 한번 없이 단 며칠 만에 이 많은 신청자들의 서류만을 보고(안 보고?) 공천자 명단을 선거 직전에 발표해 버리는 것은 공당으로써 직무유기였다. 결국 최종 명단 발표 전부터 떠돌던 소문이 일부 사실임이 드러난 것을 보면 당선자 명단이 미리 만들어졌었고 공천심사는 아예 하지도 않았나 하는 의구심을 떨쳐버릴 수 없었다. 결국 당선자 이십 여 명을 제외한 나머지 신청자들은 한나라당에게 속았고 본의 아니게 들러리를 선 셈이다. 게다가 신청자들로부터 특별당비 명목으로 250여 만원의 심사비까지 받았으니 한나라당은 순진한 신청자들을 상대로 공천 장사를 한 셈이다.

이런 면에서 최근 싱가포르에서 시행된 정치신인 선발과정 보도기사를 읽고 참으로 부럽다는 생각이 든다. 예비후보들을 상대로 여러 번, 오랜 시간에 걸쳐서 다단계 심층 면접을 하여 정치신인들을 선발하고 현역의원들 물갈이를 하고 있다는 것이다. 그러나 싱가포르에서 했다는 이 제도도 곰곰이 들여다 보면 지금 우리나라 정당에서 하는 하향식 공천제도와 별반 다를 바 없어 보인다. 다만 두 가지 크게 다른 점은 이 제도를 시행하는데 있어서 심사 과정이 공정하고 투명하게 진행되었다는 점과 후보자들을 평가하는데 아주 충분한 시간을 투자하였다는 것이다.

즉 면접관들과 최고결정권자들 모두 사심 없이 후보자들을 평가하여 진정으로 국가에 필요한 훌륭한 후보자들을 선출하였다는 점이 부럽다는 것이다.

결국 제도 그 자체보다 사람이 이를 어떻게 운용하는지가 중요하다는 평범한 진리가 여기에도 적용된다. 아무리 좋은 제도라도 이를 시행하는 사람의 탐욕과 사심이 들어가면 아무 소용이 없다. 공천제도 하나 바꾼다고 한나라당이 환골탈태할 것 같아 보이지도 않는다. 물론 정치인에게는 절대 불가능한 주문인줄 알지만 그럼에도 불구하고 이런 순진한 부탁을 해본다. 내년 선거에서 모쪼록 각 정당의 공천심사 위원들은 모두 사심을 깨끗이 버리고 나라의 백년대계를 위하여 진정으로 필요한 인물이 누구인지를 성심 성의껏 가려내는 획기적인 공천심사가 되기를 기대해 본다. 그래서 앞으로는 전국구를 "錢國구", 비례대표를 "非禮대표"라는 부끄러운 농담이 더 이상 회자되지 않기를 진심으로 바란다.

2011년 5월 6일

여성공천 평가와 향후 과제

우선 여성후보 숫자가 너무 적습니다. 가족, 특히 남편의 반대가 가장 큰 원인이라고 생각되며 다음 원인으로는 여성후보가 나서기 매우 어려운 분위기 때문에 준비된 분들이 적기 때문이라고 생각됩니다.

제가 아는 여자교수, 의사, 그 밖의 전문직 여성들로 열우당 당원, 그것도 아주 열심히 활동하는 당원인 분들이 몇 분 계십니다. 무엇인가 해보자고, 다른 세상을 원했던 적극적이고 개혁적인 전문직 여성들이 몇 년 전에 열우당으로 갔고 공개적으로 열심히 활동을 하였습니다. 반면에 한나라당 당원인 여성 전문직은 거의 눈에 띄지 않습니다. 열우당과 달리 역사가 길고 틀이 꽉 짜인 한나라당에서는 이러한 부류의 여성들에게 크게 신경을 쓰지 않은 결과가 아닌가 생각합니다. 그러니까 웰빙당이라는 소리를 듣게 되는 것 같습니다. 제가 제안하고자 하는 것은 이제는 한나라당이 정말로 달라진 모습으로 전문직 여성들에게 봉사와 참여의 기회를 주어야 한다는 것입니다. 정치가만을 위한, 정치가만에 의한 정치로는 국민이 공감하는 정책을 펼 수 없습니다. 국민 속으로 들어가서 진정한 국민을 위한 정책을 펼치려면 다양한 직종의 전문직 여성들과 함께 해야 합니다.

그리고 여성들이 정당에 기웃거린다고 색 안경 끼고 바라보는 왜곡된 시선들을 극복할 수 있도록 도와주어 이들이 적극적으로 정치에 참여하고 국가에 기여할 수 있도록 준비시켜야 합니다. 그래서 학생, 교사, 교수, 전문직 여성들, 주부들이 당당하게 한나라당을 위해, 그리고 궁극적으로 국가를 위해 봉사한다는 사실을 떳떳하게 말할 수 있는 분위기를 만들어주어야 합니다.

전문직 여성 들 뿐 아니라 좋은 표현은 아니지만 (세계사전에도 실린 단어이니 그대로 쓰겠습니다), 방금 이재오 원내대표께서도 언급하셨듯이 '아줌마'들에게 적극 다가가야 합니다. 현 정권은 집권 이래 매사에 강남 아줌마들과 한판 전쟁을 하겠다고 덤비는 형국입니다. 아줌마도 강남 아줌마와 비 강남 아줌마로 편을 갈라서 말입니다. 아시다시피 우리나라 어머니들의 교육열은 세계 최고입니다. 그리고 그것이 바로 지금 우리나라가 이만큼 살게 된 가장 큰 요인입니다. 이렇게 힘 있고 똑똑하고 적극적인 여성 집단은 아마도 전 세계적으로 유례가 없다고 해도 과언이 아닐 정도로 이들의 힘은 위대합니다. 이런 집단을 한나라당이 적극 활용해야 합니다.

교육문제가 해결되지 않으면 저 출산 문제, 부동산 문제 등 현재 우리가 직면한 문제 어느 하나도 해결되지 못할 것이며 이를 해결하려면 어머님들의 의견을 수렴하고 이들을 토론의 장으로 이끌어 내어야 합니다. 이분들을 당의 일꾼으로 만들어서 미래를 창출하는데 적극 참여시켜야 합니다. 남자 공무원들이 책상에 앉아서 아무리 노력해도 교육문제, 저 출산문제 해결되지 못합니다.

다음으로는 <왜 여자가 정치에 나서야 하는가?> 하는 점에 대하여 말씀드리겠습니다.

첫째, 여성은 선천적으로 타고났고 후천적으로 단련된 탁월한 multi-player입니다. 그리고 유능한 정치가는 겸손하고 사고가 우연한 multi-player 이어야합니다. 따라서 여성이 정치에 더 적합한 적성을 가지고 있다고 할 수 있습니다.

둘째, 이유는 앞서 두 분의 발표자께서 말씀하셨고 이미 세계 각국에서 증명되었듯이 여성의 도덕성이 남성에 비해 높다는 점입니다. 참여정부를 포함해서 건국 이래 모든 정권이 부패와의 전쟁을 벌인다고 매번 큰 소리 쳤지만 모두 실패하였습니다. 이제 더 이상 여자들이 조직능력이 떨어진다, 집안 일 때문에 업무에 집중하지 못한다, leadership이 모자란다, 등의 핑계를 대면서 여성들을 기피하는 일은 없어져야 합니다. 오로지 능력과 도덕성만으로 판단하여 많은 여성들에게 기회를 주어야합니다. 그래야만 이 나라가 바로 섭니다.

다음에 말씀 드릴 것은 여성후보에 대한 전략공천에 대한 의견입니다. 이에 대해 남성들에 대한 역차별이라는 논란도 있었습니다. 사실 가장 바람직한 것은 여자후보도 남자들과 공정한 경쟁을 해서 선출되는 것인데 현실은 아직 요원해 보입니다. 남자들은 오랫동안 조직을 키우며 준비하였으나 여자들은 그러지 못했습니다. 특히 음해, 인신공격, 모략 등에 대한 방어력이 여성이 남성에 비해 약하므로 더 큰 손상을 받게 됩니다. 또한 김형준교수께서 앞서 언급하셨듯이 선거기간이 너무나 짧은 것도 여성후보에게는 매우 불리합니다. 여성을 우대하는 전략공천이 필요하지만 동시에 충분한 준비가 선행되어야 할 것입니다.

끝으로 한나라당에 다음의 부탁을 드리고자 합니다.

첫째, 한나라당이 외부 모든 계층의 보통사람들의 의견을 좀 더 적극적으로 수렴하여 정책에 반영하도록 제안합니다. 여론조사도 필요하지만, 높으신 분들이 시장 상인들과 악수하는 일회성 행사수준이 아닌, 실무 차원에서 현장의 생생한 목소리를 들을 기회를 자주 마련해야한다고 생각합니다.

둘째, 공인, 특히 정치를 하시는 분들은 국민과의 약속을 끝까지 지키는 모습을 보여주셔야 합니다. 지금과 같이 국민들에게 한 약속을 무시하고 상황에 따라 수시로 번복하는 일들이 벌어지는 한, 정치인에 대한 신뢰와 존경은 영원히 사라질 것이며 결과적으로는 국민들만 불행하게 됩니다. 한 예로 정계 은퇴를 선언한 분들이 여론의 눈치를 봐가면서 슬그머니 다시 등장하고, 또한 정당도 국민의 눈치를 봐가면서 다시 이런 분들을 정계에 복귀시키려는 모습을 보여서도 안 됩니다.

여성들, 특히 젊은 여성들이 훌륭한 여성 role model에 목말라하고 있습니다. 한나라당 여성 정치인들이 약속을 지키는 훌륭한 role model의 모습을 보여주시기 바랍니다.

셋째, 국민들이 바라는 정치인의 가장 중요한 덕목은 청렴함입니다. 본인은 물론 직계가족이 뇌물수수, 부정, 부패, 비리와 연루된 정치인이 다시 정치를 하게 되는 일을 용납해서는 안 됩니다. 정치 선진국에서는 이런 사건에 연루된 사람의 정치생명은 그날로 끝납니다. 그런데 우리나라에서는 이 원칙이 지켜지지 않고 있습니다. 이제 한나라당이 앞장서서 모범을 보여야 합니다. 배경이야 어찌되었든지 간에 국민들의 압도적인 지지를 받고 있는 지금이 가장 좋은, 그리고 마지막 기회입니다. 시계바늘을 거꾸로 돌려놓는 모습을 만에 하나라도 보이면 한나라당과 이 나라의 미래는 없습니다.

마지막 부탁은 지금의 한나라당은 위험한 환각상태에 빠져있다고 국민들은 생각합니다. 물론 그럴 리는 없지만 이번 지방선거의 당선자 비율만 보고 큰 압승을 하였다고 조금이라도 좋아한다면 그것은 큰 오산입니다. 숫자를 보아야합니다. 영남지방에서 열우당 표가 DJ 정권 이후로 10%에서 15%로, 그리고 다시 20%로 계속 올라가고 있다고 합니다. 반면에 호남의 한나라당 지지율은 2~3% 수준에 머물고 있습니다. 이 숫자를 기억하셔야 합니다. "차라리 한나라당이 이번 선거에서 졌어야 했다."라고 말하는, 한나라당을 걱정하는 사람들이 왜 많은지를 기억해야합니다.

"한나라당이 승리에 취해있지만 현 정권은 눈 하나 깜짝하지 않는다." 라는 말이 이번 선거 직 후 언론에 나왔고 실제로 이 말이 사실임이 입증되고 있습니다. 더욱 우려스러운 것은 "지금 이 시점에 이와 같이 완패를 당한 것이 오히려, 역발상에 능한 열우당으로 하여금 더욱 치밀한 계획과 준비를 시키는 계기가 되어 결국 정권을 계속 유지할 것이다."라고 어느 대학생이 저에게 말했습니다. 결코 흘려버릴 말이 아닙니다. 한나라당과 국민들이 또다시 눈뜨고 당하는 일이 일어나지 않을까 걱정되어서 드리는 말씀입니다.

잘 아시겠지만 한나라당은 이번 5. 31 지방선거에서 압승한 이유, 그리고 더 중요하게는 투표율이 낮을까 걱정했던 것과는 반대로 오히려 투표율이 높아진 이유는 "현 정권에 실망한 국민들이 여당에 등을 돌렸다"라는 수동적인 이유뿐만이 아닙니다. 이는 국민들이 이 정권에 사상 유례 없이 분노한 결과 적극적으로 투표장으로 달려가서 후보가 누구인지도 모르고 무조건 2번을 내리 찍은 결과입니다. 한나라당은 이 사실을 잠시도 잊어서는 안 됩니다.

이제 우리나라는 "고요한 아침의 나라"가 아닙니다. 앞의 발표자께서 지적하셨듯이 역동적인 "Dynamic Korea"가 더 맞습니다. 온 국민이 월드컵 응원하러 길거리로 달려 나가는, 과거 어느 때보다 더 적극적이고, 엄청난 양의 정보로 무장한, 그리고 이해득실에 예민하고, 의사표현이 분명한 국민들이 현 정권을 즉결심판 하러 투표장으로 달려 나갔던 것입니다. 이제 우리나라에서는 세계 최고의 IT 강국답게 모든 정치인의, 일거수 일투족이 광속의 속도로 국민들에게 알려지고 있습니다. 국민 한 사람 한 사람이 눈과 귀를 활짝 열어놓고 모든 정보를 흡수하고 퍼뜨리고 있습니다. 과거와 같이 어물쩡, 국민을 하찮게 생각하다가는 한 순간에 모든 것을 잃게 됩니다. 이런 말씀을 드리는 것이 외부위원으로 한나라당 공천심사에 참여하였던 저의 임무의 일부라는 생각에 감히 여러 말씀 드렸습니다.

5.31 지방선거 한나라당 토론회 발표문 2006년 6월 27일

한국여자의사회 '미혼모 돕기' 자선음악회를 마치고

음악회를 개최하기로 결정한 이후 지난 6개월 동안 하는 일 없이 머리 속으로 만 끊임없이 걱정했던 음악회가 드디어 '大過없이' 끝났다. 나는 '대과없이'라는 말을 싫어한다. 퇴임식장에서 의례 나오는 이 단어를 들으면 어떤 사람이 중책을 맡아서 확실한 성과를 남겨야 하는 것이 당연함에도 불구하고 큰 잘못만 저지르지 않고 그저 그렇게 중책을 마치는 것을 직무유기의 한 형태라고까지 생각하였기 때문이다. 그러나 이번 음악회를 마친 후 내 심경을 가장 적절하게 표현한 말이 바로 "대과없이 무사히 끝나게 됨을 감사 한다." 이다. 그만큼 연주에 대한 부담감, 그리고 과연 얼마나 많은 분들이 호응을 해줄까 하는 우려가 너무나 컸다는 것이 나의 솔직한 심정이었다. 그러나 결과는 예상보다 큰 성공이라고들 위로를 해주신다. 그러나 한편으로는 큰 아쉬움도 남는다. 좀 더 잘 할 수 있었는데, 연습을 좀 더 일찍 시작했어야 했는데, 좀 더 자주 모여서 맞추어볼걸, 베토벤을 너무 쉽게 생각한 오만함, 표를 좀 더 많이 팔았어야 하는 건데, 홍보를 더 열심히 했어야 하는 건데 등등, 이런 후회들 때문에 음악회를 끝낸 직 후 무척 속상해 하였다. 그러나 바로 그 이유 때문에 다음 번에는 미비했던 부분들을 보완하여 좀 더 훌륭한 자선음악회를 꼭 다시 해야겠다는 다짐을 혼자 해본다. 그리고 이러한 부족함에도 불구하고 여러 분들로부터 많은 격려를 받았음을 생각하면 이번 음악회를 개최하기를 참 잘했다는 생각이 들고 고마움으로 마음이 새삼 따뜻해진다.

이번 음악회는 과거 송년회나 기념일에서 식사 전 후로 어수선한 분위기에서 가끔 열렸던 연주회와는 전혀 다른, 비록 아마츄어 연주자들이지만 그래도 엄숙한 분위기의 음악당에서 열리는 정식 연주회였기에 매우 긴장되었다. 특히 필자의 경우 연습 부족과 실력

부족으로 예상했던 대로 많은 실수를 범하였다. 역시 기적은 없었다. 그러나 다른 출연자들은 실수 없이 연주를 훌륭하게 마쳤기에 그나마 다행이었다.

처음 음악회를 기획할 때 아마츄어 연주자들의 미완성 음악만 들려드리는 것은 어려운 걸음을 해주신 참석자들에게 실례가 될 것이라는 판단 하에 연주회 끝에 잠시라도 프로의 훌륭한 음악을 들려드리는 것이 도리라고 생각되었다. 따라서 현재 국내 사물놀이 국악계의 최고 실력자 그룹인 김주홍과 노름마치, 그리고 국내 최고 기타 연주자인 김광석씨를 초빙하여 현대판 사물놀이의 정수를 들려드린 것을 기쁘게 생각한다. 그리고 이를 계기로 우리나라 국악의 최근 발전상을 좀 더 널리 알리는 계기가 되었기를 바란다.

이번 음악회를 준비하며 많은 실력파 의사들이 참여의사를 밝혔으나 제한된 시간으로 인하여 모두 출연하지 못하게 된 점 미안하게 생각되나 의사 겸 아마츄어 음악인들의 인재 풀을 확인할 수 있었던 점은 큰 소득이었다. 무엇보다도 이번 음악회를 위하여 흔쾌히 연주 봉사를 해주신 출연자들에게 깊은 감사의 뜻을 전한다. 바쁜 환자 진료로 일상생활도 버거운 현실 속에서 금쪽같은 시간을 쪼개가면서 어렵게 모여 연습하면서 몸은 힘들지만 말로 표현하기 어려운 뿌듯함이 가슴 속에서 차오르는 것을 우리 모두 경험하였고 이러한 감동을 당일 참석하신 분들과 함께 나눌 수 있었던 것은 우리 모두에게 큰 기쁨이자 보람이었다.

음악회 당일 춥고 음산한 날씨와 서울 강남의 심한 교통체증에도 불구하고 300명 가까이 참석하여 주셔서 성원하여 주셨고 티켓 판매 뿐 아니라 후원금까지 보내 주신 분들, 축하 화환을 보내주신 의료단체장들, 협찬해주신 제약회사들과 병원에게 진심으로 감사드린다. 모쪼록 이번 자선음악회 수익금이 한국여자의사회가 과거 수 년 동안 지속적으로 후원하고 있는 미혼모들에게 조금이나마 도움이 되기를 진심으로 기원하며 다음을 기약해 본다.

여의회보 2008년 12월 1일

가을바다와 함께하는 제 1회 Heart Chamber Orchestra(R) 자선음악회를 마치고

지난 9월 23일 토요일, 태풍이 큰 피해 없이 지나간 후의 화창한 가을하늘과 푸른바다를 배경으로 아름다운 장승포항이 내려다보이는 언덕 꼭대기에 위치한 (사회복지법인 장애인 시설) 거제도 애광원 체육관에서 '소외된 이웃들을 돕기 위하여 여의사들이 마련한 제 1회 Heart Chamber Orchestra(R) 자선음악회'가 열렸다. 음악회에는 약 250여명의 애광원 장애우 및 직원, 봉사자들, 그리고 지역 의사들이 참석하였다. 이번 음악회는 대한기독여자의사회 봉사사업 중 중요한 일환인 탈북청소년 지원을 돕기 위한 자선음악회로써 한국여자의사회, 대한기독여자의사회, 울산의대 서울아산병원 여자교수회, 경상남도 의사회, 경상남도 여자의사회, 천안시 여자의사회, 거제도 백병원, 통영시와 거제시 의사회, 경기여자 고등학교 제 55회 동창회, 그리고 그 밖의 많은 분들이 후원금을 보내주셨다.

연주는 여의사들 뿐 아니라 음대교수를 포함한 프로 연주자들의 봉사로 이루어졌으며 이 중 특히 평양오케스트라 수석 피아니스트이셨던 김철웅 교수의 '가을의 속삭임'과 북한 작곡가에 의한 '아리랑 변주곡' 독주는 청중들로 하여금 눈물이 핑 돌고 가슴이 찌릿해지는 큰 감동을 주어 일상생활과 격무로 인하여 가슴이 메말라 있던 많은 참석자들에게 긴 여운을 남겨주었다. 그리고 프로그램의 마지막 휘날레를 장식한 애광원 장애우들로 이루어진 그룹 해피니스트의 신명나는 사물놀이 연주는 또 다른 감동을 안겨주었다. 이들은 원래 심각한 정신지체 장애를 가졌던 아이들로써 치료의 일환으로 시작한 사물놀이 덕분에 현재 큰 호전을 보이고 있다고 한다. 이들은 특히 헌신적인 지도교사의 피나는 노력과 그들 특유의 집중력으로 현재 거의 프로 수준의 경지에 까지 오른 듯

해보였다. 그밖에 피아노, 바이올린, 첼로, 비올라, 클라리넷 등으로 이루어진 실내악 연주, 성악, 그리고 대금, 해금, 피리를 포함한 우리나라 전통 악기와 사물놀이 등 서양음악과 동양음악 모두를 아우르는 다양한 장르의 연주로 인하여 한 시간 반이 짧게 느껴질 정도로 지루하지 않고 가슴이 뭉클해지는, 앞으로도 오랫동안 기억에 남을 아주 특별한 연주회였다.

이 자리를 빌어서 훌륭한 음악회 장소와 참석자 전원에게 저녁식사, 그리고 서울에서 오신 분들과 연주자들에게 숙박을 제공하여 주셨고 주말임에도 불구하고 출근하여 음악회 진행을 완벽하게 맡아 해주신 거제도 애광원 직원들, 협찬을 하여주신 아이파크몰 최동주 사장님과 주식회사 고베르 윤충섭 사장님, 통영시에서 정신과를 개원하고 계신 전 울산의대 교수 박인호 선생님, 그리고 후원금을 보내주신 많은 개인 후원자들 한 분 한 분에게 깊은 감사를 드린다. 또한 멀리 거제도까지 오셔서 연주 봉사를 해주신 프로 연주자들과 울산의대 서울아산병원 고현정교수와 을지의대 한혜원교수에게도 감사를 드린다.

자선음악회를 무사히 끝내고 곰곰히 뒤돌아 생각해보니 이번 음악회는 다음에 열거한 여러 가지 측면에서 기존의 다른 자선음악회와 구별되는 특별한 의미와 가슴 뿌듯한 보람을 느낄 수 있었다. 첫째, 심한 장애로 인하여 연주는 고사하고 일상생활도 불편한 장애우들의 사물놀이 연주, 그것도 수준급 연주를 들을 수 있었다는 점, 둘째, 행사 주최는 서울에서 하였으나 연주회를 국토 거의 최남단에 위치한 거제도에서 열게 되어 지역 의사회에 신선한 자극이 되었다는 점, 셋째, 외부 후원에 많은 의존을 하는 장애인 시설에서 훌륭한 연주장소를 제공하였다는 점, 넷째, 아마츄어 연주자와 프로 연주자들이 합동으로 봉사하면서 연주하였다는 점, 그리고 끝으로 서양음악과 동양음악이 조화롭게 어우러진 무대였다는 점에서 이번 자선 음악회만 의 특별한 의미를 찾을 수 있었다.

앞으로도 이번과 같이 큰 감동을 선사하면서 동시에 의사들에게 우리 주위의 소외 계층에 대하여 좀 더 많은 관심을 기울이고 따라서 이들을 도울 수 있는 기회를 제공할 수 있도록 매년 음악회를 개최할 예정이다. 한편 후원금은 10월 10일 한국여자의사회 월례회에서 자선음악회의 입출금 정산 보고와 함께 송성희 대한기독여자의사회 회장님에게 전달될 예정이다.

다시금 도와주신 많은 분들에게 진심으로 감사를 드리고 무사히 성공적으로 행사를 마칠 수 있게 된 것을 하나님께 감사드린다.

여의회보 2006년 10월 1일

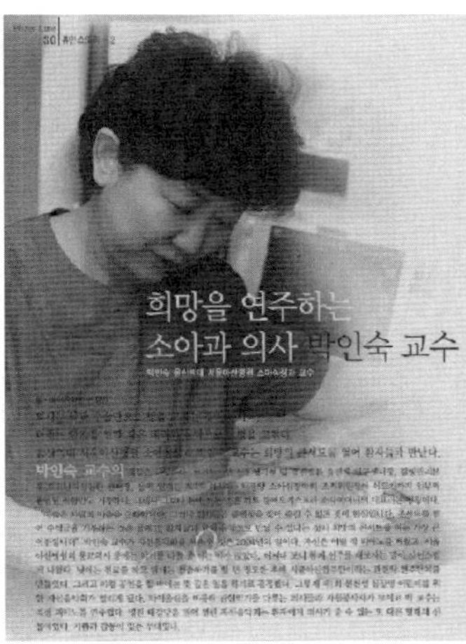

희망을 연주하는 소아과 의사 박인숙 교수

화이자라인 2008년 5월 7일

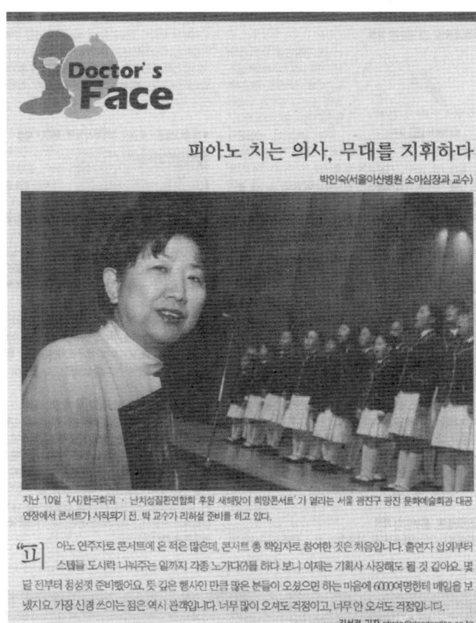

Doctor's Face

피아노 치는 의사, 무대를 지휘하다

박인숙(서울아산병원 소아심장과 교수)

지난 10일 '(사)한국희귀 · 난치성질환연합회 후원 새해맞이 희망콘서트'가 열리는 서울 광진구 광진 문화예술회관 대공연장에서 콘서트가 시작되기 전, 박 교수가 리허설 준비를 하고 있다.

"피아노 연주자로 콘서트에 온 적은 많은데, 콘서트 총 책임자로 참여한 것은 처음입니다. 출연자 섭외부터 스텝들 도시락 나눠주는 일까지 각종 노가다(?)를 하다 보니 이제는 기획사 사장해도 될 것 같아요. 몇 달 전부터 정성껏 준비했어요. 뜻 깊은 행사인 만큼 많은 분들이 오셨으면 하는 마음에 6000여명한테 메일을 보냈지요. 가장 신경 쓰이는 점은 역시 관객입니다. 너무 많이 오셔도 걱정이고, 너무 안 오셔도 걱정입니다.

김선경 기자 photo@docdocdoc.co.kr

청년의사 2008년 1월 14일

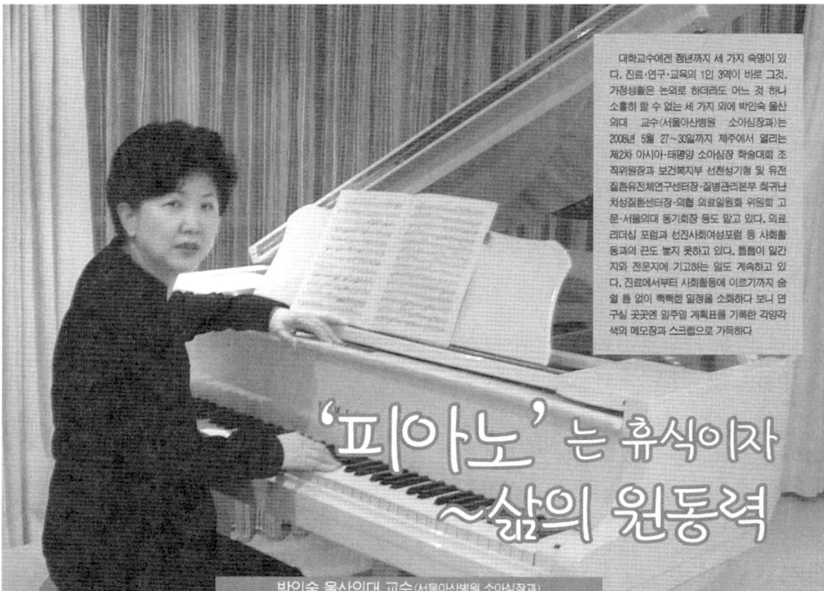

대학교수에겐 정년까지 세 가지 숙명이 있다. 진료·연구·교육의 1인 3역이 바로 그것. 가정생활은 논외로 하더라도 어느 것 하나 소홀히 할 수 없는 세 가지 외에 박인숙 울산의대 교수(서울아산병원 소아심장과)는 2008년 5월 27~30일까지 제주에서 열리는 제2차 아시아·태평양 소아심장 학술대회 조직위원장과 보건복지부 선천성기형 및 유전질환유전체연구센터장·질병관리본부 희귀난치성질환센터장·의협 의료일원화 위원회 고문·서울의대 동기회장 등도 맡고 있다. 의료리더십 포럼과 선진사회여성포럼 등 사회활동과의 끈도 놓지 못하고 있다. 틈틈이 일간지와 전문지에 기고하는 일도 계속하고 있다. 진료에서부터 사회활동에 이르기까지 숨쉴 틈 없이 빡빡한 일정을 소화하다 보니 연구실 곳곳엔 일주일 계획표를 기록한 각양각색의 메모장과 스크랩으로 가득하다

'피아노'는 휴식이자 ~삶의 원동력

의사 백인 백색

박인숙 울산의대 교수(서울아산병원 소아심장과)

"환자도 봐야 하고, 자문역할도 해야 하고…. 할 일은 많은데, 바쁘게 살다보니 방안이 좀 어지럽죠."

바쁜 일상에서 잠시 벗어나 기자와 자리를 마주한 순간에도 박인숙 교수는 여전히 불합리한 의료정책과 보험정책 얘기부터 꺼내놨다.

"소아심장과는 물론이고, 중환자실이나 응급실 수가가 낮다보니 병원은 적자경영을 할 수밖에 없어요. 외과계열도 마찬가지예요. 과를 운영하면 할수록 손해만 늘어나니까 병원은 투자를 안하려 하고, 투자를 안하니까 인력이 부족하고, 업무는 과중하게 됩니다. 업무량은 많은데 적자 본다고 눈치보는 과를 누가 지원하겠어요. 기피과 문제해결을 위해 정부가 나서지 않으면 정말 심각한 상황이 올 수 있습니다."

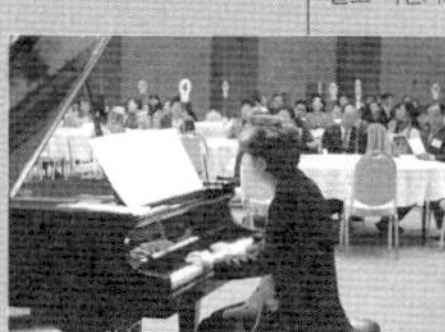

▲ 박인숙 교수 피아노 연주 사진

박 교수는 1961년 경기여고 콩쿨 피아노부문에서 1등을 했다.

"어렸을 적부터 피아노를 시작했는데 한 때는 음대 진학을 고민한 적도 있었어요. 하지만 콩쿨에서 1등을 하면서 너무나 연주가 어렵다는 생각에 피아노를 접었습니다."

박 교수는 피아노를 접고 의학으로 눈을 돌리는 대신에 피아노를 통한 봉사활동으로 방향을 틀었다. 선출직 첫 여성 학장이라는 이정표를 세운 울산의대 학장시절(2004~2006년)에는 아예 피아노를 학장실에 옮겨놓고 퇴근 후에 연습에 매달릴 정도로 실력을 가다듬으려 애썼다. 박 교수는 갈고 닦은 피아노 연주 실력으로 서울아산병원에서 폰탄(Fontan) 수술을 받은 선천성심장병 어린이와 부모들의 모임인 '단심회'를 비롯 국내 병·의원에서 소아기형 치료를 맡고 있는 전문가들의 모임인 '대한선천성기형포럼', 기독여자의사회 및 거제도 정신지체아들을 위한 애광원 등을 돕기 위한 자선음악회 활동을 꾸준히 벌이고 있다. 내년 1월에는 한국희귀·난치성질환연합회 환우와 선천성 심장병 환자들을 위한 콘서트에 이어 2월에는 아산병원 교수들로 구성된 아산오케스트라의 4회 정기연주회도 앞두고 있다. 북한어린이를 돕기 위한 '하나를 위한 음악재단'과도 조만간 연주일정을 잡을 계획이다.

"전국의 의사 회원들이 자선단체나 사회운동단체에 한 달에 1만원이라도 지속적으로 후원하는 운동을 벌였으면 합니다. 이러한 노력이 하나 둘 확산되면 의사에 대한 부정적인 시각도 언젠가는 바뀌리라고 확신합니다."

"의학과 더불어 음악을 통해 봉사할 수 있도록 능력을 주신 데 대해 늘 감사하며 산다"는 박 교수는 "정년퇴임에 앞서 세 딸들과 한 무대에 서서 연주하는 것과 병원에서 선천성 심장병 아이들을 위해 밤낮없이 고생하는 동료 의사들과 화음을 맞춰보는 것이 작은 소망"이라고 했다.

송성철기자 songster@kma.org

의협신문 2007년 12월 20일

독후감, 영화 평

천국의 열쇠 (The Keys of the Kingdom)

A. J. 크로닌 지음, 김정환 옮김, 도서출판 육문사

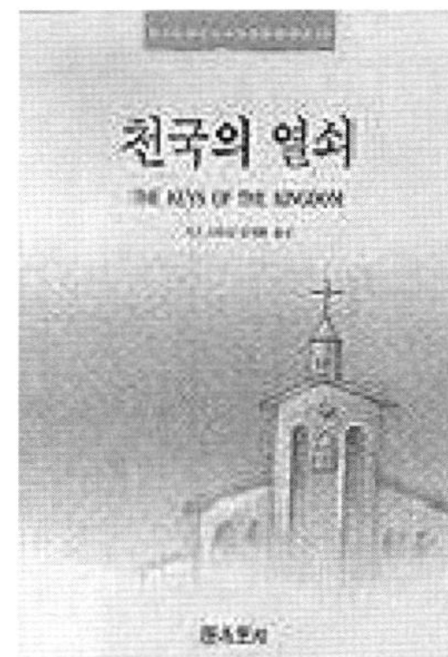

천주교 신부님에 관한 소설책이다. 이 책은 과거 일부 고등학교에서 필독도서였다고 하여 여러 사람들이 이미 알고있으나 본인의 고등학교시절에는 그러한 독서제도가 없어서 몰랐다가 최근에야 이 책을 접하게되어 매우 감명 깊게 읽었고 역시 많은 사람들이 읽으면 좋을 것 같아서 추천한다.

소설은 허구인 것 같은 생각이 드나 이 책은 소설임에도 불구하고 실화 같으면서 무척 흥미진진하면서 동시에 무척 유익한 이야기이다. 약 100년 전의 영국과 중국 시골 이야기, 종교의 허위와 진실, 신부님과 수녀님들의 선교이야기, 그 시절 유행했던 무서운 전염병 페스트에 관한 이야기 등은 이 책이 마음의 수양 뿐 만 아니라 문화 역사적인 면, 의학의 발전 사에 관한 상식도 아울러 넓혀주는 재미있고도 유익한 책이다. 과거 고등학교시절 숙제로 읽었던 분들도 나이가 든 지금 다시 이 책을 읽어보시면 아마도 전에 억지로 읽었던 때와 달리 큰 감동을 받을 것을 의심치 않는다.

러시아에서 그분과 함께 (With GOD in Russia)

W.J. 취제크 지음, 최진영 옮김, 바오로 딸

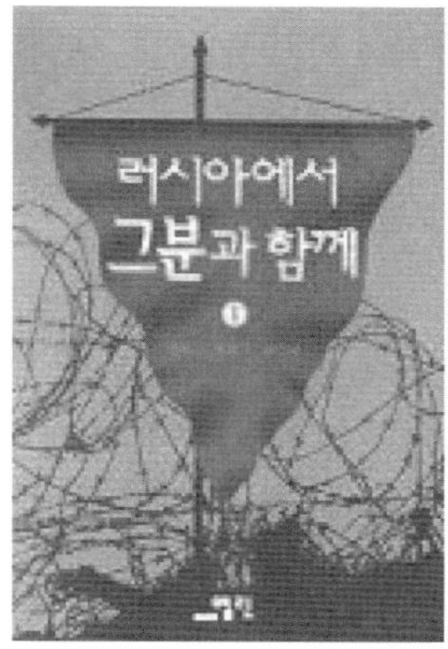

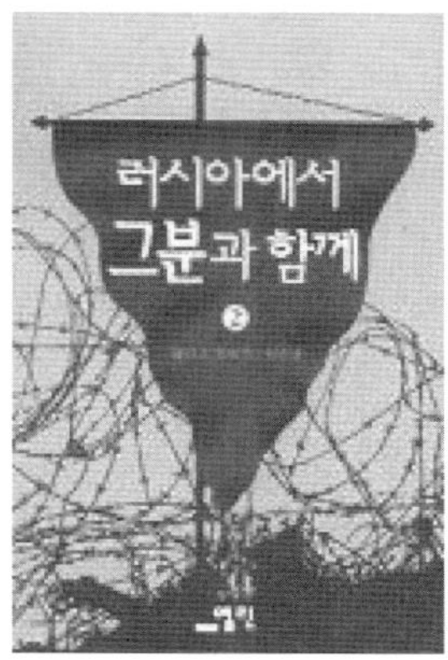

나는 천주교신자는 아니지만 종교를 초월해서 어려움이 있는 사람들, 즉 남녀노소를 불문하고 모든 사람들이 이 책을 읽을 것을 적극 추천한다. 미국 출신 신부님이 시베리아 수용소에서 믿기 어려울 정도로 심한 신체적, 정신적 역경을 초인적인 정신력과 신앙심으로 극복하고 살아 돌아와서 쓴 수기이다. 큰일을 도모하는 사람들은 물론이고 보통사람들도 일생생활에서 부딪치는 크고 작은 여러 가지 어려움 들을 극복하는 데에 필요한 정신적, 육체적 인내심을 키우는 데에 큰 도움을 줄 것으로 믿는다.

덧붙여 쓰자면 우리병원 식당에서 상습적으로 잔반을 많이 남기는 직원들에게 병원에서 약간의 투자를 해서 이 책을 한 권 씩 나누어주어 읽게 한다면 잔 반 문제를 저절로 해결할 수 있지 않을까 제안해 본다.

엘리펀트맨 (Elephant man)

크리스틴 스파크스 지음, 성귀수 옮김, 작가정신

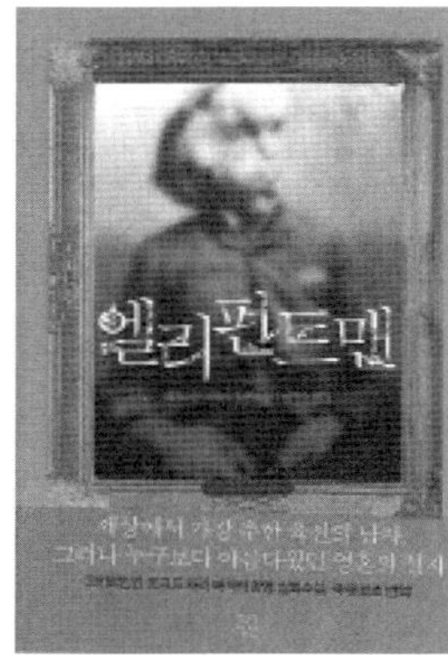

내용은 대충 알고 있었으나 최근 새로 번역되어 나온 이 책을 읽으니 새삼스러운 감동으로 일요일 아침에 한번 든 책을 하루 종일 놓지 못하고 다른 일들을 미룬 채 단숨에 읽었다. 진한 감동도 감동이지만 소설형식의 실화를 극작가가 쓴 덕분에 긴박함과 생생함이 마치 지금 눈앞에서 공연되고 있는 영화나 연극을 보는 느낌이 들 정도이다. 무엇보다도 심장기형이 전문이고 동시에 대한 선천성 기형포럼을 만들었고 희귀난치성질환 센터장이자 선천성 기형 유전체 연구센터를 맡고 있고 장애인 관련 여러 단체에 관여하고 있는 본인의 업무와도 매우 밀접한 관련이 있는 주제여서 내용이 모두 구구절절 가슴에 와 닿는 것 같다.

트리브스 교수의 고통과 갈등을 같이 느끼면서 읽는 도중 끊임없이 나의 양심을 들여다보게 하였던 또 다른 이유는 나 자신이 의대 교수로써 환자는 치료해 주어야 할 대상인 동시에 연구의 대상으로도 볼 수 있기 때문이다. 이러한 이유로 어려운 선택을 해야만 하는 상황은 연구를 해본 의사라면 아마도 누구나 한번쯤은 경험하였을 것이다.

아무튼 100년도 더 전의 영국의 의료계와 사회를 엿봄으로써 현대 의학의 뿌리를 이해하는 데에도 도움이 될 것이다. 의사와 의대생을 비롯한 의료인들은 물론 일반인들도 꼭 읽어보도록 강력 추천한다.

신경과 의사 김종성, 영화를 보다

김종성 지음, 출판서 동녘

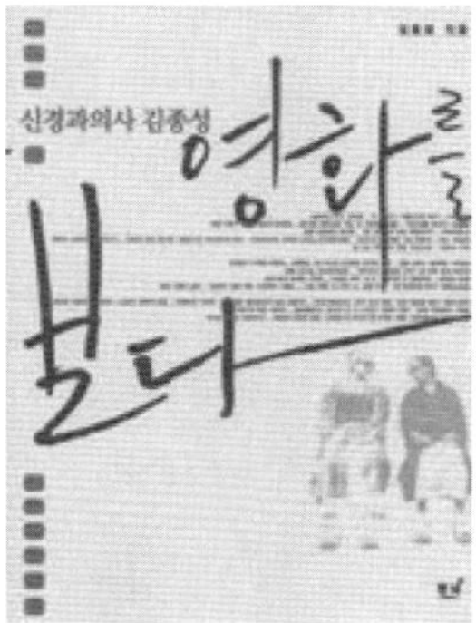

오랜 만에 아주 재미있는 책 한권을 단숨에 읽었고 다른 사람들도 꼭 읽어야 한다고 믿기에 이에 소개하려고 한다. 나는 영화를 무척 좋아하지만(영화를 좋아하지 않는 사람도 있을까?) 안타깝게도 보고 싶은 영화를 거의 보지 못하고 세월을 흘려보내고 산다. 그 이유는 무엇보다도 게으른 탓도 있지만 또 다른 이유는 므섭거나 끔찍한 장면 (요즘 영화에서는 이런 장면이 한 두 개씩은 꼭 나온다)들을 보고 나면 며칠간은 잠들기가 어렵고 (다른 일에서는 기억력이 몇 분을 지속하지 못함에도 불구하고) 이런 기억은 이 책에서도 지적 했듯이, 뇌의 깊숙한 곳에 자리 잡고 좀처럼 지워지지 않아서 일상생활에서 조차도 불편함을 느끼기 때문이다. 이런 이유로 나는 가끔 보는 영화도 조심스럽게 골라서 본다. 보더라도 무섭거나 잔인한 장면, 아슬아슬한 장면이 나오면 아예 눈을 감아버리기 대문에 영화를 보더라도 제대로 보았다고 하기 어려운 경우가 많다.

이 책에서는 뇌에 관한 상세하고도 친절한 설명은, 공부할 의도가 별로 없고 바쁜 독자들은 (저자에게는 미안한 말이지만), 대충 건너뛸 수 있도록 따로 정리되어있다. 그리고 전에 보았던 영화들은 다시 보는듯한 즐거움이 있고, 보고 싶었으나 보지 못해서 내용이 무척 궁금했던 영화들은 줄거리를 상세히 소개해 주어서 고맙게 생각하면서 읽었다. 그리고 각 영화의 중요한 사진을 한 두 개씩 넣어주어서 감질나기는 하지만 그래도 가뭄에 단비 만나듯 갈증을 풀어주기도 한다. 흘러간 명배우들의 명장면들을 다시 보는 즐거움 또한 쏠쏠하다. 외국 영화 뿐 아니라 국내영화들도 많이 소개한 것도 무척 마음에 든다. 나의 전공 분야와 다른 신경과학에 대한 상식을 향상시킨 것도 덤으로 얻은 수확이다. 영화 평론가가 아닌 의사가 쓴 영화이야기책이 이렇게 재미있을 수 있다는 것을 보여준 것은 의사의 자랑이라고 생각되며, 어차피 책의 반 이상이 외국영화에 관한 이야기이므로 영어로 번역하여 해외에서도 출판되기를 기대한다.

나를 포함해서 이 책을 읽은 사람 모두가 DVD 가게로 달려가서 이 책에 등장하는 영화들을 모조리 사서 볼 것이 우려(?)된다. 저자가 전에 쓴 책들('뇌에 관해 풀리지 않는 의문들', '춤추는 뇌' 등)에서와 마찬가지로 해박한 지식, 놀라운 기억력, 충실한 참고자료, 본인의 연구업적, 독자들이 시종일관 미소를 머금고 편안하게 읽을 수 있는 탁월한 글 솜씨, 그리고 무엇보다도 놀라운 감성지수와 섬세한 관찰력에 절로 감탄하게 된다. 이 책도 이전 책들과 같이 non-fiction 부문에서 또다시 베스트 셀러 대열에 오를 것같은 예감이 든다. 의학에 입문하는 의대생들, 그리고 신경학 분야에 관심을 가진 사람들은 (위에 소개한 두 권과 함께) 무조건 읽어볼 것을 권한다. 또한 일상 업무로 머리가 뜨겁게 달구어지는 느낌이 들 때 이 책의 영화 속으로 빠져들어 볼 것을 권한다.

서울아산병원 소식지 2006년 7월

초파리 (Fly: an experimental life)

Martin Brooks 지음, 이충호 옮김, 이마고

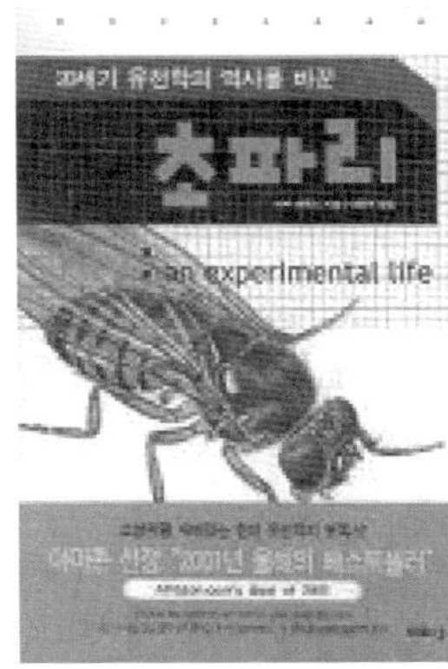

'파리대왕' 이후로 파리가 책 제목으로 등장하여 히트를 친 또 하나의 훌륭한 책이다. 최근 IT, BT, NT 등의 단어들이 유행이나 BT에 관심을 가진 사람은 이 책만큼은 반드시 읽어야한다고 생각한다. 이 책을 읽은 후 그렇게 하찮게 생각하였던, 아니 아무런 생각도 없었던 파리가 생명공학 발전에 그렇게 많은 기여를 한 것을 생생하게 알 수 있었고 따라서 파리에게 노벨상을 주고 위령탑이라고 세워야할 것 같다는 생각조차 든다. 이 책을 읽은 후에는 공연히 파리를 보면 반가운 생각도 들고 눈 색깔, 다리 움직임 하나라도 눈 여겨 보게된 것은 이 책의 부작용이라고도 할 수 있겠으나 사실 과학 발전에는 실험실 안에서 이루어지는 연구업적 못지 않게 일반인들에게도 생명과학을 쉽게 이해시킬 수 있는 이런 책들도 아주 중요하다는 평범한 사실을 이 책을 통해서 잘 알 수 있다.

이브의 일곱 딸들 (The Seven Daughters of Eve)

Bryan Sykes 지음, 전성수 옮김, 도서출판 따님

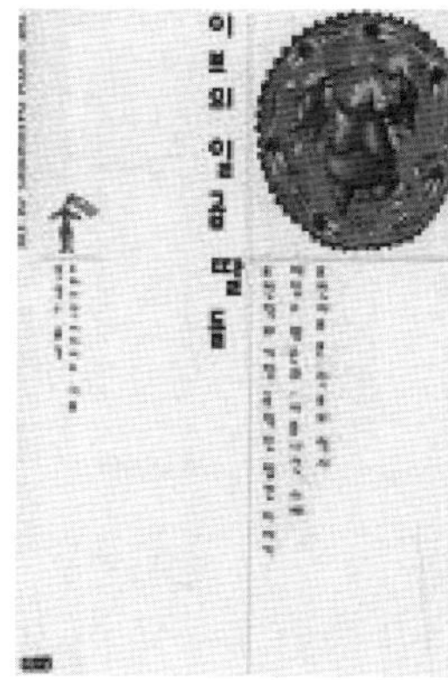

인류가 결국 일곱 여자들의 자손이라는 단순화된 그러나 매우 중요한 과학적 증거들에 입각해서 쓴 유전관련 책이다. Mitochondrial DNA 연구를 통해서 이 지구가 생긴 이래 인류가 어떻게 이동하면서 진화하여 왔는가, 어느 민족은 누구의 자손이며 이러한 사실들을 어떠한 과정들을 통해서 그 실마리를 풀어가면서 연구하고 있는 가에 대한 설명이 쉽고 재미있게 되어있다. 인류유전학(매우 재미없는 학문 같지만 이 책을 읽고 나면 생각이 달라질 것이다)에 관심 있는 사람들, 인류의 진화를 알고싶은 사람들, 여성 운동에 조금이라도 관심이 있는 사람들이 반드시 읽어야할 책이다. 그리고 인류역사의 대부분에서 남성 우월주의가 지배적인 사고방식이었으나 이 책을 읽고 나면 이런 개념에 다소 변화가 오지 않을까 은근히 기대해본다.

이기적유전자 (The Selfish Gene)

Richard Dawkins 지음, 홍영남 옮김, 을유문화사

게놈 (Genome)

Matt Ridley 지음, 하영미 · 전성수 · 이동희 옮김, 김영사

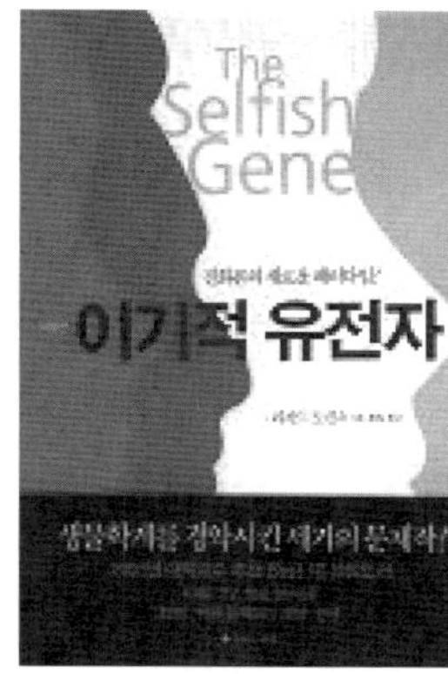

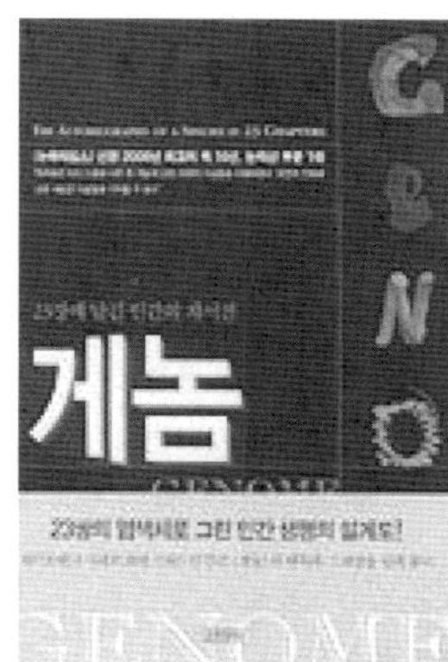

위의 두 책은 유전학에 관한 책의 고전이라고 할 수 있으며 설명이 필요없을 정도로 인기 있는 BT 전공학생들의 필독도서이다. 23쌍의 인간 염색체에 들어있는 유전자들에 관한 이야기들로 이루어진 책으로 어려운 유전학에 대하여 일반인들도 쉽게 접할 수 있고 흥미를 유발할 수 있도록 쓴 책으로 유전학에 관심을 가지 모든 사람들, 의대학생, 생명공학을 공부하려는 모든 사람들이 반드시 한번은 읽어야하는 책이다. 인간이란 잠시 왔다가는 존재이나 유전자는 영원하다는 객관적인 사실을 극명하게 보여주고 있다. 또한 유전자는 그 자체를 영구보존하기 위하여 우리의 신체를 이용한다는 점에서 '이기적인 유전자'라는 개념이 나왔다면 성경에서 사람의 육신은 일시적으로 영혼을 담아두는 그릇에 불과하다는 개념과 일맥상통한다고도 감히 말할 수 있지 않을까 혼자 생각해 본다.

재미있는 것은 위의 유전관련 책 네 권의 공통점이 모두 영국 옥스퍼드 대학의 교수 또는 옥스퍼드 대학 출신 과학자들에 의해 집필되었다는 사실이다. 미국이 모든 실용과학분야에서 세계적으로 선두를 달리고 있으나 역시 기초과학이나 현실적인 이야기는 유럽, 특히 영국 옥스퍼드가 선두주자가 아닌가 생각된다.

생일 (사랑이 내게 온 날 나는 다시 태어났습니다.)

장영희 지음, 김점선 그림, 비채

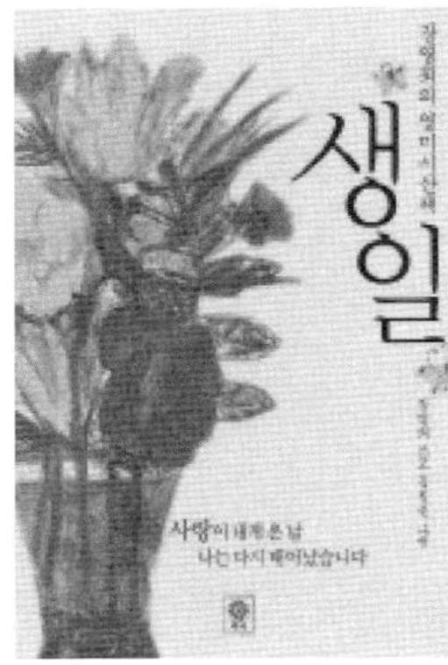

너무나 고맙게도 장영희 교수님이 최근에 발간한 새 책을 아주 예쁜 스티커를 붙이고 친필로 편지까지 써서 보내주셨다. 이 귀한 책을 혼자만 읽기 아깝고 더욱 많은 사람들이 읽고 나와 같은 가슴 뿌듯한 경험을 하기를 바라면서 이 시집을 추천한다. 조선일보에 연재되었던 것을 많은 사람들이 기다렸는데 이제 드디어 아름다운 그림을 첨부하여 더욱 아름다운 책으로 묶어서 나오게 되었다.

영시를 처음 읽으면 단어 하나하나를 알아도 시의 해석은 매우 어렵다. 어렴풋이 시의 의미를 느낄 정도이다. 그런데 장영희 교수가 한글로 번역한 '한글 시'가 또 다른 기가 막히게 잘 쓴 창작시로써 원래의 영시보다 더욱 더 아름답게 느껴지고 가슴에 와 닿는다. 그리고 이에 따른 해석부분을 읽으면 더욱 그 내용이 충만하게 이해가 되어 다시 읽게 된다. 즉 내가 추천하는 이 책을 읽는 방법은 먼저 영시를 읽고 → 다음 한글 번역을 읽고 → 해설부분을 읽고 → 다시 한글 시를 읽고 → 다시 영시를 읽고 → 이렇게 왔다 갔다를 되풀이 하다 보면 놀랍게도 시의 깊은 의미가 머리에서 안개가 갇히듯이 차츰 또렷해지고 그 다음에는 가슴이 뭉클해지고 얼굴에 미소가 떠오르게 되며 정말로 시들을 좋아하게 된다.

콜롬비아의 딸 잉그리트 베탄쿠르 (La Rage au coeur)

Ingrid Betancourt 지음, 이은진 옮김, 뿌리와 이파리

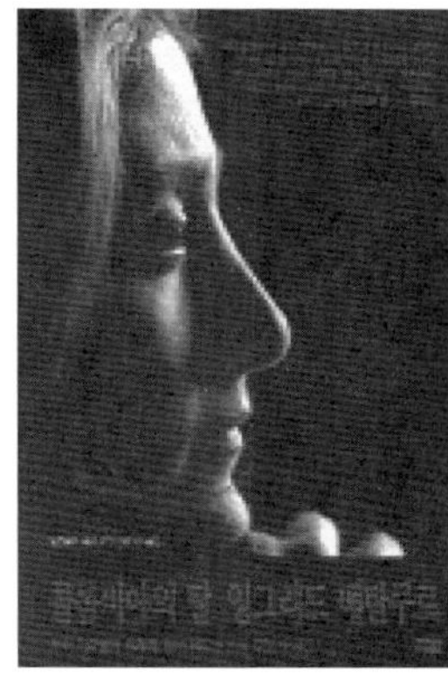

웬 먼 나라 콜롬비아 이야기냐고 고개를 갸우뚱할 사람들이 많을 것이다. 그러나 이 책은 내가 최근 읽은 책들 중에서 가장 감동 받은 책이며 더욱 중요한 것은 이 이야기가 현재 진행형인 실화라는 사실이다. 개인적으로 콜롬비아라는 나라는 본인이 미국에서의 어려웠던 소아과 전공의 시절에 나에게 친절하게 대해주었던 교수들 중의 한사람이었던 Baylor 의과대학의 소아신경과 교수 Dr. Fabio Fernandez를 통해서 어렴풋이 알고 있었다. 즉 자연환경이 매우 아름답고 꽃과 자원이 많은 나라이지만 불행히도 마약과 연관된 (최고위층 포함) 부정부패로 인하여 판사, 검사가 백주 대낮에 살해당하고 축구경기에서 자살골을 넣었다는 이유만으로 운동선수가 공항에서 총탄 세례를 받는 매우 어려운 나라로만 알고 있었다. 그러나 이 책을 읽으면서 대다수 말없고 힘없는 그러나 애국심 강하고 선량한 콜롬비아 국민들에 관한 안타까운 이야기들을 통하여 그 내면을 좀더 구체적으로 들여다 볼 수 있어서 매우 가슴아프게 생각된다.

애국심이 무엇인지, 그리고 한 인간으로써, 더군다나 여자로써, 나아가서 아내이자 두 어린아이들의 엄마로써 진정한 용기가 무엇인지를 가슴 뭉클하게 보여주는 책이다. 책을 읽는 도중 이 이야기가 차라리 누가 지어 낸 소설이었으면 하는 부질없는 바램을 가지게끔 시종 안타까운 마음을 금할 수 없었다. 바로 지금 내 집 앞에서 벌어지는 듯한 손에 땀을 쥐게 하는 긴박한 사건들의 연속으로 종국에는 이 용기 있는 여자대통령

후보자(당선 가능성이 매우 높았던)가 납치되어 지금까지 돌아오지 못하고 생사가 불분명한 현실이 매우 안타깝다. 그리고 이 책에서 얻은 또 다른 중요한 점은 기록의 중요함을 다시금 깨우치게 하였다는 것이다. 이분이 극한 상황에서도 이러한 기록들을 남기지 않았더라면 그녀의 초인적인 용기와 숭고한 노력도 한 낱 물거품이 되어 사람들의 머리에서 잊혀졌을 것을 생각하면 이 책이 한 국가의 역사에서 한 장을 차지할 귀중한 기록의 결정체라는 것을 알 수 있으며 이런 점에서 이분에게 다시 경의를 표하지 않을 수 없다.

정의를 사랑하는 모든 사람들, 부정, 부패, 비리에 분개하는 사람들, 여성운동에 관심 있는 사람들에게 이 책을 꼭 사서 읽기를 권한다. 지금 이분의 안전한 석방을 도와줄 방법은 전혀 없어 보이며 내가 할 수 있는 일이라고는 고작 이 책을 가능한 많이 사주고 많은 사람들에게 널리 알리는 방법 뿐이라는 사실이 다시금 나를 슬프고 안타깝게 한다.

* Ingrid Betancourt 는 2002년 2월 23일 컬럼비아 반군(FARC)에게 납치되었고 2008년 7월 2일 컬럼비아 정부의 구출작전으로 석방되었다.

위대한 패배자 (Grosse Verlierer)

볼프 슈나이더 지음, 박종대 옮김, 을유문화사

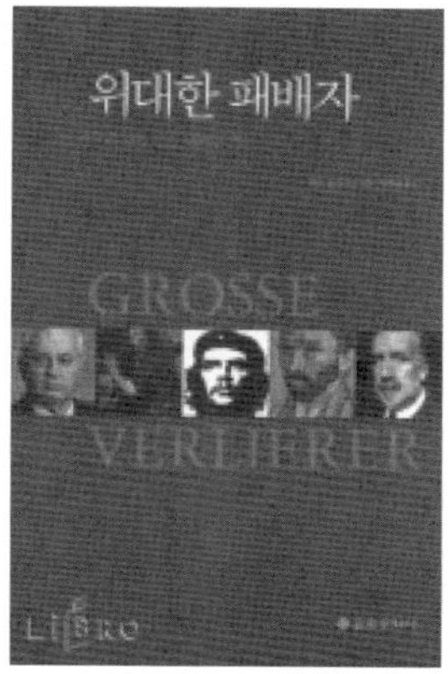

사람들은 항상 승리한 사람, 성공한 사람에 대하여는 환호하고 더 알고 싶어 하고 닮고 싶어 한다. 그러나 패배한 사람에 대해서는 알고 싶어 하지 않거나 혹은 더 알려고 해도 알 수 없는 경우가 많다. 이 책은 역사에서 승리자의 뒤에서 사라진, 또는 숨겨진 패배자, 또는 영원한 2인자에 대한 이야기 모음이다. 저자가 독일 언론인인 관계로 서양의 인물들만 다룬 점이 아쉽지만 책 전체가 무척 재미있고 읽기 쉽다. "승리자들로만 가득 찬 세상보다 더 끔찍한 것은 없다. 그나마 삶을 참을 만하게 만드는 것은 패배자들이다" 라는 책 소개 글은 이 책을 잘 묘사한 말이다. 이 세상 사람들이 모두 1등만 하려고 하였다면, 그리고 이 책에서 소개된 '패배자'들을 누르고 '성공'을 쟁취하였던 사람들처럼 자기보다 뛰어난 재능을 견디지 못하는 사람들만 있었다면 아마도 이 지구는 진작에 폭발해 버렸을지도 모를 일이다.

이 책에서는 이미 알려져 있던 많은 인물들의 '알려지지 않았던' 이야기들이 소개되고 있는데 특히 여성계의 입장에서 보았을 때 눈에 띄는 두 사람이 있다. DNA 나선구조를 최초로 발견하였으나 동료 과학자인 James Watson에게 노벨물리학상을 '빼앗긴' 영국의 여성과학자 Rosalind Franklin에 관해서는 책도 발간되고 하여 알고 있었으나 핵폭탄발명의 원조가 오스트리아의 여성물리학자(Lise Meitner)였다는 사실은 이 책에서 처음 알게 되었다. 논문 표절 수준이 아니라 과학자의 양심이 통째로 실종된 사건으로 훌륭한 여성과학자 두 사람이 참으로 억울하게 연구업적을 도난당한 사건이다. 현재 인간의 삶에 어마어마한 영향을 끼치는 사건을 두 가지 들어보면 하나는 DNA 구조의 발견으로 인한 유전학의 발전, 그리고 핵폭탄의 발명이다. 그런데 인류역사상 가장 중대한 이 두 발명이 모두 여성과학자에 의해 그 기초가 마련되었다는 사실, 그리고 이 두 경우 모두 남성과학자들에게 영광을 날치기 당했다는 사실은 씁쓸하지만 상당히 흥미롭다. 이 진실이 수 십 년이 지난 이제 미미하게나마 세상에 알려지게 된 것은 그나마 다행이다. 이 책에서 소개되지는 않았으나 억울한 여성과학자를 한명 더 들자면 아인슈타인의 첫 번째 부인일 것이다.

이 책의 결론을 한마디로 압축한다면 진정으로 승리를 원한다면 패배에 관한 이 책을 꼭 읽어야한다는 것이다.

인사이드 잡 (Inside Job)

감독 찰스 퍼거슨 / 출연 맷 데이먼, 윌리엄 액크먼, 다니엘 엘퍼트, 조나단 엘퍼트

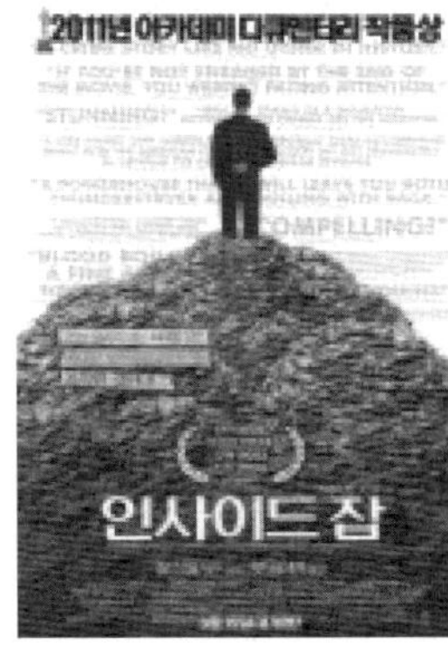

2008년 미국 wall street 에서 시작된 세계적인 금융위기(재앙이라는 말이 더 맞는 듯)에 관한 다큐멘타리 영화로 이제 세계적으로 아주 유명하게 된 주요 관련자들(물론 인터뷰에 동의한 사람들만)을 인터뷰한 내용이다. 아마도 이 지구상에 이 금융위기로부터 크건 작건 영향을 받지 않은 사람은 거의 없을 정도로 그 위력이 컸고 지금도 진행형이다. 나부터도 아무 영문도 모른 채 피해를 입게 된 것에 대하여 매우 억울하다는 생각이 들지만 보통사람으로서 그 원인을 제대로 이해하는 것은 대단히 어렵다. 부패한 미국의 금융인들과 이들과 결탁한 정치인들과 학자들이 저지른 사상 초유의 세계적인 재앙으로 막연히 알고 있었다. 이런 상황에서 그 원인을 속 시원하게 설명해주는 다큐멘터리 영화가 상영된다고 하여 당장 극장에 달려가서 보니 그 역사적인 배경과 과정을 기대보다 훨씬 더 적나라하게 파헤친, 대단히 훌륭한 다큐 영화였다. 과연 올해 아카데미 다큐 부문상을 수상한 것이 당연해 보이며 나와 비슷한 답답함을 가진 모든 사람들에게 이 영화를 강력 추천한다. 비록 미국인들 때문에 촉발된 세계적인 재앙이지만 그래도 이런 영화를 만들 수 있는 미국인의 저력이 보인다.

이 영화는 MIT 대학에서 정치학 박사학위를 받고 기업 consultant로 일했던 Charles Ferguson 감독이 금융위기의 원인을 재미있고 쉽게 설명해주는 최고의 명 강의와 같다. 다만 이에 대한 해결방법이나 예방대책에 대한 제시가 미흡하고 결론적으로 거의 불가능에 가까워 보여 안타까움과

걱정이 남는다. 중요한 내용들을 단편적으로 간단히 요약해 보겠다.

- 옛날에는 은행들이 정부규제를 받으며 양심적으로 그리고 소규모로 운영하였으며 따라서 은행가들의 연봉이 많지 않았고 또한 고객들에게 위험도 거의 없었다. 그러나 냉전이 끝난 후 무기를 만들던 물리학자와 수학자들이 이제 할 일이 없어지니 이런 복잡한 금융상품들을 만들었고 탐욕스러운 CEO 들과 정책입안자들의 이해관계가 맞아 떨어지면서 아무도 이해 못할 정도로 복잡하며 엄청난 이익을 내지만 동시에 위험도 엄청 높은 파생상품(derivative)들을 만들었고 이것이 이번 금융위기의 발단이었다. 이에는 금융규제를 풀어준 정부의 최악의 결정이 필수조건이었음은 물론이다.
- 투자의 귀재인 조지 소로스가 예를 들기 위하여 그림까지 그려가면서 설명한 바에 의하면 큰 유조선에는 사고 시 피해를 최소한으로 줄이기 위하여 기름을 가두는 컨테이너를 칸막이를 이용하여 여러 개의 방으로 나눈다고 한다. 그는 이번 금융위기를 칸막이를 모두 없앤 큰 유조선이 침몰한 사고에 비유하면서 칸막이가 없기 때문에 그 피해가 엄청났다고 설명하였다.
- 엔지니어들은 다리 같은 걸 만들지만 이와 달리 금융설계사들은 꿈을 파는 직업으로 이들의 꿈이 잘못되면 혼자만의 피해가 아니라 이번 사고같이 수 많은 사람들이 그 피해를 입게 된다.
- 프랑스 재무장관이었던 Christine Lagarde(칸 IMF 총재가 추락 한 후 새로 선출된 IMF 총재)은 미국의 금융위기를 예감하면서 G7 경제장관 회의에서 미국 경제장관에게 "쓰나미가 오는데 무슨 수영복을 입을까 걱정하는 판국"이라며 경고하니 "괜찮다, 그런 일은 일어나지 않을 것이다." 라고 답하였다고 한다. 이와 같이 미국 정부 내의 경제장관이나 금융기관의 CEO 모두의 금융위기 직전의 인터뷰 장면을 보면 모두가 한 목소리로 문제가 없다고 주장하고 있다.
- 뇌의 PET를 이용한 한 연구에 의하면 사람이 도박을 할 때와 큰 돈을

벌었을 때와 자극받는 뇌 부분이 똑 같다고 한다. 즉 부패한 사람들의 돈에 대한 집착과 탐욕의 중독성이 왜 그리 강한지를 생물학적으로 설명하고 있다.

• 세계적으로 유명한 경제학자들(아이비리그, 주로 하버드대학 교수들)의 부패 또한 금융위기에 큰 기여를 하였다고 하는데 이들에게는 학자로써의 "conflict of Interest"라는 개념이 아예 없었던 것 같다. 금융위기가 없을 것이라는 엉터리 연구보고서를 내면서 연구비를 누가 얼마나 제공했는지를 밝히기를 끝내 거부하고 있다.

• 신용평가회사들이 금방 파산 할 금융회사들의 신용등급을 AAA, 또는 AA의 최상급으로 발표한 바로 다음날 이 회사들이 파산선언을 했다. 이들의 신용등급을 평가하는 회사들의 도덕성이 바닥에 떨어져서 이제부터는 이들의 평가를 아무도 믿지 않을 것이다.

• 양심적인 젊은 여성관료 한 명이 잘못을 바로잡으려는 순간 엄청난 외부 압력이 들어와 더 이상 reform을 주장하지 못하게 된 사건도 소개되어 비록 아주 짧았지만 그나마 미국 정부 내에서 양심의 목소리를 냈던 사람은 여자 학자 한 명이었다는 것을 알 수 있다. 아마도 이분이 reform(규제)을 계속 주장했다면 개인적으로 어떠한 불행한 일을 당했을지는 알 수 없으나 이 사건 이후 다시는 이분이 언급되지 않는 것으로 미루어 아마도 큰 좌절감에 조용히 입을 다물고 있었음이 틀림 없다.

• 세계 뉴스에서 오랫동안 자주 이름이 오르내려서 대다수 일반인들에게도 이름이 아주 친숙하게 들리는 세계 경제계의 거물급들 거의 모두가 주범 내지 공범, 또는 방조자로 밝혀진 것은 놀라운 사실이다. 그리고 이런 거물들이 정부의 주요 요직, 대학교수나 총장, 정부감독기관, 은행이나 투자기관의 CEO 자리를 계속 넘나들면서(우리말 표현을 빌리자면 "회전문 인사") 영원히 막강한 영향력을 행사하고 있다고 한다. 아니 어찌 보면 이들 '불사조'들이 미국 정부를 아예 접수하지 않았나 하는 생각이 들 정도로 이 영화는 이들의 '영원한' 활약상을 보여주고 있다.

- 경제 주범들의 엄청난 부패, 사치, 마약, 매춘행위 등 상상을 초월하는 탐욕스런 생활상도 간간이 소개되어 딱딱하고 무거운 영화 분위기에 '양념'역할을 하고 있다.
- 미국인들의 세금, 그리고 아무것도 모른 채 평화롭게 살던 아이스랜드 같은 나라 국민들의 세금, 그 밖의 전 세계 보통사람들의 세금과 투자금, 그리고 가장 심각한 것은 극빈층 사람들의 돈까지 미국의 몇몇 금융회사 임직원들의 천문학적인 연봉과 (금융위기 이후에도 계속 지급된) 터무니 없이 많은 보너스를 지급하는 데에, 그리고 극에 달하는 사치한 생활을 유지하는 데로 흘러 들어갔다는 사실은 참으로 분개할 일이다.

이와 같이 금융재앙의 원인을 설명하는 부분은 아주 훌륭하지만 그러나 결론은 참으로 우울하다. 영화의 결론을 요약하면 첫째, 이번 금융위기는 정부의 금융규제완화와 도덕적 해이 및 탐욕이 부른 예고된 사기범죄로 미국 뿐 아니라, 전 세계 모든 사람들, 특히 가난한 사람들에게 더 큰 피해를 입힌 재앙이다. 둘째, 알 만한 사람들은 이런 위기가 올 것을 미리 다 알고 있었으나 부패한 정치인들과 학자들, 그리고 이들과 결탁한 탐욕스런 금융인들 때문에 예방하지 못했다. 미국 의회에서의 청문회에서도 주범이나 공범 모두 자기들은 아무 잘못이 없으며 단지 열심히 일하다 보니 결과가 그렇게 되었다는 엉뚱한 답변만 되풀이 하면서 범죄 의식이 전혀 없고 결국 아무도 처벌받지 않았다. 셋째, 주범들이 잘못을 시인하지도 않았고 처벌 받지도 않았음은 물론 더 기가 막힌 것은 이들이 지금도 정, 관계, 대학의 여러 높은 자리로 이동하면서 여전히 막강한 파워를 휘두르고 있다는 점이다. 게다가 금융위기 이후에도 지속적으로 막대한 연봉과 보너스를 받고 있다는 사실이다. 다시 말하자면 금융위기 이후 달라진 것은 아무것도 없고 유일하게 달라진 점은 전세계적으로 가난한 사람들이 이전보다 더욱더 가난해졌고 게다가 직업까지 잃어버렸다는 사실 이다.

지금 우리나라에서도 벌어지고 있는, 고구마 줄기같이 관련자들의 인맥이 계속 불거져 나오는, 끝이 어디인지 알 수 없는 부산저축은행 사건도 미국 발 금융 위기와 어찌 보면 근본원인은 같다고 할 수 있다. 이러한 일련의 사건들을 보면서 미국이나 한국이나 마찬가지로 지금과 같은 제도 안에서는 정부가 국민을 끝까지 보호해 줄 것이라는 믿음이 이미 깨진 것으로 보인다. 그럼 이제부터 어떻게 해야 할 것인가? 불행히도 이에 대한 답을 이 영화는 제시하지 못하고 있다. 그래서 내 나름대로 내린 결론은 본인 개개인이, 그리고 진정으로 시민을 대표하는 제대로 된 시민단체들이 깨어 있어야 하고 열심히 공부해야 하고, 부패의 냄새가 나면 즉시 문제 제기를 하고 문제 해결에 적극 참여하면서 끝까지 집요하게 이를 파헤치려는 태도 ('persistence')가 유일한 해결방법이자 예방이라고 생각된다.

이해하기 어려우나 중요한 사회적 이슈들은 잘 만들어진 영화를 통해 국민을 계몽할 수 있음을 이 영화는 잘 보여주고 있다. 부언하면 뉴욕과 아이스랜드의 기막히게 아름다운 풍광을 최고 실력의 카메라맨이 비행기에서 내려다 보고 찍은 훌륭한 영상은 무거운 내용을 이해하려고 머리에 쥐가 날 정도로 집중하고 있는 관객들의 눈을 짬짬이 즐겁게 해주었다. 뉴욕이 이렇게 아름다운지 전에는 미처 몰랐다. 필기를 해가면서 듣고 싶을 정도로 내용이 좋았으나 영어대사도 들어가며 한글자막도 읽다 보니 기억하고 싶은 내용들이 휙휙 지나가서 안타까웠다. DVD가 나오면 얼른 사서 내용 하나하나 곱씹으면서 다시 보고 싶은 경제학 교과서 같은 대단히 중요한, 꼭 누군가가 만들었어야 하는 다큐멘타리 영화이다. 이 영화를 만든 퍼거슨 감독에게 고맙다는 생각이 든다.

의사신문 2011년 6월 4일

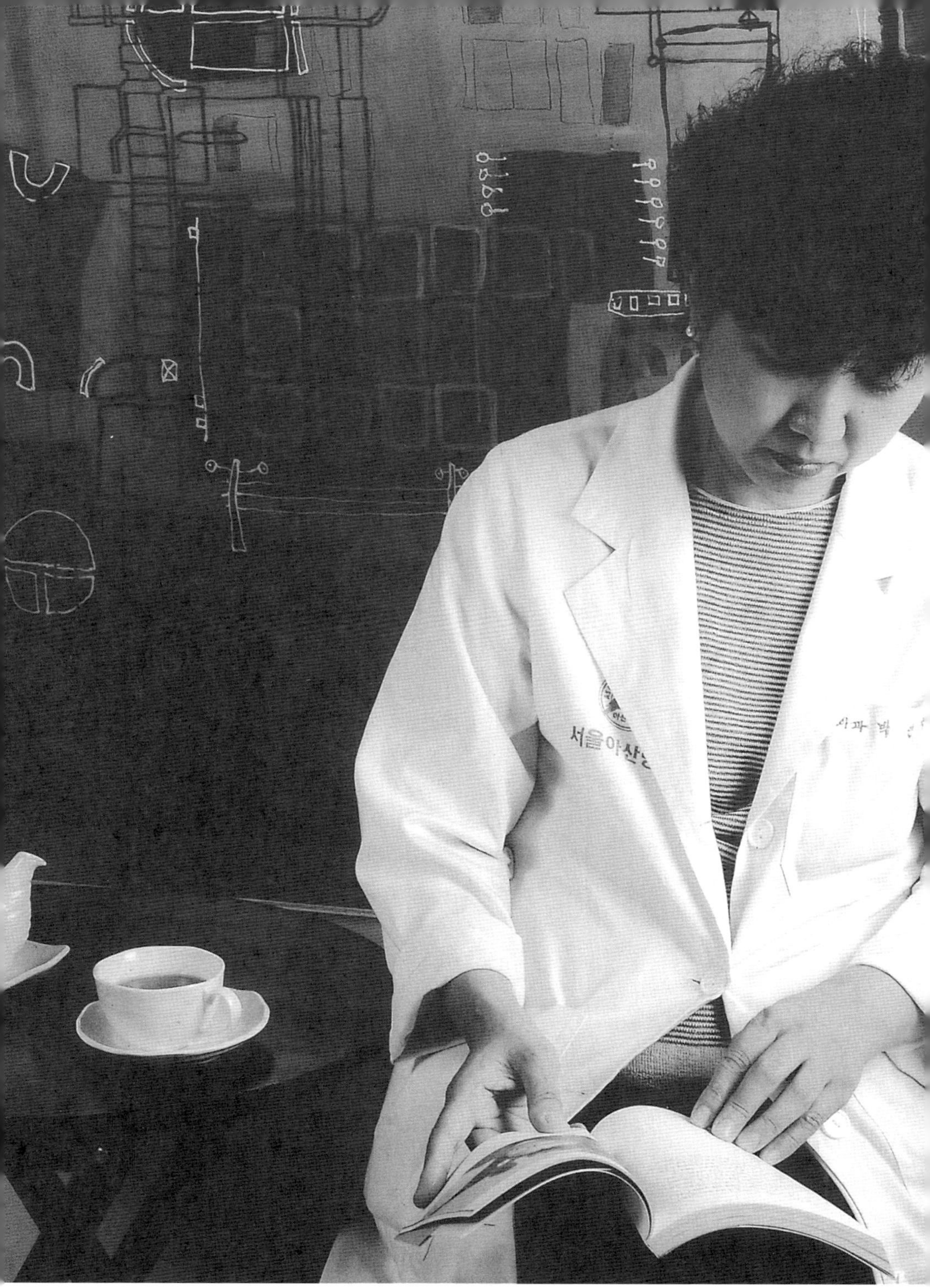

선천성 심장병 어린이 부모님의 글

신에게 선택 받은 엄마들

서울아산병원 체험수기 공모 수상 글 (대상) 2009년 4월 민미란님 글

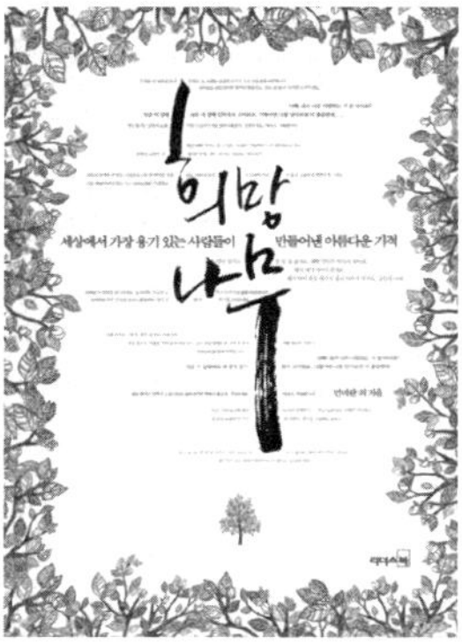

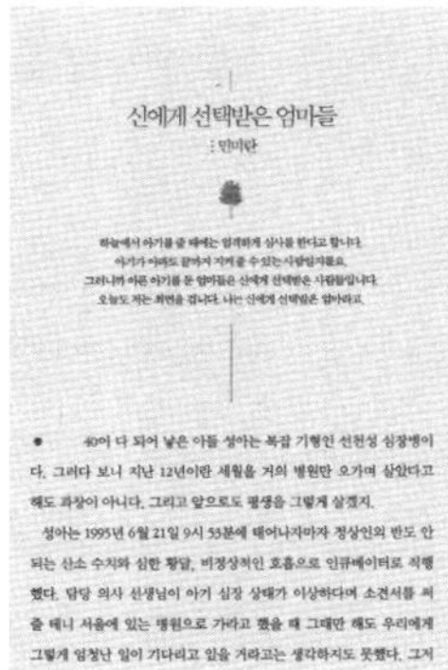

신에게 선택받은 엄마들

: 민미란

하늘에서 아기를 줄 때에는 엄격하게 심사를 한다고 합니다.
아기가 아파도 끝까지 지켜 줄 수 있는 사람일지를요.
그러니까 아픈 아기를 둔 엄마들은 신에게 선택받은 사람들입니다.
오늘도 저는 최면을 겁니다. 나는 신에게 선택받은 엄마라고.

● 40이 다 되어 낳은 아들 성아는 복잡 기형인 선천성 심장병이다. 그러다 보니 지난 12년이란 세월을 거의 병원만 오가며 살았다고 해도 과장이 아니다. 그리고 앞으로도 평생을 그렇게 살겠지.

성아는 1995년 6월 21일 9시 53분에 태어나자마자 정상인의 반도 안 되는 산소 수치와 심한 황달, 비정상적인 호흡으로 인큐베이터로 직행했다. 담당 의사 선생님이 아기 심장 상태가 이상하다며 소견서를 써 줄 테니 서울에 있는 병원으로 가라고 했을 때 그때만 해도 우리에게 그렇게 엄청난 일이 기다리고 있을 거라고는 생각하지도 못했다. 그저

리더스북, 2009년

벌써 며칠째 펜을 들었다 놓았다 합니다. 또다시 지난날의 아프고 힘들었던 기억들을 떠올리기 조차 어서 휴지 한 통을 옆에 가져다 놓았습니다. 어쩌면 휴지 한 통이 모자랄지도 모르겠습니다. 글 쓰는 내내 펑펑 울 께 뻔하니까요.

내 나이 사십이 다 되어 낳은 내 아들 민성아는 복잡기형인 선천성 심장병입니다. 12년이란 세월을 거의 서울 아산병원을 오가며 살았습니다. 앞으로도 평생을 아산병원을 오가며 살겠지만요. 이제 14살인 내 아들 성아는 여러 번의 힘든 심장수술을 받고도 잘 견뎌준 아주 장하고 대단한 아이입니다. 박인숙 교수님, 서동만 교수님 두 분과 아산병원의 수많은 의료진들과 모든 사람이 하나 되어 이루어낸 결실입니다. 1995년 6월 21일 9시 53분 태어난 그날부터 나와 내 아들의 아픔과 고통과 슬픔과 절규와 분노와 행복과 기쁨과 그 모든 것들이 시작되었습니다. 태어날 때부터 정상인의 반도 안 되는 40이란 산소수치와 심한 황달과 비정상적인

호흡으로 태어나자마자 인큐베이터로 직행을 하였습니다.

평택 어느 병원의 의사선생님 말씀이 자세히는 모르지만 아기 심장 상태가 이상하다며 소견서를 써 줄테니 서울 아산병원의 소아심장 박인숙 교수님을 빨리 찾아가 보라고… 그때까지만 해도 이렇게 엄청난 일이 기다리고 있을 꺼 라 고는 꿈에도 생각지 못한 채… 서울 큰 병원에 가면 그 어떤 큰 병이라도 한방에 다 고칠 수 있을 꺼 라는 믿음을 안고, 온몸이 새파랗고 숨도 쉬는지 안 쉬는지 움직임조차 없는 조그마한 아기를 품에 안은 채, 서울병원으로 올라가며 제발 큰 병이 아니기를 빌었습니다. 병원에 도착하자 병원은 왜 그 리 크고 복잡하든지요.

박인숙 교수님을 만나는 첫날 여러 가지 검사와 진찰을 끝마치고 하시는 말씀이 아기 상태가 생각했던 것보다 너무 심각하여 어쩌면 사망할 수도 있다고..그렇게 말씀하시는 교수님이 왜 그리도 밉던지요. 교수님 잘못도 아닌데… 아! 아! 이런 게 어딨어 왜 하필 내 새끼가 이런 엄청난 병에 걸렸단 말인가 내가 뭘 잘못했기에!! 내가 전생에 죄가 많은 사람이었나… 내가 죄 지은게 많아서 벌을 받는건가… 기가 막히고 눈물이 쏟아졌다. 이렇게 크고 시설도 최 현대식인 병원에서… 미국까지 가서 많이 공부하고 학위까지 받고 온 유명하고 능력 있는 교수라며 못 고치는 게 어딨냐고 울부짖으며 눈물콧물 범벅이 된 얼굴로 내 새끼 살려주세요!! 어떻게 해야 살릴 수 있나요? 교수님도 이런 엄마 마음을 아셨던 걸까. 아니면 사람의 생명을 살리는 의사로서 막중한 책임감이셨을까. “우리 같이 최선을 대해봅시다.”라는 말씀과 함께 시작된 치료와 수술 아기가 너무 작아서 당장은 수술을 할 수가 없다고 조금이라도 더 키워야 성공 확률이 높다고 하여 중환자실로 들어간 아기… 보호자는 어디 가지 말고 항상 대기실에서 대기하고 계시라는 그 말이 얼마나 무섭던지… 아기를 들여보내고 기가 막힌 나는 맨바닥에 털썩 주저앉아 대성통곡을 하였다.

벽에 기대 앉아 남편도 주먹으로 하염없이 눈물을 닦고 있다. 대기실을 안내 받아 들어서며 나만 힘든 줄 알았더니 먼저 들어온 다른 아픈 아기엄마들도 많이 있었다. 하루에 세 번 면회시간을 기다리던 중환자실! 아픔을 함께 했던 엄마들과 면회하고 나와 아기가 더 아프고 힘든 것을 보면 그 엄마는 물 한 모금 밥 한 숟가락 못 먹고 눈물만 흘린다. 옆에 있는 엄마들이 우리가 쓰러지면 아기는 누가 돌보냐고 이럴수록 더 먹고 힘내야 한다고 밥을 물에 말아 강제로 얼레고 달래어 뚝뚝 떨어지는 눈물방울과 함께 떠먹이면서 붙잡고 울던 곳! 그때 어떤 엄마가 이런 말을 했습니다. "하늘에서 아기를 점지할 때 땅에 있는 엄마들을 엄격하게 심사하여 아픈 아기를 주어도 꼭 지켜줄 수 있는 엄마에게만 아픈 아기를 주신다고 하더라구… 우리는 이렇게 신에게 선택받은 대단한 엄마들이라고." 난 나에게 최면을 건다. 그냥 있으면 미칠 것만 같으니까.. 그래 난 신에게 선택받은 엄마다. 그 어떤 힘든 일이 닥쳐와도 우리아가를 지켜줘야 하는 난 엄마다.

면회시간은 왜 그리도 늦게 오던지 중환자실 문 앞에 왔다갔다하며 문이 열릴 때마다 면회시간이 다가오면 가슴이 두근거린다. 설마 별일은 없었겠지 더 나빠진 건 아닐까 하는 마음에서… 중환자실 문이 열렸다. 맨 앞에 섰다가 1초라도 빨리 들어가 더 보려고 아기가 있는 곳을 향해 뛴다. 아기보다 더 크고 더 많은 기계들과 주사바늘이 꽂혀 있다. 가슴이 미어져온다. 흐르는 눈물을 쓱쓱 닦으며 두 눈을 크게 뜨고 이리저리 아가를 살펴본다. 기계는 더 달지 않았나..주사는 더 꽂힌게 없나..인공호흡기는 제대로 꽂혀있나 뭔가 변한 게 있나 하고..간호사들이 웃는다..직감으로 느낀다. 아! 별일 없었구나, 간호사들 얼굴이 굳어있다. 안 좋았었구나. 설명도 듣기 전에 가슴부터 덜컹한다. 간호사들이 "조심조심 만져보셔도 되요. 아기한테 얘기 좀 해주세요. 다 들어요." 애절한 엄마 아빠의 마음을 너무나 잘 알기에… 얼마나 안아보고 싶은가! 얼마나 만져보고 싶은가… 건강한 아기들에겐 별것도 아닌 이런 것들이 우리에겐 너무나 해보고 싶은 것들 아닌가..하루에도 몇 번씩 아기의 상태에 따라 부모들은 천당과 지옥을 오르내린다. 여러 번의 치료와 수술과 고통과 아픔의 시간들이 흘러갔다. 그 동안 있었던 수많은 사연들을 어떻게 단 몇 장의 글로 대신할 수 있을까..이런저런 사연을 담고 성아는 수술을 하고 살아서 병실로 옮겨졌다. 숨도 제대로 못 쉬던 아기가 수술 후 힘이 생겼다. 그때부터 24시간을 바닥에만 눕히면 울어댄다. 옆에 환자들에게 미안해서였을까… 그렇게 악을 쓰고 울던 아이가 박인숙 교수님이 회진 오셔서 교수님 손가락만 넣어주면 쭉 쭉 빨면서 울음을 멈춘다.

교수님이 저를 살려주실 분이란 걸 아는 걸까? 교수님의 기를 받고 싶었던 걸까, 교수님이 손가락을 빼고 가시면 또 악을 쓰고 울어댄다. 내 손가락을 넣어봤다. 공갈젖꼭지도 넣어봤다. 아무 소용없다. 미치고 환장할 노릇이다. 난 우는 아기를 안고 병원 구석구석을 헤맨다. 별의별 생각을 다하며 하염없이 울면서.. 그렇게 수많은 고비를 넘기고 우리는 퇴원을 했다. 몇 번인가..입원을 하고 수술을 하고 아이의 몸에 괴기영화에서나 볼 수 있는 수술 상처들이 하나씩 둘씩 늘어나면서 여러 가지로 힘들어 할 때 친정아버지의 사망소식이 전해졌다. 성아와 같은 무렵에 서울대병원에 골수성백혈병으로 입원해 3년 가까이 시한부 인생을 사셨던 아버지가 돌아가셨단다. 3년 동안 딱 한번밖에 가 뵙지를 못한 이 자식을 얼마나 그리워하며 원망하셨을까. 고이고이 길러놨더니 자식새끼 다 필요 없다고 하셨겠지..또 얼마나 보고 싶어 가슴저리셨을까. 죄스러움과 미안함에 또 내 설움에 난 가슴을 치며 흐느낀다. "아버지 미안해… 나 참 나쁜 딸이지…? 나 그 동안 너무 힘들어서 그랬어… 정말 미안해." 말도 안 되는 소리를 중얼거리며 쓰러져 버렸다.

친정 집에 도착하니 온통 울음바다다. 보고 싶은 사람을 못 봐서 눈도 못 감고 돌아가셨단다. 누군가 "미란이 아버지 미란이 왔어요." 내 손을 잡아다 아버지 두 눈을 쓸어 내리자 눈이 스르르 감기셨다. "아버지 이런

게 어딨어. 뭐가 그리 급하다고 벌써 저 세상으로 갔어. 나 아직 아버지한테 효도한 번 못해봤는데 맨날 속만 썩이고 내가 돈 많이 벌어서 아버지한테 뭐든지 다 해준다고 오래오래 살라고 했잖아. 그러마 하고 했자나 나쁜 딸 만들지 말고 빨리 다시 살아나!! 빨리 일어나라고!!" 아버지를 잡아 흔들며 악을 썼다. 어른들이 끌어내며 "미란아 진정해라 이미 돌아가신걸 어쩌겠니…" 아버지를 땅속에 묻던 날 "아버지 나도 데리고가 나도 저 세상으로 아버지 따라갈래!!" 관을 붙잡고 매달리며 울었다. 하나밖에 없는 아들을 먼저 저 세상으로 보내고 애통해 우시는 할머니를 고향에 남겨둔 채 원통한 마음으로 엄마를 애타게 기다리는 성아에게로 돌아와야만 했다. 힘든 생활의 연속… 엉망진창이 된 생활들… 잠도 안자고 매일 울어대는 성아한테 매달리느라 남편마저 직장을 포기했다. 나보다 어린 남편은 매일 아파 힘들어하는 자식 앞에 점점 지쳐가고 있었다.

너무너무 힘들어 뭔가 피난처가 필요했나 보다. 집에 들어오는 시간이 점점 늦어졌다. 아예 안 들어오는 날도 늘어났다. 새벽에 들어와서는 담배냄새에 찌든 옷을 그냥 입은 채 쪼그리고 자다가 다시 나가버리곤 한다. 웃음도 사라졌다. 말수도 없어졌다. 아예 인생을 포기하고 사는 것 같다. 수소문을 해보니 친구들과 어울려 놀음을 하고 다닌단다. 여자도 있단다. 착하고 정 많던 사람이었는데, 어떡해야 하나. 너무 기가 막혀 눈물조차 나질 않는다. 그 여자를 만나 성아 얘기를 솔직히 했다. 그 아가씨도 울면서 그런 사정이 있는지 몰랐다고 미안하다며 다시는 안 만나겠다고 한다. 아무 감정도 느낌도 없다. 터벅터벅 걸어 집으로 향하면서 나도 피난처를 생각했다. 이렇게 힘들게 살아서 뭐하나. 성아랑 같이 세상을 버려야 겠다고 장마가 와서 비가 억수로 퍼붓고 있다. 냇가에는 시뻘건 물이 불어나 온 세상을 다 쓸어갈 기세다. 성아를 안았다.

유서도 써놓았다. 어두워진 저녁 택시를 불러 타고 우리 마을서 제일 큰 냇가로 가자고 했다. 이 저녁에 이 비가 쏟아지는데 애를 데리고 거기는 왜 가시냐고 택시기사가 묻는다. 나는 말없이 어두운 창 밖만 바라본다.

펑펑 쏟아지는 비를 맞으며 성아를 꼭 안고 엄청난 물살이 흐르는 뚝으로 올라섰다. 여지 껏 살아온 내 인생살이가 영화처럼 스쳐 지나갔다. 모든 것을 포기하니까 차라리 마음이 편안해진다. 성아는 떨어지는 빗방울이 싫은지 악을 쓰고 울어댄다. 성아의 울음소리가 가슴을 파고든다. 성아를 꼭 끌어안았다. 너무 따뜻하다. 차가운 빗물이 뜨거운 눈물을 닦아 내리고 있다. 마지막으로 성아에게 미안한 마음을 전했다.

"성아야 못난 엄마 만나 이 세상에 태어나서 아프기만 하다 가는구나. 끝까지 지켜주지 못해 정말 미안해 다음 세상에 꼭 다시 이 엄마의 건강한 아들로 태어나주렴. 그때는 웃으면서 우리 행복하게 살자." 누군가 뒤에서 성아를 낚아챘다. 내 머리채를 쥐고 끌어올렸다. 돌아보니 택시기사다. 아무래도 이상해서 쫓아 왔노라고. 이게 무슨 짓이냐고. 개똥밭에 굴러도 저승보단 이승이 더 좋다고 하더라고. 택시에 태워 다시 집에다 데려다 주고 가면서 "애기엄마 힘내요." 지금 생각해보면 너무 감사하고 고마운 아저씨다.

또다시 병원을 오가며 힘들어하는 성아를 끌고 남들이 하는 거 다 해보자고 숨이 차서 열 발짝도 제대로 못 걷는 애를 휠체어에 태우고 학원으로 학교로 놀이터로 조금이라도 이런 세상이 있다는 것을 보여주고 싶어서 발버둥을 치며 살았다. 119는 단골이 됐고 산소통은 거의 달고 살았다. 잠 잘 때도 깊은 잠 한번 못 자보고 혹시 산소 줄이 빠질까 봐 소스라치게 놀라며 깨곤 했다 이 상태로는 더 이상 견딜 수 없다고 마지막 폰탄 수술을 하자고 하신다. 냉정하게 말해 죽기 아니면 살기 아닌가 망설였다. 자식의 생명이기에. 이렇게나 마 얼마라도 더 살 수 있는데 수술을 하다 지금 죽으면 어쩌나 하는 두려움. 또 수술이 잘 되어서 지금보다 숨쉬기도 편하고 걸을 수도 있는데 무서워서 용기를 못 내고 힘들게 하는 건 아닌가 하고. 그렇게 수 만 번을 망설이고 망설이다 수술을 하기로 독하게 마음을 먹고 병원으로 들어갔다. 가슴은 열었는데 도저히 손을 댈 수가 없어 어쩔 수없이 그냥 닫을 수밖에 없었노라고. 얼마나 안 좋았으면 열었던 가슴을 수술도 못해보고 닫으신 걸까. 세상에 태어나 제대로 걸어보지도 못하고 한번 뛰어놀아 보지도 못 한 채 우리 성아 인생은 휠체어에 앉아 살다 이렇게 끝나는건가… 너무 불쌍하고 가여워 가슴이 찢어진다. 숨도 제대로 못 쉬고 힘들어 헉헉거리는 모습을 또 어찌 봐야 한단 말인가…병원 뒤 한강변으로 나갔다. 하늘을 향해 소리를 질렀다.

신이시여 인간이 꼭 견딜 수 있는 아픔까지만 주신다더니 거짓말 이라고…나 이제는 정말 견딜 수가 없다고 목을 놓아 울었다… 또 똑같은 생활로 돌아와 병원을 오갔다. 끝없는 싸움에 모든 생활은 엉망이 된지 오래다. 일 년이 지난 2007년 8월 어느 날 9월 달로 또다시 폰탄 수술이 결정되었다. 한 달 동안 남편과 나는 밤마다 성아를 들여다보며 붙잡고 혹여 성아가 깰까 봐 소리도 못 내고 흐느꼈다. 이번 수술이 얼마나 힘든 수술인지 너무나 잘 알기에… 어쩌면 이 세상 마지막 모습이 될지도 모르기에…이런 기막힌 부모마음이 과연 글로 전달이 될까요? 숨이 차서 걷지도 못하고 먹는 식사량은 정해져 있고 뚱뚱해지면 안되니까 그렇게 먹고 싶어하는 음식한 번 마음껏 먹여보지 못 한 게 한이 돼서 좋아하는 라면도 마음껏 끓여 먹이고 통닭도 시켜주고 피자도 시켜주고 맛있게 먹는 모습을 보며 입술을 깨물었다. 깨문 입술이 터져 찝찔하고 비릿한 것이 목구멍으로 넘어간다. 가슴에서 뭉클뭉클 뜨거운 것이 올라와 자꾸 눈물만 쏟아진다. 그때 나는 어쩌면 마지막이 될지도 모른다는 생각을 하고 있었나 봅니다. 착잡한 마음으로 병원에 도착하니 병원 앞마당에 옛날에 고향에서 보았던 하얀 메밀꽃이 흐드러지게 피어있다. 성아를 휠체어에 태우고 하얀 메밀꽃밭을 걸으며 나는 마음속으로 간절히 기도를 했다. 이 꽃이 지기 전에 수술 받고 다 나은 내 새끼 안고 웃으면서 집으로 가게 해 달라고… 나를 바라보는 성아의 눈이 젖어있다. 나에게 눈물을 보이지 않으려고 성아는 꽃잎을 쓰다 담고 있다. 모든 것을 체념한 눈빛이다. 어금니를 악물었다. “성아야! 아무리 힘들어도 절대 포기하면 안돼, 성아 없으면 엄마 아빠도 못살아 알지? 엄마 성아 믿어도 되지? 우리 수술 받고 집에 가면 바다도 가보고 산에도 가보자.” 나는 성아에게 다짐을 받는다. 성아 눈에 고였던 눈물이 금방이라도 쏟아져 내릴 것 같다.

나도 쏟아지는 눈물을 성아에게 안 보이려고 “엄마 커피 뽑아 올게.” 하며 화장실로 뛰었다. 눈물을 닦은 옷소매가 흠뻑 젖어있다.. 나 없는 동안 저도 혼자 울었든가 보다. 두 눈이 빨개져 있다. 엄마 걱정할까 봐 마음 놓고 울지도 못 했구나…속 깊은 녀석 지금 얼마나 무섭고 두려울까 불쌍한 내 새끼… 2007년 9월 5일 수술실로 향하며 엄마 아빠를 향해 하얗게 질린 얼굴로 씩 한번 웃어주고는 뒤도 한번 안 돌아보고 들어가 버린다. 엄마 아빠가 불렀는데 왜 안 돌아 봤냐고 나중에 물었더니 내가 돌아보면 엄마 아빠가 가슴 아파서 더 울까 봐 못 돌아봤다고 하대요…

8시 30분에 시작된 수술… 제발 이번에는 수술이 잘되게 해달라고 빌고 또 빌며 기도를 했습니다. 몇 천 년쯤 흐른 것 같은 시간… 피를 말리는 시간… ‘오후 5시 30분 수술이 종료되어 서관 중환자실로 가니 대기실에서 기다리십시오’라는 문자가 떴다. 살았구나..하는 기쁨이야말로 그 무엇으로 어떻게 표현해야 할까요. 우리는 기쁨의 눈물을 줄줄 흘렸습니다. 두 시간쯤 지나 정리가 끝나고 “들어오세요.” 한다. 성아를 보는 순간 숨이 멎었다. 너무나 참혹한 광경에… 입에는 인공호흡기가 꽂혀져 있다. 코에는 콧 줄이 꽂혀 테이프로 붙여져 있다. 가슴은 열어젖힌 채 벌려져 갈비뼈에 쇠고리를 걸어 양쪽으로 벌려 놓았다. 벌려진 가슴 위에 특수비닐이 덮어져 있다. 덮어진 비닐 속으로 시뻘건 내 새끼의 심장이 뛰고 있다. 배에는 구멍을 뚫어 손가락보다 굵은 호스 두 개가 꽂혀있다. 그 호스를 따라 시뻘건 피가 흘러나와 침대 옆에 놓인 통속으로 고이고 있다. 온몸 여기저기에는 주렁주렁 기계와 주사바늘들이 수많은 약들을 매 단 채 꽂혀 있다. 도저히 살아있는 인간의 형체라고는 볼 수 없는 너무나 참혹한 광경에 차마 볼 수 없어 눈을 감았다. 숨이 막혀 정신이 몽롱해졌다. 더 이상 아프게 하지 말고 편하게 그냥 성아와 함께 죽었으면 좋겠다. 눈물이 앞을 가려 성아가 보이질 않는다. 옆에서 의사선생님이 뭐라 설명을 한다. 아무 소리도 안 들린다. 그저 웅웅거릴 뿐… 들어야 되는데 어떻게 된 건지 자세히 들어야 하는데… "미안해 성아야 이렇게 너무 많이 아프게 해서 정말 미안해 엄마가 아프게 낳아서 미안해… 미안해… 미안해…" 내 가슴에서 피눈물이 흐른다. 이렇게 가슴을 열어놔도 사람이 살 수 있는 거냐고 아니 지금 살아있는 거 맞냐고… 비닐이 찢어지면 어떻게 하냐고… 너무나 기가 막힌 광경에 금방 죽을 것만 같아서…묻고 또 묻는다. 악몽을 꾸고 있는 것 같다.

정신이 반은 나간 채 수술 받기 전 성아와 왔던 메밀꽃밭으로 나왔다. 목이 메어왔다. 성아가 만졌던 꽃잎을 만지고 또 만지며 "여보 성아가 견디다 견디다 너무 힘들어 이 세상을 포기하면 우리도 같이 성아 따라가는 거다? 힘들어 걷지도 못하는데 성아 혼자 보낼 수 없다 그치?" 남편도 고개를 끄덕였다. 내 손을 꼭 잡으며 그 동안 미안했다고 그리고 고마웠다고… 목이 메어 말을 잇지 못한다. 성아가 깨어나 건강해진다면 죽을 때까지 당신과 성아만을 위해서 목숨 바쳐 살겠다고..그렇게 가슴에 비닐을 덮은 채 성아는 처절한 사투를 하고 있다. 온몸이 퉁퉁 부어올라 눈이 감기질 않는다. 눈꺼풀을 강제로 잡아당겨 테이프로 붙여 놨다. 자꾸 떨어지는 테이프에 안구가 쓸려 상처가 심하다. 이 상태가 계속되면 실명할 수도 있단다. 몸이 너무 부어올라 금방이라도 터질 것만 같다. 이렇게 자꾸 부으면 살이 터지기 전에 어쩔 수없이 여기 저기 찢어야 한단다. 밤새도록 메밀꽃밭에 나와 앉아 울면서 애절하게 기도했다. 다행히 붓기가 가라앉아 안 찢어도 된다고 한다. 이 상황 속에도 너무너무 감사했다. 그날부터 아주 작은 것이라도 감사하고 고마운 것들이 많다는 걸 난 알았다. 너무나 잘 견뎌 주고 있는 우리 성아! 날짜가 지나면서 조금씩 붓기가 빠지고 있다. 성아 얼굴이 조금씩 돌아온다. 매달렸던 기계와 주사약들도 많이 줄었다. 매일 나가 울던 메밀꽃밭에도 하나 둘씩 메밀이 여물어가고 있다. 악몽 같은 시간이 흐르고 가슴을 더 열어둘 수가 없다고 붓기도 어느 만큼 빠졌고 자칫 병균이 들어가면 위험할 수도 있고 오래되면 가슴도 잘 안 붙어 위험하다고…가슴에 붓기가 덜 가라앉은 상태에 닫는 수술이라 눌려서 심장이 바로 멎을 수도 있다고 하신다. 여태까지도 힘들게 왔지만 지금 또한 위험한 고비라고..

또 가슴 졸이고 애태우며 뜬눈으로 밤을 새웠다. 그래 언제까지 비닐을 덮고 살수는 없잖아. 언젠가는 닫아야 살잖아. 12년 동안 심장을 몇 번씩 열었다 닫았다 수술하셔서 살려놓으신 교수님이 이제 그렇게 자신 없이 결정하셨을 리가 없다… 믿는 거야. 무조건 믿는 거야! 가슴을 닫았다. 무섭던 쇠고리도, 비닐도 다 떼어냈다. 가슴에는 길게 수술자국이 쇠로 봉합되어 기찻길처럼 나있다. 오늘밤이 고비다. 밤새 남편과 나는 중환자실 앞에서 서성거렸다. 성아는 또 여러 번의 기막힌 생사의 고비를 넘기고 살아났다. 하나씩 주사약도 떼고 깊게 꽂혀 있던 인공호흡기도 떼었다. 정신이 돌아오자 엄마 아빠 목소리도 알아듣는다. 너무나 고통스러워한다. "나 너무 아파 그냥 죽고 싶어. 엄마 나 좀 살려줘." 애원을 하며 운다. 너무나 안쓰러워

진통제 좀 놔달라고 했다. 그나마 편하게 잠든 성아에 모습을 보고 나온다. 며칠이 지나 병실로 옮겼다. 아직은 팔 다리 하나 움직이지 못하지만 살아서 함께 있을 수 있다는 게 행복했다. 내 손으로 밥도 먹이고 기저귀도 갈아주고 약도 먹이고 흘리는 눈물도 닦아주고 눈도 시력이 조금씩 돌아오고 있다. 중환자실에 너무 오래 누워만 있어서 팔다리가 완전히 굳어버렸다. 욕창도 생겨 여기저기 진물이 흐른다. 시간이 지나면 조금씩 좋아지겠지 하는 마음으로 열심히 주무르고 마사지도 기쁘고 벅찬 마음으로 한다. 하루가 다르게 좋아지고 힘이 없어 부들부들 떨면서 일어나 앉고 휠체어를 타고 밥도 자기 혼자 한 숟가락씩 먹어보고 한 발짝씩 걸음마도 시작했다. 성아를 휠체어에 꼭꼭 싸매 태우고 메밀꽃밭으로 나왔다. 메밀은 벌써 까맣게 익어 흐드러지게 피었던 꽃송이는 몇 개 없다. "성아야 여기 기억나지? 엄마 아빠랑 한 약속

지켜줘서 고마워…잘 이겨 내줘서 고맙구, 장하구, 너무 이뻐…” 성아도 울고 나도 울었다.

열 발짝쯤 걸음마를 할 때쯤 우리는 조심스럽게 퇴원을 했다. 성아를 안고 집으로 오던 날은 내 생애 최고로 행복했던 날이었습니다. 비로서 그 동안 고마웠던 분들이 떠올랐습니다. 카리스마 넘치는 서동만 교수님, 박인숙 교수님, 그리고 선생님들 죽을 때까지 잊지 못할 아니 잊을 수 없는 소중한 분들… 이 분들이 아니었다면 지금에 우리 성아는 아마도 이 세상에 없었겠지요. 우리 성아 살려주셔서 고맙습니다. 이제서야 고개 숙여 진심으로 감사한다는 말씀을 올립니다. 평생 잊지 않고 소중히 가슴에 새기며 살겠습니다.

수술하고 나와 12년 동안 굳었던 근육들을 되살리느라 재활치료도 눈물을 뚝뚝 흘리며 악착같이 받아 지금은 학교도 조금씩 걸어서 다닙니다. 지금 거실에서 들리는 친구들과 컴퓨터 게임을 하며 깔깔거리는 성아에 웃음소리가 날 행복하게 합니다. 피를 굳지 않게 하는 와파린이라는 약을 평생 복용하며 조심스럽게 살아야겠지만 그래도 지금 이순간은 무엇과도 바꿀 수 없는 우리가족에 행복입니다. 이제는 휠체어도 안타고 운동도 열심히 하고 걷는 것도 제법 잘 걷습니다. 엄마 아빠에게 팔씨름을 하자며 도전도 해옵니다. 아빠가 엄살을 부리며 져주면 우쭐해 하며 기뻐합니다. 이제는 빨리 커서 엄마 아빠 마음 아프고 걱정 끼친 모든 것 따따블로 갚겠다며 편지를 내미는 우리아들 민성아, 엄마 아빠는 네가 너무 자랑스러워!

고생하고 힘들었던 것만큼 지금의 이 행복이 영원할 것이라 믿습니다. 이제 다시는 아프지 말고 건강하고 모든 사람들에게 사랑받는 성아가 되길 다시 한 번 마음속으로 빌어봅니다. 이 글을 읽고 있는 저와 같은 상황의 엄마들에게 말하고 싶습니다. 기적은 있다고… 아무리 어렵고 힘들고 죽고 싶어도 포기하지 말라고…

너무도 소중한 내 삶의 반쪽을 바라보며

서울아산병원 체험수기 공모 수상 2005년 4월 박창수님 글

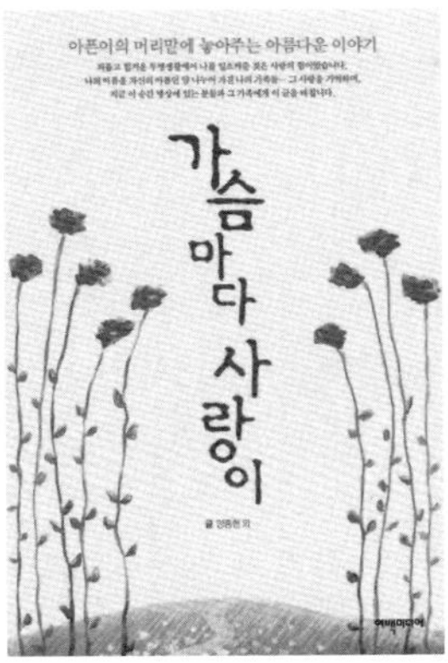

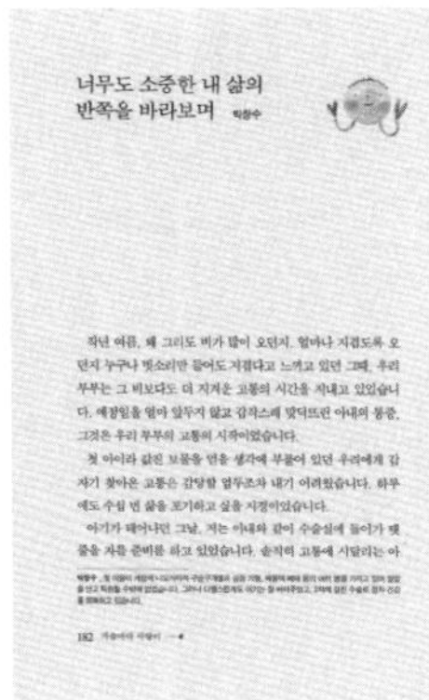

여백 미디어, 2005년

작년 여름, 왜 그리도 비가 많이 오던지. 얼마나 지겹도록 오던지, 누구나 빗소리만 들어도 지겹다고 느끼고 있던 그때, 우리 부부는 그 비보다도 더 지겨운 고통의 시간을 지내고 있었습니다. 예정일을 얼마 앞두지 않고 갑작스레 맞닥뜨린 아내의 통증, 그것은 우리 부부의 고통의 시작이었습니다. 첫 아이라 값진 보물을 얻을 생각에 부풀어 있던 우리에게 갑자기 찾아온 고통은 엄두조차 내기 어려웠습니다. 하루에도 수십 번 삶을 포기하고 싶을 지경이었습니다.

아기가 태어나던 그날. 저는 아내와 같이 수술실에 들어가 탯줄을 자를 준비를 하고 있었습니다. 솔직히 고통에 시달리는 아내보단 앞으로 나의 품에 안길 아기의 생각에 기쁨을 감출 수가 없었습니다. 차츰 아기의 머리가 보였습니다. 꼭 저와 닮았을 거라고, 간직하고 있던 백일 사진의 내 모습과 같을 거리는 제 예상은 어이없이 빗나가고 말았습니다. 의사 선생님의 호통에 탯줄을 자르는 둥 마는 둥 하고 쫓겨나듯이 수술실을

나온 저는 밖에 있던 누나에게 안겨서 아무런 말없이 울고 있었습니다. 제 아기는 교과서나 인터넷의 사진으로만 보아오던 뜻밖의 모습으로 제게 온 것이었습니다. 구순 구개열이란 병 아닌 병을 가지고 태어난 것이지요. 아기가 태어나면 기쁨의 소식을 전할 줄만 알았는데, 저는 계속 울음을 머금고 양가의 부모님과 다른 친지들께 전화를 드리고 있었습니다. 아내는 예정대로 아기를 데리고 산후 조리원으로 갔습니다. 다른 주위사람들과 알고 지내던 의사 선생님들께서 요즘은 그 병은 병도 아니니 시기만 잘 맞추어 수술하고 치료만 한다면 정상적인 상태에 가까울 이라고 위로해 주었습니다. 선생님들의 말씀에 위안을 얻고서 안정을 취하고, 한 시간이라도 빨리 수술시키기 위해 다니는 사이 아내에게 전화가 걸려 왔습니다. 초유도 못 먹어 임시방편으로 조금씩 우유를 받아 마시던 아기가 갑자기 탈수증상을 보인다는 것이었습니다.

그런데 또 다른 비극은 그 대학병원에서 시작되고 있었습니다. 반나절을 꼬박 검사한 결과 지금 벌어져 있는 아기의 입이 시급한 것이 아니라, 가장 큰 문제는 심장에 커다란 구멍이 보인다는 것이었습니다. 구멍인지 다른 무엇인지 구분이 안되니 빨리 서울 큰 병원으로 데리고 가라는 것이었습니다. 안 그러면 오래 살아 있지 못할 것이라는 말씀과 함께 말입니다. 하늘이 무너지는 절망감이 이런 것일까요? 아기에게 받고 싶었던 기쁨은 고통이 되어 저를 억누르고, 첫 손주에 대한 기대감을 빼앗기고 상처받고 슬퍼하시는 부모님에 대한 죄스러움이 저를 점점 죄어왔습니다. 설상가상으로 경제력마저 바닥을 보이고 있었습니다. 그러나 절망만 하고 있을 수는 없었습니다. 무슨 방법을 내서라도 저에게 주어진 소중한 보물을 그냥 그대로 힘들게 내버려둘 수는 없었습니다. 아기를 병원에 잠시 두고 저는 아내를 찾아갔습니다. 눈물을 보이지 않으려고 밖에서 마음을 다스리며 한참 동안 담배만 물고 있다가 들어갔습니다. 그런데 아내를 보는 순간 저는 다시 눈물을 보일 수밖에 없었습니다. 제가 들어갔을 때 아내는 아기가 생사의 기로에 서 있는 줄도 모르고, 아직 초유도 한번 못 먹였다고, 힘겹게 퉁퉁 부은 젖을 짜고 있었던 것입니다. 아직 아기의 상태를 모르는 아내는 그래도 기쁜 마음으로, 즐거운 표정으로 아기에게 줄 젖을 준비하고 있었습니다.

너무도 억울하다는 생각을 했습니다. 아내도, 나도 그저 평범하게 서로 아껴주고 남에게 큰소리 한번 제대로 질러보지 않고 착하게 살았다고 자부하는데, 왜 우리가 첫 아기의 기쁨도 잊고 이리 큰 고통을 받아야 하는지… 엄마 품에서 새록새록 잠들어 있어야 할 아기가 생사의 갈림길에 선 채 외롭게 병원에 있어야 하는 현실이 용납되지 않았습니다. 원망과 한탄의 눈물을 하염없이 쏟고 있는 제게 아내는 영문도 모른 채 위로하며 다독거려 주었습니다. 저는 시간을 지체할 수가 없었습니다. 기로에 서 있는 아기가 자꾸만 떠오르고 시간을 지체하지 말라는 말만 귓가에 맴돌아 저를 안고 위로하는 아내에게 말을 했습니다. "있잖아. 애기가 많이… 아픈 것 같아. 그래서 서울로 가려고 해. 나 있잖아… 우리 소중한 아들… 꼭 고쳐야 하거든. 그래서… 우리랑 같이… 살아야 하거든. 그러니깐 나 애기하고 서울 갔다가 올 테니 몸조리 잘하고… 미역국 잘 먹고 있어. 걱정 말고 있어야 해… 그리고 초유 꼭 먹을 수 있게 내가… 곧 데리고 올 테니… 걱정하지 말고 기다리고 있어…" 짧지만 더 이상 뭐라고 할 말이 없었습니다.

말문이 막혀 저를 멍하니 바라보는 아내를 뒤로 하고 아기와 함께 구급차에 올라 서울로 향했습니다. 차가 시내를 빠져나가는 길목에 아내가 있는 곳을 지나갔습니다. 아니, 제가 아내가 있는 곳을 지나가 달라고 했습니다. 아내에게 하지 못한 말이 있을 것 같아서 그리했습니다. "나 있잖아! 꼭 애기 고쳐서 내려올 거야. 나 어떠한 일이 있어도 우리 아들 고쳐서 우리랑 같이 즐겁고 행복하게 살 수 있도록 데리고 내려올 테니 몸조리 잘 하고 기다리고 있는 거야. 되도록 빨리 내려올 수 있도록 할 테니, 알았지? 자기야 사랑해. 곧 돌아올게, 혼자가 아닌 아들과 함께…"

그 후, 구급차는 서울의 모 병원에 도착했습니다. 거기서도 자체적으로 몇몇의 검사를 하는 것이었습니다. 그러나 저에게 들리는 검사 결과는 암담했습니다. 아기의 병은 양측성 구순 구개열과 단심방 단심실, 폐동맥 폐쇄 등등. 비장이 없는 무비증후군까지 어린아이로서는 도저히 감당할 수 없는 힘든 병을 가지고 있었던 것 입니다. 그리고 병원 측에서는 산모의 혈액을 공수해 와서 지금 바로 수술을 해야지. 이대로 두면 아기가 숨을 제대로 쉴 수가 없어서 2~3주 밖엔 희망이 없다고 했습니다. 그리고 더 이해할 수가 없었던 것은 수술을 그리 많이 해야 하는데도 생존의 가능성은 50%이하일 수도 있다고 했습니다. 즉, 시도는 하되 운명에 맡기는 수 밖엔 도리가 없다고 하는 것입니다. 너무나 황당하고 기가 막혔습니다. 수술을 해도 생존을 보장 할 수 없다니, 일말의 희망이라도 걸고 수술을 해보자니. 저는 그렇게 말하는 병원에는 저의 아기를 맡길 수가 없다고 판단하고, 아기에게 아픔만 주다가 힘들게 하고 보낼 바에야 차라리 운명이라면 순순히 받아들이고 아기에게 모든 것을 맡기자는 의견을 서울로 따라오신 양가 부모님들께 말씀 드렸습니다. 너무나 슬펐습니다. 내 아들인데 내 핏줄이고 지금 내 몸에 붙어 있는 살과 같은데… 이렇게 속수무책으로 그냥 보내야 하는 것일까.

제 전공 교수님께도 전화를 드렸습니다. 저를 많이 아껴주셨던 교수님이지만 그날은 너무도 교수님이 미웠습니다. 차라리 나에게 그런 과목을, 내 아기의 이런 상황들을 설명해주지 마시지, 차라리 내가 전혀 알지 못하는 상황이었더라면 덜 억울할 텐데, 유전공학을 전공한 저는 다른 어떤 사람들보다 우리 아기가 처한 상황을 정확하게 이해할 수 있었습니다. 교수님도 울고 저도 울고 가족들 모두가 그 병원 앞에서 우는 것밖에는 다른 방법이 없었습니다. 그렇게 절망적인 하루를 서울에서 보내고 아기를 다시 집으로 데리고 내려가기로 결정하고, 병원 측에 통보를 했습니다. 그랬더니 병원에서도 더 이상의 미련이 없어서인지 순순히 아기를 데리고 가라고, 그리고 병원 측에는 아무런 피해가 가지 않게 각서를 써달라고 해서 저도 미련을 버리고 각서 한 장 남겨놓고 다시 구급차를 이용해 아기에게서 호흡기를 떼내고 내려왔습니다. 그때만 하더라도 아기의 호흡상태가 정상인의 절반 밖엔 안되었기에 호흡기가 필수였는데, 집에 오자마자 구급차의 호흡기를 뺄 수 밖에 없었습니다.

병이 있는 것도 억울한데 태어난 지 4일밖에 안된 아기의 거친 숨소리를 듣는 것은 정말이지 비참했습니다. 그렇게 몇 날 며칠을 아내와 밤낮으로 교대하며 돌봤습니다. 아니, 온 식구들이 내 아기 하나에 매달려 정성을 다해 돌봤습니다. 내 곁에 머물러주는 동안만이라도 아기에게 잘 먹여야 한다는 생각에 벌어진 입술 사이로 긴 시간 아주 천천히 수시로 숟가락을 이용해서 먹였습니다. 감기를 조심하라고 해서 선풍기도 켜지 않고 간호했습니다. 입술이 불어터지도록 잠 못 자고 아기의 숨소리에 항상 귀를 열고, 정말로 우리 곁에 머물러 있는 동안만이라도 잘 하고 싶어서 직장도 포기하고 아기에게 할 수 있는 모든 방법을 다했습니다.

며칠이 흘렀습니다. 그날도 여느 날과 다름없이 새벽에 아기에게 우유를 먹이고 있었습니다. 그러다가 문득 어떤 생각이 들었습니다. 아기도 뭔가 내가 말하는 걸 듣지나 않을까 하는. 저는 우유를 다 먹이고 아기를 안고 있으면서 아무도 없는 새벽에 우리 부자만이 들을 수 있는 목소리로 아기에게 말을 했습니다. "아들아! 내게 가장 소중한 아들아! 아빠는 너를 잃고 싶진 않단다. 너도 아빠하고 엄마가 널 위해, 널 보내고 싶지 않기에 지금 최선을 다하는 것이 보일 거야. 아들아! 아빠가 부탁이 있단다. 우리 아들 아빠하고 석 달만 이겨주면 안될까? 우리 아들이 석 달만 잘 커준다면 아빠는 널 잃지 않도록 널 아빠 곁에 늘 둘 수 있도록 아빠는 모든 것을 다해서 다른 병원을 가서라도 널 고쳐줄 테니. 아들아! 아빠랑 약속을 하자. 석 달만이라도 건강하게 아빠 곁에 있어 주겠다고, 그래서 아빠하고 엄마하고 나중에 다 고치고 건강하게 살자." 지금 내가 뭘 하고 있는지 다시 물었습니다. 병원에서도 가망이 없다고 내려 보낸 아기를 데리고 내가 무슨 말을 한 것인지를 다시 물었습니다. 그러나 그 말은 거짓이 아니었습니다. 저는 진짜로 아기를 보내고 싶지 않았습니다. 그 일이 있고 나서 며칠이 더 흘렀습니다. 아기는 내 말을 알아들었는지, 병원에서 말한 시간을 넘기고 있었습니다.

그러던 어느 날, 그날도 변함없이 새벽 3시가 넘은 시간에 아기에게 우유를 먹이고 나서 밤을 지새우고 있었습니다. 잠을 자면 못 일어날까 봐, 우유를 혹시나 못 먹일까 봐, 기저귀를 혹시나 못 채울까 봐 밤을 지새우고 있었습니다. 우연히 채널을 돌리다가 어느 한 프로에서 서울아산병원 의료진이 나와 소아심장에 대한 설명을 하고 있는 프로그램을 보게 되었습니다. 우리 아이의 증상과 꼭 같은 내용이 나오는 것이었습니다. 저는 눈을 의심했습니다. 프로그램에 나오신 교수님들은 서울의 모 병원에서의 설명과는 전혀 다른 희망적인 내용을 말씀해 주시는 것이었습니다. 저를 이끄는 뭔가가, 저에게 희망을 주는 뭔가가 느껴진 것입니다. 옆에서 자고 있는 아기를 보면서 너무도 고마웠습니다. 그래서 아기의 얼굴에 나의 얼굴을 묻고 희망의 눈물을 흘렸습니다. 절망적인 눈물이 아닌 희망의 눈물이었습니다. 그 때 프로에 나오신 교수님은 소아심장분과 박인숙 교수님과 소아심장외과 서동만 교수님이었습니다. 저의 무지를 깨우쳐주신 희망적인 말씀에 아기를 붙들고 희망의 눈물을 흘렸습니다. 하늘이 도와주었나 봅니다. 아니, 제 아들이 스스로 아빠 곁을 떠나기 싫어서 도왔나 봅니다. 만약 그 프로를 보지 못했다면 전 희망을 보지 못했을 테니까요.

저는 그날 바로 박인숙 교수님께 메일을 올렸습니다. 제 아기의 지금 상황과 모든 지난 일들을 글로 올렸습니다. 하루를 기다렸습니다. 그러나 전화가 없었기에 더 이상 기다릴 수가 없어서 무작정 아내와 저는 서울로 올라가 선생님을 만나뵈었습니다. 여러 모로 진찰을 하시고 검사를 하신 박 교수님께선 서울 모 병원에서의 진찰이 맞을 수도 있다고 하셨습니다.

그때는 아마 그럴 수도 있었을 것이라 했습니다. 그러나 다행히도 아기가 잘 자라주었다고 했습니다. 살려는 의지가 있어서인지 그때의 상황보단 오히려 많이 양호해진 것이라고 저희를 다독거려 주셨습니다. 하늘이 도운 것일까요? 보내려고만 생각했던 아기인데, 그때까지만 해도 이름도 없던 아기인데 다시금 희망을 가질 수 있다니 세상을 다 얻은 것 같은 기쁨의 눈물을 흘리고 또 흘렸습니다. 그리고 교수님께서는 심장수술은 아직 시간이 있으니 우선 입술수술부터 해야 한다고 수술의 순서까지 차분히 설명해 주셨습니다. 그리고 손수 성형외과의 고경석 박사님을 추천해 주시면서 수술을 빨리 받을 수 있도록 배려해 주셨습니다. 마치 어머니가 자식의 뒷바라지를 해주시는 것처럼, 자식이 다른 길을 가고 있을 때 바른 길을 찾아주시는 아버지처럼 먼저 저희의 할 일들을 정해 주셨습니다.

지금 저희 아기는 세 분의 교수님께 두 번의 수술을 성공적으로 마친 상황입니다. 처음에 푸른색을 보이던 살색과 입술, 손톱도 정상인에 가깝게 돌아오고 있습니다. 얼굴도 정상인과 다름없이 예쁜 모습을 하고 있고, 하루하루가 다르게 여느 아기와 같이 웃을 줄도 알고, 엄마 소리도 하며, 자신의 감정까지 표현을 해가며, 아빠를 알아보기까지 합니다. 아직도 많은 시간이 흐르고, 수술도 여러 차례 더 받아야 하지만 저는 지금 너무도 행복합니다. 저희 부부는 지금 감사 드리며 행복한 나날을 보내고 있습니다. 여러 선생님들의 깊은 배려 덕분으로 아기는 새 생명을 얻었고, 이제는 떳떳한 저의 아들로 박정민이라는 이름까지 얻었습니다. 누구나 지난 과거의 아픔은 잊고 싶어합니다. 그러나 저는 아픔도 크지만, 아픔 뒤의 숨겨진 희망도 크다는 것을 이번의 기회로 알았습니다.

저희는 지금 행복 속에 살고 있지만 다른 곳에서는 아픔을 가지고 계시는 분들도 분명히 있을 것입니다. 제가 정말로 잊고 싶은 과거를 다시 글로 옮기게 된 것은 저와 같은 시름을 겪고 계시는 분들도 희망이라는 커다란 보물이 있기에 지금 힘들고 어렵다 해도 절대 포기하지 말라고 당부 드리고 싶어서 입니다. 너무 많은 슬픈 눈물을 흘려봤기에 같은 눈물이지만 희망의 눈물을 알 수가 있었고, 너무나 많은 시련이 있었기에 그 시련 뒤에 행복이 있다는 것도 알았습니다. 그러니 저희 부부의 경험처럼 앞으로 올 행복과 희망을 위해 지금은 힘들더라도 반드시 이겨내시길 바랍니다. 교수님들과 간호사님들 그리고 모든 분들께 저희 아들의 생명을 다시 주신 것에 진심으로 감사드립니다. 세상에는 좋은 분들도 많이 계신다는 것도 알게 해주셔서 감사합니다. 또 정민이를 위해 어려운데도 경제적으로 도움까지 주신 분들께 다시 한번 감사 드립니다. 몇 번의 수술을 끈질긴 생명력으로 이겨낸 정민이를 꼭 사회에 훌륭한 인재가 될 수 있도록 열심히 키울 것을 약속 드립니다.

그리고 정민이 엄마에게, "사랑하는 나의 아내이자 정민이의 엄마여! 항상 내 곁에서 힘이 돼주어 고맙고 정민이가 있게 해줘서 너무 고마워. 항상 웃는 가정을 위해 우리 앞으로도 열심히 노력해서 이겨내자. 자기야 사랑해! 그리고 정민이에게도 전해줘. 아빠 곁에 있어 줘서 지난 날이 고맙고, 일분이 고마우며, 일초가 고맙다고. 많이 많이 사랑한다고… 정민아 사랑해!"

약력

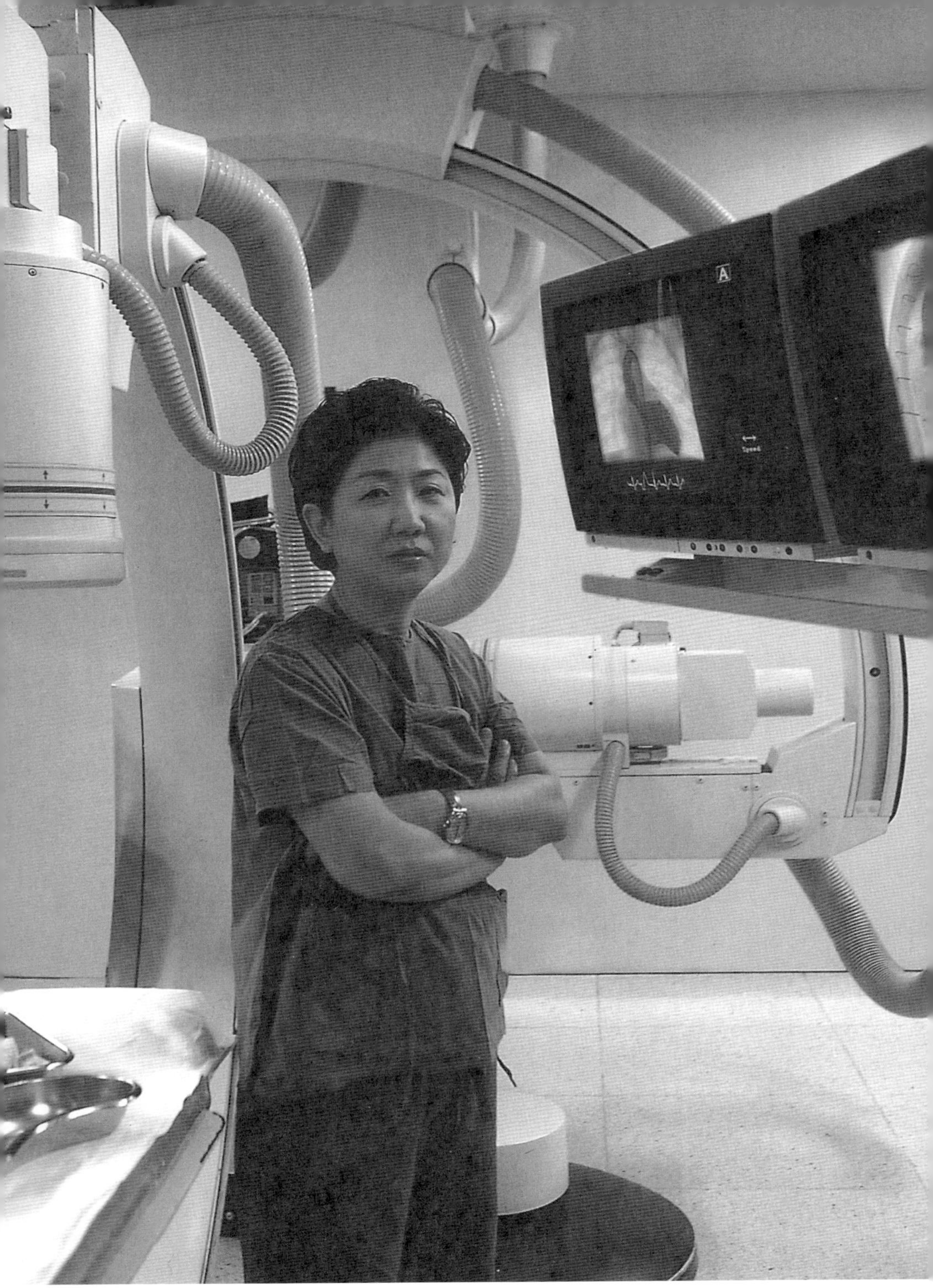
A

박 인 숙 (朴仁淑)

In - Sook Park, MD, FACC
www.parkinsook.com

울산의대 서울아산병원 소아심장과 교수
선천성 심장병 센터장

학력, 수련

1961 ~ 1967	경기여자 중 · 고등학교
1967 ~ 1973	서울대학교 의과대학 의학과
1973 ~ 1974	서울대학교병원 인턴
1975 ~ 1978	소아과 resident, 미국 Houston, Baylor 의대 부속
	Texas Children's Hospital
	Ben Taub General Hospital
	Jefferson Davis Hospital
1978 ~ 1982	소아심장 fellow, 미국 Houston, Baylor 의대 부속
	Texas Children's Hospital
	Texas Heart Institute

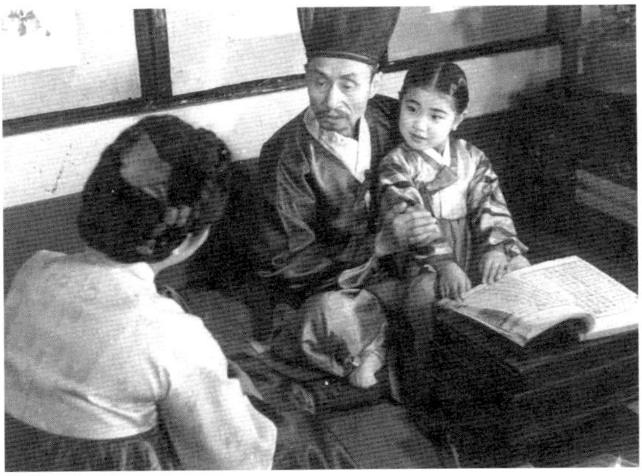

영화 '처녀별' 촬영

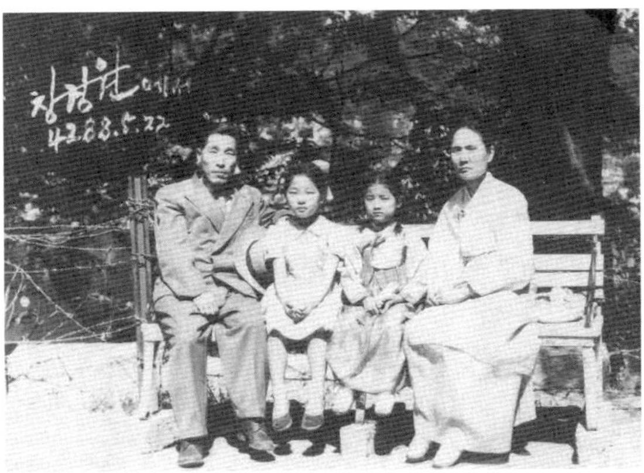

부모님과 함께

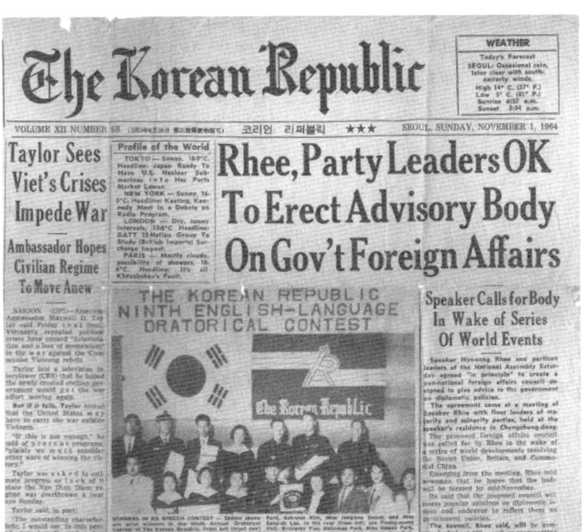

The Korean Republic

WEATHER
Today's Forecast
SEOUL: Occasional calm, later clear with south-easterly winds.
High 14° C. (57° F.)
Low 5° C. (41° F.)
Sunrise 6:37 a.m.
Sunset 5:34 p.m.

VOLUME XII NUMBER 68 코리언 리퍼블릭 ★★★ SEOUL, SUNDAY, NOVEMBER 1, 1964

Rhee, Party Leaders OK To Erect Advisory Body On Gov't Foreign Affairs

Taylor Sees Viet's Crises Impede War

Ambassador Hopes Civilian Regime To Move Anew

Profile of the World

TOKYO — Sunny, 18-9°C. Headline: Japan Ready To Have U.S. Nuclear Submarines into Her Ports Market Lower.
NEW YORK — Sunny, 16-5°C. Headline: Keating, Kennedy Meet in a Debate on Radio Program.
LONDON — Dry, sunny intervals, 13-6°C. Headline: GATT 12-Nation Group To Study (British Imports) Surcharge Impact.
PARIS — Mostly cloudy, possibility of showers, 10-6°C. Headline: It's all Khrushchev's Fault.

THE KOREAN REPUBLIC NINTH ENGLISH-LANGUAGE ORATORICAL CONTEST

Speaker Calls for Body In Wake of Series Of World Events

코리안 리퍼블릭 영자 신문
영어웅변대회 입상
1964년 11월 1일

경력

1982 ~ 1987	소아심장과 임상조교수, 미국 Houston, Baylor 의대 부속 Texas Children's Hospital & Texas Heart Institute
1984. 4.	Consultant, Riyahd Military Hospital, Riyahd, Saudi Arabia.
1989 ~	울산의대 서울아산병원 소아심장과 교수
2011 ~	울산의대 서울아산병원 선천성 심장병 센터장
2004 ~ 2006	울산의대 학장
2001 ~ 2011	보건복지부 선천성 기형 및 유전질환 유전체연구센터장
2009 ~ 2011	보건의료유전체협의회 회장
2006 ~ 2010	보건복지부 질병관리본부 희귀난치성질환 센터장
2010 ~	대한민국 의학한림원 정회원
2008 ~ 2010	아시아 태평양 소아심장학회 회장
2009 ~ 2010	세계 소아심장학회 유치위원장

면허

1974	한국 의사면허
1975	미국 텍사스주 의사면허
1980	미국 소아과 전문의
1981	미국 소아심장 전문의
1988	한국 소아과 전문의
2007	한국 소아심장 전문의

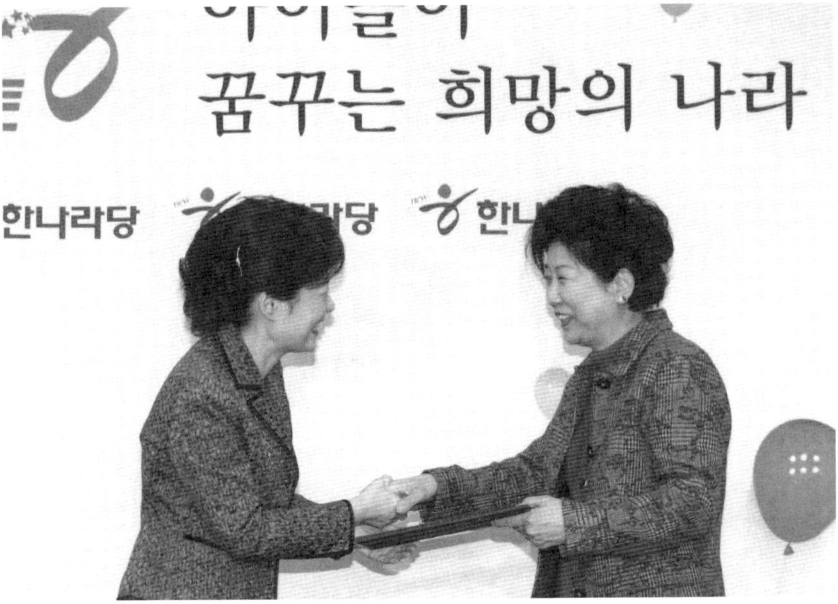

박근혜대표로부터 지방선거 한나라당 중앙공천심사위원 임명장 수여

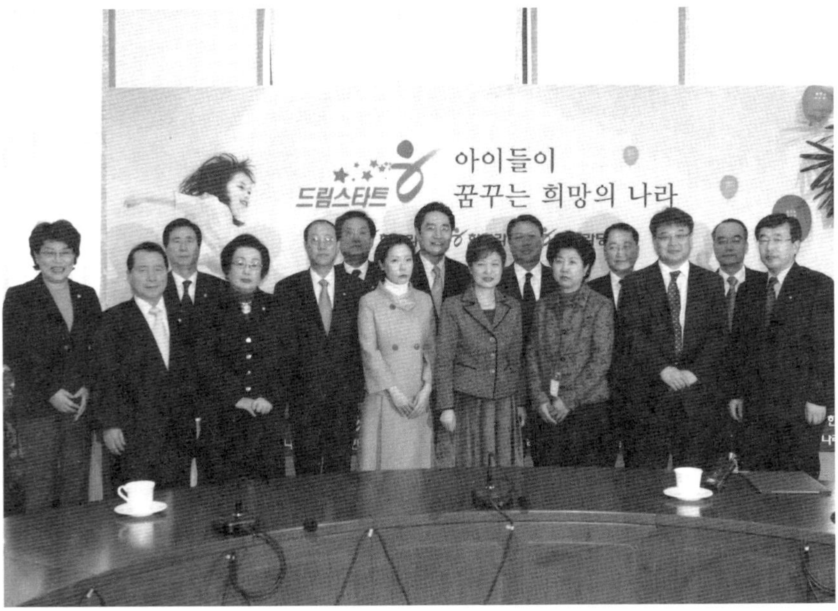

중앙공천심사위원들과 함께 2006년 2월 10일

의료활동

1980 ~	Fellow, American Academy of Pediatrics(FAAP)
1981 ~	Fellow, American College of Cardiology(FACC)
2004 ~	대한선천성기형포럼 대표
2010 ~	한국여자의사회 차기회장
2009 ~	서울의대 총동창회 부회장
2009 ~	의료리더십포럼 대표
2009 ~ 2009	보건복지부 '인공임신중절예방, 감소를 위한 생명포럼' 위원
2009 ~	Editorial Board, World Journal. for Pediatric & Congenital Heart Surgery
2000 ~ 2006	Editorial Board, Asian Cardiovascular and Thoracic Annals
2004 ~ 2007	보건의료인 국가시험원 외국대학 인정심의위원회 위원
2009 ~ 2010	보건복지부 '의사면허제도 개선' 위원회 위원
2009 ~	한국국제보건의료재단 이사

사회활동

2002 ~	사회복지법인 중증장애인시설 (사)거제도 애광원 이사
2004 ~	한국장애인단체 총연맹, 장애인보건의료위원회 위원
2009 ~ 2010	한국간행물윤리위원회 제3 심의위원회 위원
2006 ~ 2008	아산오케스트라 단장
2009 ~	(사)한국음악협회 명예이사
2007 ~	(주)미래상상연구소 이사
2009 ~	(사)몽골 바양노르솜 호수 복원사업 시민연대 공동대표

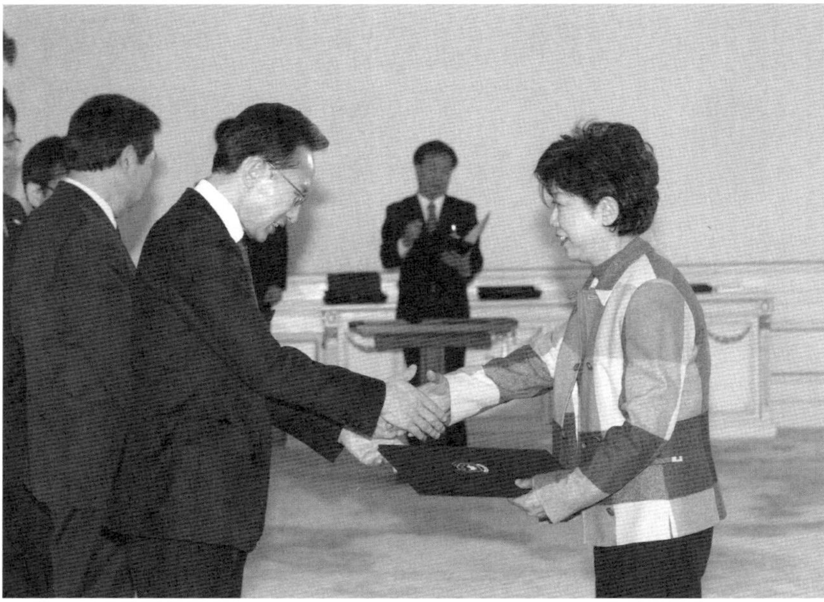

대통령소속 사회통합위원 위촉 2011년 1월 31일

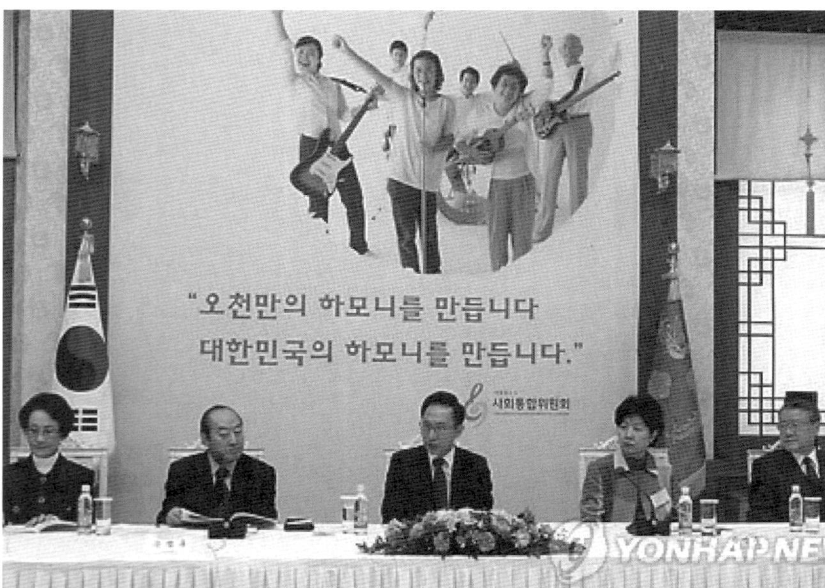
"오천만의 하모니를 만듭니다
대한민국의 하모니를 만듭니다."
사회통합위원회
YONHAP NEWS

사회통합위원회 업무보고

2011 ~	여성가족부 사이버 멘토링 대표 멘토
2006	한나라당 중앙공천심사 위원, 2006년 5. 31 지방선거
2007 ~ 2008	한나라당 중앙윤리위원회 위원
2009 ~	한국산업안전보건공단 이사
2011 ~	대통령소속 사회통합위원회 위원

수상

1980	Finalist, Young Investigator Award, American Academy of Pediatrics
2002	동아의료 저작상 (선천성 심장병 교과서)
2008	보령의료 봉사상
2008	의, 약사 평론가상
2011	제 11회 비추미 여성대상 별리상 수상

자선음악회 개최

2003	제 1회 서울아산합주단 정기 공연, 서울아산병원 대강당, 선천성 심장병 환우회(단심회) 후원
2005	제 2회 서울아산합주단 정기 공연, 서울아산병원 대강당 선천성 기형 어린이 후원
2006	가을바다와 함께하는 제 1회 Heart Chamber Orchestra(R) 자선음악회, 경남 거제도 (사)중증장애인시설 거제도 애광원 체육관, 기독여자의사회 후원 (외국인근로자 의료지원 및 탈북청소년 후원)

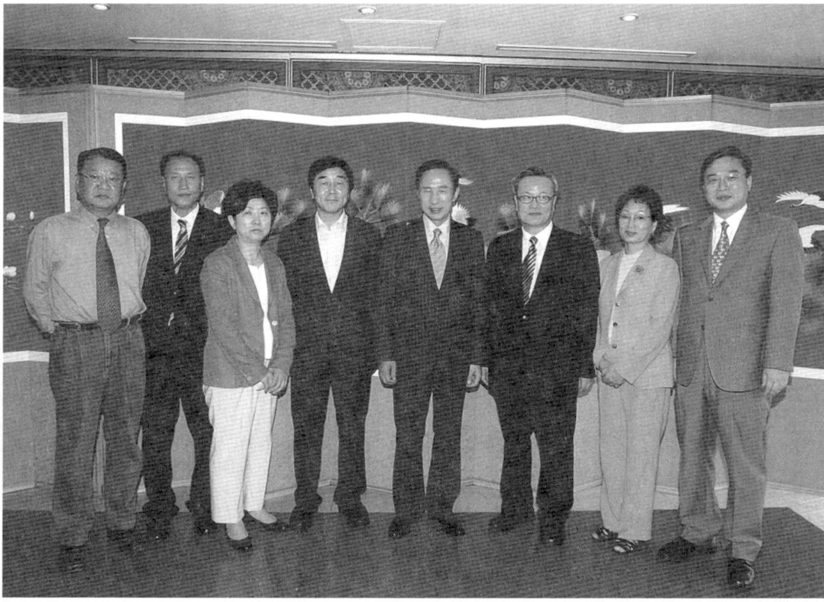

한나라당 중앙윤리위원회와 함께 2011년 3월 4일

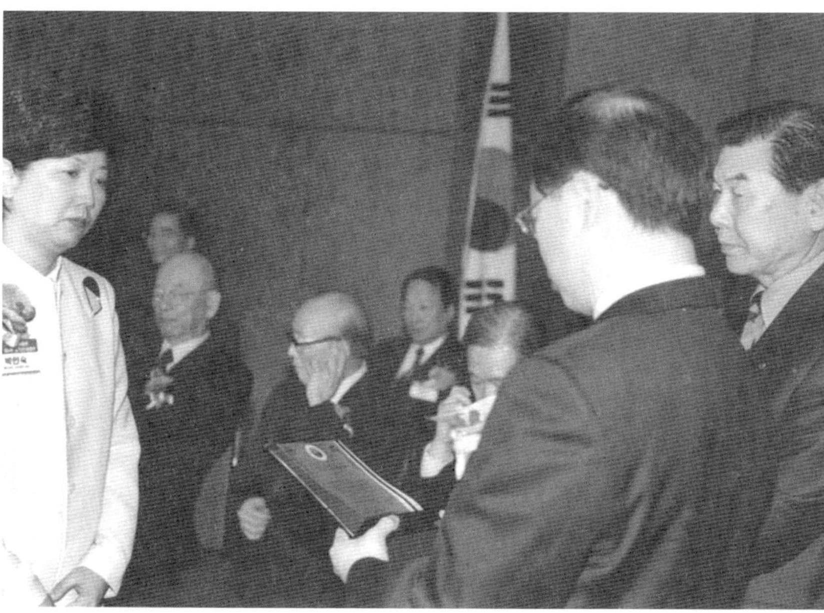

대한의사협회·동아제약 동아의료저작상 수상 2002년 4월 27일

2007	제 3회 서울아산합주단 정기 공연, 서울아산병원 대강당 선천성 심장병 환우회(단심회) 후원
2008	새해맞이 희망 컨서트 제 2회 Heart Chamber Orchestra(R) 자선음악회, 광진문화예술회관, (사) 한국 희귀난치성질환연합회 후원
2008	한국여자의사회 '미혼모 돕기' 자선음악회, 강남구민회관, 미혼모시설 애란의 집 후원
2009	제 1회 Home Coming Day Gala Concert, 서울아산병원 대강당, 대상: 선천성 심장병 환아들과 가족들
2010	제 6회 서울아산합주단 정기공연, 경기도 하남시 하남문화회관, 선천성 심장병 어린이 후원

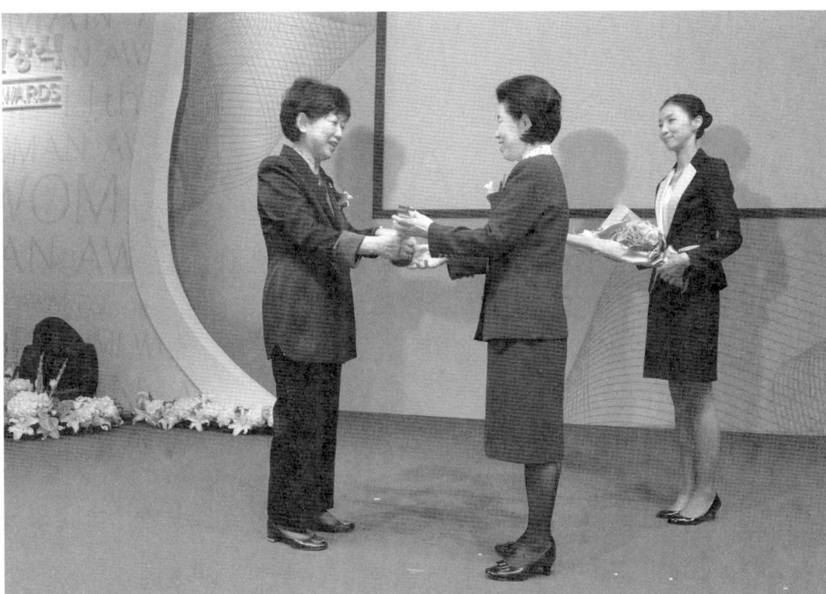

제 11회 비추미 여성대상 별리상 수상 2011년 10월 28일

바보의사 박인숙의 끝나지 않은 성장통 이야기
초판 1쇄 발행 2011년 11월 10일

지은이 박인숙 www.parkinsook.com
디자인 인진성
인쇄 및 제작 으뜸프로세스, 서울

펴낸곳 고려의학
출판등록 제1-519호 1978. 6. 29

서울시 성북구 성북동 1가 11-24 보문빌딩 3층
전화 02 765 0333
팩스 02 743 2288
koreambp@hotmail.com
www.komb.co.kr

ISBN 978-89-7043-847-4 13510
가격 15,000원